I HATE YOU
DON'T LEAVE ME

境界性パーソナリティ障害の世界

著 医学博士
ジェロルド・J.クライスマン
ハル・ストラウス

訳 白川貴子

SE
SHOEISHA

I HATE YOU——DON'T LEAVE ME
Understanding the Borderline Personality Third Edition
by Jerold J. Kreisman, MD, and Hal Straus

This edition published by arrangement with TarcherPerigee, an imprint of Penguin Publishing Group, a division of Penguin Random House LLC through Tuttle-Mori Agency, Inc., Tokyo

献辞

忍耐強くサポートしつづけてくれた妻のジュディに、クライスマン博士は心から感謝している。また著者二人より、ブラウン&ミラー・アソシエイツのダニエル・イーガン・ミラー氏とペンギン・ランダムハウスのローレン・アップルトン氏にも、本書の実現へのご協力に対して感謝の意を表したい。

まえがき

『境界性パーソナリティ障害の世界』の改訂第3版が刊行される運びになったのは、われわれにとって大きな喜びです。これまで三十年以上にわたり、重要な資料として十ヵ国語に翻訳され、専門家と一般の方々の両方に世界中で読まれてきた本書は、大幅に加筆修正された新たな版として発刊されました。

前回の改訂から十年の間に、神経生物学、生理学、遺伝学の分野は大きな進歩を遂げています。発達理論や治療法も発展を果たしてきました。本書は専門家に向けては、標準的な資料の紹介に努めると同時に、執筆時点までの最新の知見や資料を収録しています。また一般読者に向けては、難解な科学や理論を読みやすいかたちで解説することを心がけています。わかりやすく説明するという目的に即し、改訂にあたっては事例研究や具体例を数多く追録することにしました。

境界性パーソナリティ障害は、整理された情報がないために世間の人にも多くの専門家にもほとんど知られておらず、ひどく誤解されていた障害でした。臨床医としてそのことに不満を抱いていたことが、本書が誕生するきっかけでした。初めて大勢の人が境界性パーソナリティ障害について知ることができた最初の本は、それまで陰に隠れていたＢＰＤ（境界性パーソナリティ障害）という障害に光をあてた本になりました。初版の刊行から二十年後に発行された第2版では、その後の研究や治療の進展を紹介し、ＢＰＤは希望がもてない疾病ではなく、良好な予後が期待できる病気であることを説明しました。それ以降はＢＰＤにかかわる書籍がいちじるしくふえ、大衆の認識が大きく高まりました。ＢＰＤを診断された人がすすんで体験を話すようになり、公の場で話をする人たちも現れました。この本の英文タイトル、*I Hate You Don't Leave Me*（あなたなんか大嫌い、でも捨てないで）はそのままアメリカの歌手デミ・ロヴァートの曲名にもなっているので、ロヴァート・ファンの多くはこの曲はＢＰＤを歌っている曲なのだと考えています。

しかし残念なことに、ＢＰＤなどのパーソナリティ障害に対してはいまだに根強い偏見が残っているようです。マスメディアによって描かれるＢＰＤの人はたいてい女性で、心を病んだ、常軌を逸した人なのです。予後に明るい見通しがあることも、ほとんど認識されていません。それにかかわる研究もまた、ＢＰＤより一般的でない病気にくらべて不十分なままです。改訂された本書が精神疾患をめぐる誤解を正し、理解を深める一助となるよう願ってやみません。

ジェロルド・Ｊ．クライスマン
ハル・ストラウス

読者の皆さんへ

本書の初版と第2版では、文中の「ボーダーライン（境界性）」という用語はＢＰＤの兆候や症状をもつ人を指すのではなく、読みやすくするための一般用語と考えて読んでくださいとお願いしました。

しかし、そのような略式の表現がレッテルを貼る言葉になってしまわないかという懸念も抱いていました。そこでこのたびの改訂にあたり、中途半端な名詞を使わずに、表現を「ＢＰＤの人」、「ＢＰＤにかかわりのある人」（ＢＰＤの人の近くにいる人）などに改めることとしました。「ＢＰＤの診断を受けた人」なども考えたのですが、そう表現しても、歓迎されない疾病を患っているという印象は拭い切れません。どう言い換えても納得できるとは言いがたい呼称になりますが、より適切な言い方を編み出すことができませんでした。もう少し良い表現が考えられなかったのは残念ですが、われわれ著者はＢＰＤに苦しんでいる人や支えている周りの人たちを尊重し、精神疾患に対する理解を深めていただけるように心から願っています。

目次

第二章 カオスと空虚感

第三章 ボーダーライン症候群の原因

第四章 ＢＰＤを生みだす社会

第五章 SET-UPコミュニケーションを活用する

第六章 BPDの人たちに対応する

第七章　よりよい治療を求めて

第八章　精神療法のさまざまなアプローチ

第九章　薬物療法の科学と未来

第十章　疾病を理解して治癒に向かう

【補遺】　BPD診断の代替モデル

本文中の右肩に付している引用文献注と、参考文献の一覧は、次の翔泳社のホームページから閲覧・ダウンロードが可能です。

https://www.shoeisha.co.jp/book/download/9784798179223

※付属データに関する権利は著者および株式会社翔泳社が所有しています。許可なく配布したり、Ｗｅｂサイトに転載したりすることはできません。付属データの提供は予告なく終了することがあります。あらかじめご了承ください。

他書籍等を引用している部分において出典の記載がない翻訳箇所は、本書の訳者によるオリジナルの訳文です。

本書で紹介している治療法その他は、主治医の診断や処方にとって替わるものではありません。著者、訳者、出版社のいずれも本書で書かれていることを実施したことによる直接・間接的な結果に対しては、責任を負いかねますのでご了承ください。

第一章

BPDの人たちが生きる世界

「見る物聞く物すべてがこの世のものでない。何一つあるがままの姿をしていない。ぼくはこいつが欲しかったんだ。ぼくは——真実が真実でなく、人生が自分自身の眼から自分を包み隠していられる別世界、この別世界の中でぼく自身だけを相手にして、ただ一人でいる、こいつなんだ」

——ユージーン・オニール『夜への長い旅路』

（『筑摩世界文学大系84（近代劇集）』沼澤洽治訳、筑摩書房刊）

ドクター・ホワイトは、さして苦労せずに対応できるケースであろうと考えていました。診察を受けるようになって五年になるジェニファーには、これといった問題はこれまでほとんどなかったのです。今回の胃痛の訴えもおそらく胃炎からくるものと判断し、制酸薬を処方しました。ところが、それにもかかわらず痛みはいっそう強くなり、標準検査の結果には異常が認められなかったため、ドクターはジェニファーを入院させることにしました。

病院で精密な検査を行った後、ドクターは、家庭や職場でストレスを感じていないかをジェニファーに尋ねました。ジェニファーは、大企業の人事部長をしていて心労の多いポストであることを認めましたが、「でも、責任の重い仕事をしているのは私だけじゃありません」とつけ加えました。家庭でも、最近はますます忙しくなっているということでした。法律関係の仕事に携わっている多忙な夫と歩調を合わせながら、母親としての責任も果たさなければならないのでした。それでも、そのような事情が自分の胃痛の原因になっていることについては、ジェニファーは懐疑的でした。

ドクター・ホワイトに精神科の診察を受けるように勧められ、最初は抵抗を示していたジェニファーも、やがて胃の痛みが突き刺すような苦痛に変わってくると、精神科医のドクター・グレイに診てもらうことをしぶしぶ承知しました。

二十八歳という年齢より若々しく、ほとんど子どものように見えるジェニファーが初めてドクター・グレイに面会したのは、それから数日後のことでした。殺風景な病室はジェニファーの私的な空間に様変わりしていて、ベッドの上にぬいぐるみがひとつ、脇のナイトスタンドに飾られた夫と息子の写真の横にも、もうひとつ置かれていました。窓の下枠にはお見舞いのカードが並び、贈られた花が彩りを添えていました。

ジェニファーはドクター・グレイの質問にひとつひとつ真剣に答え、大変礼儀正しい態度でした。そのうちに、こういう仕事をしていると「精神科医のところへ駆けこみたいと思うようになるのね」と冗談も出てくるようになりました。話せば話すほど、うち沈んだ様子に変わっていき、声に力がなくなって、子どものような調子を帯びてきました。

ジェニファーは昇進と共に仕事の責任が増してきて、自分がそれをこなしていけるかどうか自信がないと話し、もうすぐ小学校へ上がる五歳の息子と離れ離れになることを互いにつらく感じていること、夫のアランともこのところ摩擦がふえてきたことをドクター・グレイに説明しました。感情が激しく揺れ動いて夜もなかなか眠りにつけず、食欲が失せて体重が減ってきたとも訴えました。集中力、エネルギー、性欲、すべてが減退しているということでした。

ドクター・グレイに抗うつ薬の使用を勧められたジェニファーは、胃の痛みが軽くなり、夜も眠れるようになって、何日か経つと、通院治療に切り替えるかたちで退院できることになりました。

それから数週間をかけて、ジェニファーはドクター・グレイに自分の生い立ちについていろいろなことを話しました。生まれ育ったのは小さな町、著名な実業家の父親と社交好きの母親の一人娘でした。教会の役員でもあった父は、いつもジェニファーと二人の兄たちに完璧であることを求め、世間に恥ずかしくない行動をしなさいと口うるさく言い聞かせていました。ジェニファーは学校の成績も、行動も、考え方までもが、決して父に満足してもらえませんでした。怖い父親に認められたい一心で努力していたのです。母は父親の言うことには口をはさまず、すげない態度でした。両親はジェニファーの交友関係にも口をだしました。二人のお眼鏡にかなう人はほとんどいなかったために、友人も数えるほどしかおらず、デートの相手はなおさら少なかったのでした。

ジェットコースターのような感情のうねりは、大学に入ったころからさらに激しい浮き沈みを見せるようになりました。アルコールの味を覚えてからは、飲みすぎてしまうこともしばしばで、何の前触れもなく孤独感に襲われて落ち込んでしまうかと思えば、幸福感と愛があふれて陶然とした心地になるといった具合でした。小さいときは何とか抑制できていた怒りを、友人たちに向けて爆発させてしまうこともときどきありました。

それまでは避けつづけてきた、異性からの誘惑を楽しむようになってきたのも、このころからでした。男性に望まれることに悪い気はしませんでしたが、彼らを騙して「もてあそんで」いるような気持ちが胸の奥につきまとっていました。交際をはじめても少し経つと、何かしら衝突する原因をつくっては関係を断ち切ってしまうのでした。

アランと出会ったのは、彼が法律の勉強を終えて卒業しようとしていたころでした。ジェニファーが背を向けても、アランは諦めずに粘り強く求愛をつづけました。どんな服を着てどんなふうに歩くべきか、どういう話し方をして何を食べるのが身体によいかといった忠告もしてくれ、自分の通っているスポーツジムにもジェニファーを引っぱっていったのでした。

「アランは私にアイデンティティを与えてくれたんです」ジェニファーはそう説明しました。彼の仕事仲間や顧客との接し方、積極的に出るときと控えめに振る舞うときの心得を教えられ、ジェニファーはその場その場に応じて、いろいろな役割を演じ分けられるようになりました。

アランの根気強さに折れて、二人はジェニファーが大学三年を終える直前に結婚しました。ジェニファーは大学を中退し、受付係の仕事を得て働きはじめ、やがて能力を認められて、さらに責任の重いポストに昇進を遂げていきました。

しかしその一方で、家庭のほうはだんだん状況が悪化していきました。仕事に忙しく、ボディビルにも精をだすアランは、ますます家にいる時間が減っていき、ジェニファーにとってそれは耐えがたいことでした。少しでもアランを引きとめようと、自分からつっかかっていったり、わざと自分に手を上げるように仕向けたりし、そのあとで優しく接してもらえるように甘えてみせるのでした。

ジェニフアーには友人もほとんどいませんでした。噂話しかしていないように見える女性たちには、興味がもてなかったのです。結婚して二年目にスコットが生まれたときは、この子が自分に欠けていた安らぎを与えてくれるだろう、変わらない愛情をもっていつもそばにいてくれるだろうと思ったのですが、幼い子どもには手がかかるのにへきえきし、しばらくして職場に復帰することにしたのでした。

職場ではたびたび功績をたたえられ、順調に出世していきましたが、常に自分がどこかで「とりつくろって」いるような不安を抱きつづけていました。四十近くも歳の離れた同僚とも、情事を重ねる仲になりました。

「いつもは普通なんです」とジェニファーはドクター・グレイに説明しました。「でも私には、自分を支配してコントロールしようとするべつの一面があるんです。私はちゃんとした母親なのに、そのもうひとつの一面が私を娼婦に変えてしまう。それが私をわけのわからない行動に駆り立てるんです！」

ジェニファーはそうして自分をさげすみ、とりわけ一人になると誰からも見捨てられてしまったように思われてきて、私はどうしようもない人間だからこうなるのだと思うのでした。不安に押しつぶされそうになるので、器に山盛りのバタークッキーを平らげるようなむちゃ食いをしたり、「頭の中にしっかりと二人がいてくれるように」夫と息子の写真を何時間も見つめて過ごしたりしていました。

カウンセリングに通うジェニファーの格好は、そのたびごとに劇的に変化しました。仕事から直行するときは、洗練された大人を感じさせるビジネスーツ姿でしたが、休日には、ショートパンツにニーソックスで髪を三つ編みにした出でたちで、まるで幼い少女のように語彙《ごい》もたどたどしく甲高い声で話すのでした。

ときには、ドクター・グレイの目の前でそうした変化を見せることもありました。聡明さを発揮して自分を知るための作業に協力的な態度でいたかと思えば、一転して媚びるようなコケティッシュな態度に変わり、私はとても大人の世界ではやっていけないと言ったりしました。愛嬌たっぷりで感じのいい雰囲気のときもあれば、心ない作為的な振る舞いを見せることもありました。もう二度と来ないと宣言して憤然と部屋を出ていきながら、次の面会日には、ドクター・グレイはまだ怒っているだろうかとおびえながら、身をすくめるようにしてやってくるのでした。

ジェニファーは、大人の鎧をまとった子どものように自分を感じていました。周りの大人たちから寄せられる尊敬に当惑し、いつかは裸の王様と同じように、本当の姿が見破られてしまうことを恐れていました。そのような世界から守ってくれる、自分を愛してくれる誰かを求めていました。ところが親密な関係を切望しながらも、相手が必要以上に近づいてくると、逃げだしてしまうのでした。

ジェニファーは、境界性パーソナリティ障害（以降は「ＢＰＤ」と略します）で苦しんでいたのです。そのような苦しみを味わっているのは、ジェニファー一人ではありません。研究によれば、アメリカでは一千九百万人以上（人口の三～六パーセント程度）の人々がＢＰＤの主要な症状を示していると推定されていますが、この数字は過少にすぎることを示唆する研究も少なくありません。[1,2] 精神科で治療を受けている外来患者の約十パーセント、入院患者の約二十パーセント、患者全体では十五パーセントから二十五パーセントがこの障害と診断されており、ＢＰＤはパーソナリティ障害の中では代表的な障害のひとつになっているのです。[3,4]

ところがその有病率の高さにもかかわらず、ＢＰＤは、一般の人々にはほとんど知られていません。道行く人に不安障害やうつ病、あるいはアルコール依存症について質問をしたとすれば、医学的に正確ではなくとも、大雑把な説明が得られることでしょう。しかし同じその人に境界性パーソナリティ障害を知っていますかと尋ねた場合には、怪訝な顔で見返されるだけかもしれません。経験豊富なメンタルヘルスの臨床家に聞いた場合には、べつの答えが返ってくるでしょう。その人は深いため息をひとつついて、精神疾患の中でもBPDほど大変で、できればかかわりたくないものはありませんよ、統合失調症、アルコール依存症、薬物乱用、ほかのどの患者さんよりも面倒なんですから、と答えるかもしれません。何十年もの間、BPDは精神疾患のいわば「第三世界」のような存在として、大規模でよくわからない、漠然とした脅威を感じさせるものだったのです。BPDの認知度の低さは、これが比較的新しい疾患であることにもよっています。「ボーダーライン」という用語は長年にわたり、確立された診断にあてはまらない人々をまとめるための包括的なカテゴリーとして位置づけられてきたのです。「ボーダーライン」と考えられていたのは、感情の葛藤から二次的に強い不安を抱く神経症よりも症状が重く、現実から乖離して正常に機能できない精神障害よりは軽度の人々でした。

この障害はまた、抑うつ、不安症、双極性障害、統合失調症、身体症状症（心気症）、解離性同一症（解離性同一性障害／DID）、注意欠如・多動症（注意欠如・多動性障害／ADHD）、心的外傷後ストレス障害（PTSD）、アルコール依存症、薬物の乱用（ニコチン依存症を含む）、摂食障害、恐怖症、強迫症（強迫性障害）、ヒステリーや社会病質などとも共存し、それらとの境界に位置するようにも見受けられました。

境界を意味する「ボーダーライン」という言葉が使われ始めたのは一九三〇年代でしたが、その意味が明確に定められるようになったのは、ようやく一九七〇年代に入ってからでした。精神科医の間では長年にわたり、果たしてそのような症候群が存在するのかしないかで意見が分かれ、診断の決め手となる症状を特定することはなおさら難しいと考えられていたのです。ところが、特殊な問題に悩まされて治療を求める人々が年々ふえてきたために、この障害のパラメーターが明確化することになりました。一九八〇年に、精神医学の専門家にとっての「バイブル」とも言われるアメリカ精神医学会（APA）発行の『精神疾患の分類と診断の手引第三版』（DSM-Ⅲ）にはじめて、境界性パーソナリティ障害（ボーダーライン・パーソナリティ障害、BPD）という名前の疾病が取り上げられました。それ以来何度か改訂版が発行され、二〇一三年に出たDSM-5が最新版になっています。正確な特性、要因や治療法をめぐっては今でもさまざまな精神医学者が意見をたたかわせていますが、アメリカでは今日、BPDは精神保健の重要な問題として公式に認識されています。BPD患者は、精神保健サービスの利用率がほかのどの病気よりも高くなっているのです[5,6]。BPDの診断を受けた人の約九割はほかに少なくともひとつ、主要な精神疾患を併せもっていることが研究によって裏づけられています[7,8]。またBPDの人には、何らかの主な内科疾患を抱えている人が多いことも知られています。これは特に女性に顕著な特徴となっています。そうした病気には慢性頭痛などの痛み、関節炎のほか、心血管系・消化器系・泌尿器系・呼吸器系・肝胆膵系・免疫系・腫瘍などの疾患があります[9〜15]。二〇〇八年には毎年五月を「ボーダーライン・パーソナリティ障害月間」とすることが米国下院で定められました。しかし残念なことに、政府の援助を受けて行われているBPDにかかわる研究は、あまり一般的でない統合失調症や双極性障害などの疾患の研究にくらべて、わずかでしかないのが現状です。

精神医学にとってのボーダーライン症候群は多くの点で、一般医学におけるウイルスにたとえることができます。ボーダーライン症候群とは、漠然とした有害な疾患で治療に手こずり、定義が難しく、適切に説明することが不可能な疾患に対する蓋然《がいぜん》的な用語なのです。

社会の中のBPDの人々

日常生活で顔を合わせるBPDの人とは、どのような人たちでしょう。

例えば、小学校以来の友人のカルロッタがそうです。ほんのささいなことで自分を裏切ったと腹をたて、これまでも本当の友人として接してもらったことなど一度もないとあなたを責めておきながら、数週間か数ヵ月がたつころには、何事もなかったようにいつもの調子で機嫌よく電話をしてきます。

それから、上司のボブ。今日はあなたの仕事ぶりを褒めちぎったかと思えば、次の日には取るに足らない小さなミスを怒鳴りつけます。打ち解けないよそよそしい態度でいるときもあれば、軽口をたたくひょうきん者になることもあります。

それに、息子のガールフレンドのアーリーン。前の週に会ったときは絵に描いたようなお嬢さまと見えたのが、次の週には今どきのギャルに変わっています。もう二度と会わないと息子に絶交宣言をしたはずが、その数時間後には戻ってきて永遠の愛を誓っているのです。

隣に住むブレットもその一人。崩壊しつつある結婚生活に向き合うことができないまま、妻の明らかな不貞を間髪を入れずに否定しますが、次の瞬間には、こんなことになったのもすべて僕のせいだと言って自分を責めています。罪の意識と自己嫌悪にとらわれつつ、「不当に」自分を非難する妻と子どもたちへの怒りを抱いて、その間をピンポン玉のように行ったり来たりしながら、必死で家庭にしがみついているのです。

ここに簡単に紹介した人々が矛盾に満ちた振る舞いをしているように見えても、驚くには値しません。このように矛盾する態度は、ＢＰＤの目印ともいえる特徴なのです。矛盾を受け入れることのできないＢＰＤの人たちは、自分自身が不条理にとらわれた、いわば「歩くパラドックス」を体現しているといえます。ＢＰＤの人々に見られる一貫性のなさこそが、精神保健の専門家たちに、この障害に対する普遍的な診断基準を定めることを難しくしてきた大きな理由のひとつなのです。

先に挙げたような人たちに身近に心当たりがあるとしても、驚くような話ではありません。配偶者や親戚、親しい友人や同僚などにＢＰＤの人がいることも、十分に考えられます。読者の中には、ＢＰＤについてすでに多少の知識をもっているか、自分自身にＢＰＤの特性を見いだしている人もいるかもしれません。

ＢＰＤの罹患者数を正確に掌握することは難しく、患者がふえているのはセラピストの認識が深まってきたことの反映にすぎないと考える人たちもいますが、おおむね精神保健の専門家たちは、人口におけるＢＰＤの割合がふえている——それも急速に——と見ています。

ＢＰＤは、はたして現代の「悪疫」なのでしょうか、それとも「ボーダーライン」とは、診断のための単なる新たな命名にすぎないのでしょうか。いずれにしても、この障害はかかわりのあるさまざまな領域について、新たな心理学的枠組みを提示することになりました。この十数年の間に飛躍的にふえてきた拒食症や過食症、ＡＤＨＤ、薬物乱用、十代の自殺などがＢＰＤに関係していると報告する研究も、数多く発表されてきました。ある研究では、摂食障害で入院している人のほぼ半数がＢＰＤを患っていることが示されています。[16] また、薬物乱用者の半数以上がＢＰＤをもっているという調査結果もあります。

ＢＰＤの人々には、自己破壊的な行為や自殺のそぶりがよく見られ、この症候群の診断基準のひとつになっています。自殺を試みたことのあるＢＰＤの人は七十パーセントにものぼるのです。自殺は、ＢＰＤの人の死亡要因の八パーセントから十パーセントを占め、青年期のＢＰＤの人にはそれよりさらに高い数字が示されています。過去に自殺の試みや、混乱した家庭環境、支援態勢の不備などがある場合は自殺の割合がいっそう高くなりますが、抑うつや双極性障害、アルコール依存症、薬物乱用などに苦しむＢＰＤの人は、さらに何倍にも危険性が増大します。[17,18]

医師はどのように精神疾患を診断するのか

一九八〇年以前に発行されたＤＳＭ－ⅠとⅡでは、精神疾患は説明的な記述によって定義されていました。しかしDSM-Ⅲ以降は、カテゴリーべつの構造化されたパラダイムに沿って定義づけられています。言い換えれば、特定の診断を示唆する複数の症状のうち、診断基準となる特定の数が満たされている場合には、その人は診断のカテゴリー条件を満たしているとみなされるのです。一九八〇年以降に四回にわたり改訂されたDSMでは、興味深いことに、BPDを定義する基準についてわずかな調整しか加えられていません。BPDにはこれからみていく九つの診断基準が関連づけられています。この中の五つ以上が当てはまる場合に、BPDと診断されます。

ここで用いられているカテゴリー分類形式のパラダイムは、パーソナリティ障害の診断に関しては特に、精神科医の間で論争を巻き起こしました。ほかのほとんどの精神疾患とは異なり、パーソナリティ障害は一般に成人期の早期に発症し、長期間持続すると考えられています。パーソナリティ特性には時間の経過と共に徐々にしか変化しないという、持続的な傾向があります。しかしカテゴリー形式の定義体系を取った場合、診断が非現実的なほど唐突に変更されることになりかねません。BPDを例にとると、診断基準となっている五つの症状を示すBPDの患者は、そのうちひとつでも症状が変化すれば、理論的にはBPDとはみなされなくなるのです。そうした急転直下に陥るような治療は、パーソナリティの概念からみれば矛盾していると考えられます。

そのような理由から、一部の研究者や臨床家はDSMに「ディメンショナル」なアプローチを取り入れるよう提案しています。ディメンショナルなモデルは「BPDの程度」と呼べるものを定めるものになるでしょう。ほかの人より明らかに高いレベルで機能しているBPDの人もいるのです。このアプローチを提唱する人たちは、BPDであるかどうかにもとづく診断ではなく、障害をスペクトルに照らし合わせて診断する考え方を提示しています。ディメンショナルなアプローチでは、研究によって一般的かつ持続的であると示された症状に応じ、診断基準の重みに違いをもたせることになるでしょう。こうした方法を使用すれば、ボーダーラインの「純粋」な原型を示すことが可能になります。患者がそこに記載された事項にどの程度合致しているかを見るために、測定値を標準化することもできるでしょう。ディメンショナル・アプローチは日常生活を管理する能力を識別するために用いることも可能です。日常生活をうまくこなせるかどうかの指標をつくれば、どのレベルで機能しているかを測ることができるでしょう。衝動性、新奇性の希求、報酬依存性、損害回避性、神経症的傾向といったBPDに関連づけられている諸特性の判定を併用することも考えられます。例えば神経症的な傾向については、ストレスに対する脆弱《ぜいじゃく》性、衝動制御の低下、不安、気分の不安定さなどを見ることができます[19〜21]。ディメンショナル・アプローチを適用すれば、障害の有無を判断するだけにとどまらず、症状の変化と改善程度をより正確に評価する可能性が開けることでしょう。

二通りのアプローチがどのように異なるのかは、「ジェンダー」（性別）のとらえ方を考えてみるとよくわかります。ある人が男性であるか女性であるかを分けているのは、身体的特性、遺伝子やホルモンといった客観的な要因にもとづくカテゴリー分類型の定義です。それに対し、男性性、女性性（男らしさ、女らしさ）と呼ばれているものは、個人や文化などの客観性に欠ける要素が反映されたディメンショナル（次元的）な概念なのです。診断基準については三通りの三次元モデルがあり、改良作業が進められています。これらは「パーソナリティ障害群の代替ＤＳＭ

－5モデル」（AMPD）、「国際疾病分類の第11回改訂版」（ICD－11）、「精神疾患の研究領域基準」（RDoC）と呼ばれ、巻末の補遺で詳細を解説しています。将来DSMが改訂される際には、ディメンショナルな診断法に移行するであろうと考えられます。

BPDの診断

DSM－5には九つのカテゴリーに分類されたBPDの診断基準が示されています。BPDの診断には、診断基準の五つ以上を満たすことが必要となります。[22]BPDの特性が示される公式の診断基準は、四十年以上変更されておらず、わずかに修正が加えられているにすぎません。九つの診断基準は、一見すると互いに無関係か周辺的な関係しかもたないように見えますが、詳しく調べてみると、症状は密接に関係し合っていることがわかります。ひとつの症状が燃焼エンジンのピストンのようにべつの症状を呼び起こし、相互に作用しているのです。

九つの診断基準は、次の内容に要約されます（詳細については第二章を参照）。

(1)現実に、または想像の中で見捨てられることを避けようとするなりふりかまわない努力
(2)不安定で激しい対人関係
(3)明確な自己像や自己感覚の欠如
(4)自分を傷つける可能性のある衝動的行動。例えば、薬物乱用や危険なセックス、万引き、無

謀な運転、むちゃ食いなど
(5)自殺企図、自殺の脅しや自傷行為の繰り返し
(6)激しい気分の変化や、状況的なストレスに対する極端な反応
(7)慢性的な空虚感
(8)しばしば癇癪を起こし、不適切な状況で怒りをあらわにする
(9)ストレスによる一過性の非現実感や妄想

これら九つの症状は、主要な四つの領域に分類され、たいていの場合はそれらの各領域に照準を合わせた治療が行われます。

1　情緒不安定〈診断基準(1)、(6)、(7)、(8)〉
2　衝動性、制御されない危険な行動〈診断基準(4)、(5)〉
3　対人関係の精神病理〈診断基準(2)、(3)〉
4　思考や認知の歪み〈診断基準(9)〉

感情があふれ出して止められない

ＢＰＤという臨床的な名称の向こう側には、ＢＰＤの人々、その家族や友人たちの苦悩があります。ＢＰＤの人々の生き方は止まらない激情のジェットコースターのようなものですが、それは共に暮らしたり、気にかけたり、治療にかかわったりするそこに同乗する人たちにとってもまた、同じように苛立たしい、望みが見えない旅路です。

ジェニファーのような何百万人ものＢＰＤの人たちは、誰よりも大切に思っている人たちに対しても抑制の利かない怒りをぶつけてしまいます。矛盾した感情のせいで自分のアイデンティティがばらばらになってしまい、無力感と空虚感を抱いているのです。

唐突に激しい気分の変化に襲われ、幸福感の極みから一気に絶望の谷底に突き落とされてしまいます。あるときは怒りに我を忘れていても、そのあとはけろりとしていますが、なぜ激情に駆られたりしたのか、多くの場合は本人にもわかりません。あとになって、そんな態度をとってしまう理由すら説明できない自分に自己嫌悪を募らせ、いっそう気分を滅入らせます。

ＢＰＤの人たちは、出血が止まらない血友病のように、あふれ出した感情を抑えることができません。感情の起伏を和らげるのに必要な凝固メカニズムが欠けているのです。情熱に針を突き刺し、感情をナイフで切り裂けば、ＢＰＤの繊細な「肌」から噴き出してきた感情は凝固せずに、死に至るまであふれつづけてしまいます。満足感が持続する状態も、ＢＰＤの人たちには無縁です。絶え間なく押し寄せてくる虚しさに押しつぶされそうになって、そこから逃げ出すためにはなんでもします。そうした耐えがたい状態に陥ったときは、薬やアルコールに溺れたり、とめどなく食べつづけたり、拒食、むちゃ食い、ギャンブルや買い物狂い、無節操なセックス、自傷行為に走ったりするなど、さまざまな衝動的な自己破壊行為に向かいがちです。「何か」を通じて自分が生きているあかしを得たいという気持ちから、多くの場合は本当に死ぬつもりのない自殺行為まで試みます。

「こんな自分の気持ちが耐えられません。自殺を思い浮かべると、そうしてみたいという誘惑に駆られてしまうんです。それしか考えられなくなるときもあります。自分を傷つけたいという気持ちが抑えられないんです。自分で自分を傷つければ、不安も苦しみも消えてくれるとでもいうように」と打ち明けるＢＰＤの人もいます。

ＢＰＤの人々の不安の根底にあるのは、核となるアイデンティティ感覚の欠如です。自分について語ろうとするＢＰＤの人は、彼らよりもはるかに明確に自分自身を捉えているほかのパーソナリティ障害の人たちにくらべて、混乱した、あるいは矛盾した自己像しか描くことができません。大部分が否定的な色合いをもつ曖昧な自己イメージの虚しさを埋めるため、俳優のように演じることができる「いい役」を求め、その「役柄」になりきることでアイデンティティの空洞を埋め合わせようとします。多くの場合、周囲に合わせて外見も人格もアイデンティティも変えてしまうウディ・アレンの映画『カメレオンマン』の主人公のように、その場の状況、環境やそこにいる人たちに応じてカメレオンさながらに自分を適応させるのです。

セックスや薬物といった手段で得られる恍惚となるような体験は、BPDの人たちにとって圧倒的な魅力をもつことがあります。そのように陶酔感にひたれる状況では、自己と外界が融合する、ある種の第二の乳児期のような原世界に退行（子ども返り）することができるのです。深い孤独感や空虚感に苛まれているときには、薬やアルコールに溺れたり、一人もしくは複数のパートナーとのセックスにのめりこんだりする行為が何日間もつづくこともあります。まるで、アイデンティティを求める葛藤にそれ以上耐えられなくなると、アイデンティティを放棄してしまうか、感覚を麻痺させ、自らを痛めつけることで偽りの自分を築き上げようとしているかのように見えます。

ＢＰＤの人が育ってきた家庭環境には、アルコール依存症やうつ病、情動障害の問題などがかかわっていることが少なくありません。ＢＰＤの人の多くは、両親の不在や無関心、拒絶、愛情飢餓、常習的な虐待などの傷跡に彩られた、戦場に独りたたずむような孤独な小児期を過ごしています。大部分の研究で、ＢＰＤの患者には心理的、身体的、性的に重度の虐待を受けた人が少なくないことがわかっています。ＢＰＤをほかの精神疾患と区別する大きな要素として、虐待、暴力の目撃、ネグレクト、両親や保護者からの不承認環境などが見られるのです[23,24]。そのような過去を背負っている患者はほかの病気にもかかりやすく、ホルモン、炎症、遺伝過程その他の神経生物学的過程で攪乱が生じやすい傾向が見られます[25]。小児期に逆境に耐えていた経験をもつ妊婦を対象に、その子どもたちの染色体パターンを調査した研究では、母親が過去に受けた虐待の程度が高いほど、子どものテロメアが短くなることがわかり、直接的な因果関係が認められると報告されています（テロメアとは、染色体の末端部を保護する役目をもつ構造物です）。このことは、一歳半になった子どもに目立ち始める問題行動にもかかわりがあると考えられています。[26]

不安定な対人関係は、青年期を経て成人に達しても継続し、恋愛でも強い緊張をはらみ、総じて短期間で終わってしまいます。必死になって追いかけた相手を、手のひらを返すように追い払ってしまいます。長くつづく恋愛——それも数年というよりは、たいていは数週間か数ヵ月間ですが——の場合も、怒り、不安や刺激が渦巻くものになることがめずらしくありません。研究によると、小児期に非道な処遇を受けた人はスキンシップに過敏に反応し、他者との間に距離を置きたがることがわかっていますが、このことにも関連している可能性が考えられます。[27]

スプリッティング——BPDの人々のモノクロの世界

BPDの人々の世界は、子どものそれと同じように、ヒーローと悪者に二分されています。子どものような感情世界に生きるBPDの人たちは、人間のもつ矛盾や曖昧さを許容することができません。良いところと悪いところを併せもつ対象として、一貫した視点から他人を見ることができないのです。どんな場面においても、他者は「いい人」か「悪い人」のどちらかに分けられ、その中間のグレーゾーンがありません。微妙で曖昧な陰影をとらえるというのは、BPDの人にとっては大変難しいことなのです。恋人、配偶者、親やきょうだい、精神科医たちは、あるときは理想的な人と見なされ、またあるときは全面的に受け入れられない軽蔑すべき相手に変わります。

理想化された相手についに失望させられるときがくると（遅かれ早かれ、誰にでもそれはありますが）、ＢＰＤの人は自分の融通の利かない概念を根本的に再構成する必要に迫られます。それまでのアイドルを地下牢に閉じ込めてしまうか、さもなければ相手の「完全無欠」のイメージを壊さずにすむよう、自分のほうを島流しにするのです。

こうした行動は「分裂」（スプリッティング）と呼ばれる、ＢＰＤの人々にとっての基本的な防衛機制です。専門的な解説をするなら、分裂とは、自分や他者に向ける感情や考え方を肯定か否定のどちらかにはっきり区別すること、言い換えれば、肯定と否定の感情や考え方を統合する能力の欠如を意味します。たいていの人は矛盾する二通りの感情を同時に受け入れる融通性をもち合わせていますが、ＢＰＤの人の特徴は、どちらか一方の感情にとらわれていると、もう一方はまったく念頭にない状態で、二つの感情の間を行ったり来たりすることです。

スプリッティングは、不安から逃れるための脱出口のようなものと言えます。ＢＰＤの人たちは、親しい友人（仮に「ジョー」としましょう）や親族に、そのときどきに応じて異なる二人の人間を見ています。あるときは非の打ち所のない「いい人のジョー」を手放しで賛美します。欠点はまとめて「悪人のジョー」のほうに押しやられ、どこにも否定的な要素はありません。ところがべつなときには、なんのためらいもなく「悪人のジョー」に容赦のない怒りをぶつけ、徹底してこき下ろします――そこにはもはや、美点はひとつもありません。ジョーは怒りを向けられて当然の存在に変わっているのです。

次々に襲いかかってくる矛盾した感情やイメージから身を守るため、そしてそうした感情やイメージを受け入れる不安から逃れるためのこの分裂のメカニズムは、しばしば皮肉にも、正反対の結果に結びついてしまいます。パーソナリティという布地のほつれがやがてぼろぼろにほころび、自分と他者に向けるアイデンティティがますます不安定に揺れ動くようになってくるのです。

嵐のような人間関係

ＢＰＤの人々は、常に他者の犠牲になっているように感じているにもかかわらず、皮肉なことに必死になって新しい人間関係を開拓しようと努力しつづけます。たとえ一時的であったにせよ、孤独でいるのを虐げられるよりも耐えがたく感じるのです。孤独感から逃れるため、シングル向けのバー、出会い系サイトや知り合ったばかりの誰かの腕の中など、どこかへ――どこへでも――行き、映画のタイトルさながらに「ミスター・グッドバーを探して」を実践したり、ティンダーでマッチする相手を探したりし、自分の意識に苦しめられる拷問から救い出してくれる人を探し求めています。

しっかりした生き方の構築を追い求める中で、たいていの場合は自分と補完的な性格特性をもつ相手に惹かれ、そのような相手を惹きつけます。例えば、先のジェニファーは、身勝手で自己愛的な性格の夫によって、さして努力をせずに明確な役割を与えられることになりました。服従や虐待の要素があったにせよ、ジェニファーは夫のおかげでアイデンティティを得ることができたのです。

しかし、ＢＰＤの人たちの人間関係は急速に崩壊してしまうことがめずらしくありません。ＢＰＤの人と親しい関係を維持するためには、ＢＰＤ症候群をよく理解した上で、綱渡りのように細い道を歩きつづける覚悟が必要です。親密すぎるとＢＰＤの人が息苦しくなりますし、距離をおいたり放っておいたりすれば、短い時間であっても、ＢＰＤの人は子どものころに味わった見捨てられ感を呼び起こしてしまいます。どちらのかたちで接するにしても、激しい反応が返ってくるでしょう。

ＢＰＤの人たちは、ある意味で対人関係の大雑把な見取り図しか持っていない探検家のようなものなのです。大切な相手に対しては特にそうですが、他者に接する適切な距離をはかることが大変苦手です。それを埋め合わせようとして、しがみつくような態度と怒りに満ちた作為的な態度、あるいはほとばしる感謝と不条理な怒りの間を行ったり来たりしてしまいます。親密な関係を切望しつつ、同時におびえてしまい、誰よりもつながりたいと思っている相手をはねつけてしまうのです。

仕事や職場のトラブル

ＢＰＤの人たちは私生活を送る上では大きな困難を抱えているかもしれませんが、仕事においては生産的に働いている人がめずらしくありません。支援的な環境で、定義が明確な適切に構成された仕事をしている場合には、この傾向はさらに高くなります。長期間にわたり問題なく仕事をこなしてきたにもかかわらず、仕事の仕組みの変更、家庭での何らかの変化、または気まぐれや変化を求める気持ちなどによって、それまでの仕事から離れたり、仕事を放り出したりし、新たなチャンスに向かう人もいます。あるいは、軽い慢性的な病気を抱え、何度も医者にかかったり病欠を繰り返したりする人も少なくありません[28]。

職場はＢＰＤの人々を社会の無秩序な対人関係の荒波から守ってくれる世界であるため、たいていの場合、ＢＰＤの人は高度に組織だった職場環境で最大限の力を発揮します。対人関係をコントロールしたいと願いながらそれがかなわないＢＰＤの人々は、医学、看護、聖職、カウンセリングなどの支援的な職業にも惹かれます。渇望している献身を他者に向けるかたちで、誰かの力になり、自分も認められるという役割を担うのかもしれません。ＢＰＤの人々は優れた知性や芸術的な素質に恵まれていることが多いため、激しい感情の後ろ盾を得て創造性を発揮し、成功を収める人もいます。

他方で、仕事が構造化されていなかったり、競争が激しかったり、批判的な厳しい上司がいたりする環境においては、自制できない怒りを爆発させたり、拒絶に対する過敏な反応を引き起こしたりするかもしれません。怒りが職場全体に向かい、キャリアを台無しにしてしまうこともあります。

〝女性に特有〟の病気なのか？

これまでの研究では、ＢＰＤは男性の三倍から四倍ほど女性に多いことが示唆されていました。ところが最近の疫学研究によると、女性のほうが治療を受ける頻度は高いものの、有病率は男女ともに同じ程度であることが確認されています。さらに、女性のほうが症状や障害の重症度が高いこともわかっています。いままでの臨床試験で女性の割合が高かったことについては、それが説明の一助になるでしょう。しかしＢＰＤが「女性の病気」であるとみなされやすい理由は、そのほかにもあると考えられます。

ＢＰＤの診断には、臨床家のバイアスがかかっているのではないかと考えている人たちもいます。アイデンティティや衝動性の問題について男性のほうをより「健常」と判断しがちな心理療法士の考え方が、男性の過少診断につながっているのではないかと見ているのです。女性の自己破壊的な行動は、気分障害によって引き起こされているとみなされがちであるのに対し、男性が同様の行動をとると、反社会的な行動と思われがちです。そのため女性であれば精神科の治療を受けるように勧められるところを、男性は刑事裁判にかけられ、疾患が正しく診断されずに終わっている可能性も考えられるでしょう。

さまざまな年齢層のＢＰＤ

衝動性、騒動が絶えない対人関係、アイデンティティの混乱、不安定な感情など、ＢＰＤにかかわる特徴の多くは、青年期の若者が発達過程で経験する主なハードルと同じです。中核となるアイデンティティを確立することはティーンエージャーにとってもＢＰＤの人々にとっても、最も大切な課題なのです。そのため必然的に、ＢＰＤを診断される人はほかの年齢層にくらべ、青年層や若年成人層に多くなっています。[29]

高齢者層にはＢＰＤの人はまれなようです。最近の研究では、ＢＰＤの診断が大きく減少するのは四十代半ば以降であることが示されています。一部の研究者はこのデータにもとづき、高齢のＢＰＤの人々は時間の経過に伴って「成熟し」、安定した状態に到達したという仮説を立てています。しかし、人間は歳を重ねるにつれ、知的・肉体的な衰えを受け入れていかざるを得ないため、適応の過程は年齢が高いＢＰＤの人にとって危険なものにもなり得ます。従来の世界観を改めて自己像を調整することに、脆弱なアイデンティティがついてゆけず、いっそう症状を悪化させてしまう場合もあります。老齢に向かう人の中には、自分の衰えを受け入れることが難しいために至らなさの責任を他者に投影し、妄想傾向を強めたり、不自由を強調して一段と依存的になったりする場合があります。

社会経済的な要因

BPDの病理は、アメリカのあらゆる文化圏や経済階級で確認されています。しかし伴侶との離別、離婚、死別などを体験した人、一人暮らしの人、低学歴、低収入の人の間ではBPDの人が有意に高い割合を示しています。貧困が乳児や小児に及ぼす影響――ストレスレベルの高さ、育児環境の悪さ、児童保護や精神医療、妊婦医療などの支援体制の不備（脳障害や栄養失調につながることがあります）など――は、貧しい人々の間でBPDの発生率を高める要因になると考えられます。

BPDにかかわる社会的コストもかなりのものになっています。BPDの患者は一般の人々と比較して、精神疾患その他の疾患の治療費が相対的に高いだけでなく、疾患による労働生産性の喪失も高くなっています。デンマークで数千人を対象に行われた、BPDの人々と一般集団にかかった医療費を十五年にわたり比較した大規模な研究によると、BPDの人はパーソナリティ障害と診断される五年前でさえ、医療費が高くなっていることが確認されました。また、BPDの患者の配偶者も、生産性の損失による損害コストと医療費が一般集団よりも高くなっていることがわかっています。[30]

地理的な観点

BPDにかかわる理論の定式化や実証的な研究はほとんどがアメリカでなされてきましたが、カナダ、メキシコ、ドイツ、イスラエル、スウェーデン、デンマーク、その他の西欧諸国や、ロシア、中国、韓国、日本、その他の東方の国々にも、BPDの病理が存在しています。

現段階では地理的な比較研究はまだ十分とはいえず、研究結果の報告にも齟齬が見られます。例えば、ヒスパニック系の人々にBPDの割合が高いことを示唆する研究がある一方で、ほかの研究ではそのことが確認されていません。アメリカ先住民の男性にはBPDの割合が高いと報告している研究もあります。一貫性のある研究が十分になされているとはいえないものの、こうした研究の成果は、育児、文化や社会環境のより糸がどのように絡み合ってボーダーライン症候群という布地を織り上げているのかを知る上で、貴重な手がかりになるでしょう。

有名人や映画・小説の中のBPDの人々

BPDとは新しい現象なのか、長年にわたって相互に関連してきた内的感情と外的行動のクラスターに対する新たな命名にすぎないのかは、メンタルヘルスの関係者の関心を集めるテーマのひとつになっています。精神医学者の大部分は、BPDはすでに相当以前から存在し、それが目立つようになってきたのは、感染症や慢性衰弱のようにして患者の精神面が変化してきたためというよりは、臨床家の認識のしかたが影響しているためではないかと考えています。二〇世紀の幕開けの時代にジークムント・フロイトが紹介した「神経症」の興味深い症例のいくつかは、今日ではははっきりとBPDと診断されたであろうと考える精神医学者も少なくありません。[31]

このような観点に立って眺めてみると、BPDは、現実世界においてもフィクションに登場する人物についても、過去と現在の複雑なパーソナリティを理解する上で、大変興味深い視座を提供してくれます。逆に言えば、著名な人物や小説の登場人物たちは、ボーダーライン症候群のさまざまな側面を示して見せていると言い換えることができるでしょう。例を挙げれば、伝記作家などには、ダイアナ元妃やマリリン・モンロー、ゼルダ・フィッツジェラルド、トーマス・ウルフ、T・E・ロレンスをはじめ、アドルフ・ヒトラーからムアンマル・アル＝カッザーフィーまでのさまざまな人々が、BPDの枠組みに当てはまると考えている人たちがいます。『欲望という名の電車』のプランジュ・デュボア、『ヴァージニア・ウルフなんかこわくない』の主人公マーサ、

『キャバレー』のサリー・ボウルズ、『タクシードライバー』のトラヴィス・ビックルや『ネットワーク』のハワード・ビール、さらにはコメディドラマ『クレイジー・エックス・ガールフレンド』のレベッカ・バンチなども、ＢＰＤを患っているのではないかと推測されているのです。こうした人物にはＢＰＤの症状や特質が認められますが、実在もしくは架空の人物が過激な行動をとったり波乱の人生に導かれたりしたのは、ＢＰＤという障害が第一原因であったとは限りません。ヒトラーは、ＢＰＤよりもはるかに顕著な精神の機能不全や社会的な力によって突き動かされていたのでしょう。マリリン・モンローが自殺と考えられる死に追い込まれたのは、ＢＰＤだけではないさまざまな要因が背景にあったためと考えられます。映画の『タクシードライバー』や『ネットワーク』などはＢＰＤの人を描いていると言われますが、ＢＰＤの主人公をモチーフにして制作された作品であるという証拠は、ほとんどありません。ＢＰＤ症候群は、これらの魅力的な人物について理解を深め、分析するための観点のひとつであるにすぎません。

公に論じられているわけではないものの、この十年間には、多くの俳優やミュージシャンなどの有名人がＢＰＤを患っていると噂されています。また、バライエティ番組『サタデー・ナイト・ライブ』のキャスト、ピート・デヴィッドソン、元ナショナルフットボールリーグのスター、ブランドン・マーシャルなどは、率直にＢＰＤを診断されていると話し、病気の苦悩や精神疾患という烙印を押されることのつらさを公に語っています。ＢＰＤに特化した治療法である弁証法的行動療法（ＤＢＴ）の創始者として知られるマーシャ・リネハンも、自身がＢＰＤで苦しみ、思春期には自傷行為などで長期入院をした体験を語っています。

研究と治療の進歩

本書の初版が出版されたのちに、ＢＰＤの根本的な原因や治療法に関する研究は大きな前進を遂げてきました。精神疾患の生物学的、生理学的、遺伝的な土台にかかわる理解が飛躍的に進み、脳の連動しているさまざまな部位や、感情と理性の遂行の間の相互作用が明らかになりつつあります。神経伝達物質、ホルモン、免疫系、脳内化学反応の役割などについても理解が進みました。遺伝的脆弱性、遺伝子のオン・オフのコントロール、人生で起きてきたあつれきがどのようにパーソナリティ機能の特質を誘発するかについても、研究が進められています。精神療法のいろいろな新技法も開発されました。

長期間にわたる研究により、多くの患者が時間の経過と共に回復を遂げ、さらに多くの人が症状を大幅に軽減させていることが確認されています。十六年間に及ぶ追跡調査の結果によると、ＢＰＤの患者は九十九パーセントが少なくとも二年にわたり寛解（診断基準の九項目のうちの五項目すべてを満たさなくなった状態）を持続し、七十八パーセントが八年間の寛解を維持しています。しかし破壊的な衝動性や自傷行為、自殺企図、準精神障害的な観念といった急性症状は軽減するものの、職場や学校、社会的環境での苦労がつづく人も少なくありません。再発率は三十四パーセントに達しますが、ＢＰＤ患者全体の五十パーセントの人は、十年後には完全に回復を遂げて良好な社会的機能と職業機能を確保しています。[32~35] ＢＰＤの人の多くは一貫した治療を受けることなしに症状の安定化に向かいますが、治療を継続することにより、症状の改善を早めることができます。[36]

BPDの〝病理〟とは？

私たちは誰しも、多かれ少なかれBPDの人たちと同じ葛藤を抱えています。別離の恐怖、拒絶への恐れやアイデンティティの混乱、空虚感や無気力感、激しく不安定な対人関係を経験したことのない人がいるでしょうか。折々に激しい怒りを覚えたり、恍惚感が押し寄せてきたり、独りになるのを恐れたり、気分の変化に見舞われたり、何らかの自己破壊的な行為に走ったりすることは、どんな人にもあるでしょう。

BPDは「健常」と「病的」を隔てる境界とは、ときとしてごく細い縁線でしかないことに気づかせてくれます。本書の解説はBPDの極端な一面の多くを取り上げていますが、程度の差はあれ、どんな人でもBPDの症状をもち合わせてはいないでしょうか。おそらくその答えは「イエス」でしょう。この章を読んでいる人にも、自分や知り合いに当てはまると思っている人が多いかもしれません。BPDの人とそうでない人を分ける識別要素は、こうした症候群が日常生活に支障をきたしたり、生活を支配したりするような度合いであるかどうかなのです。BPDは感情、思考、それに行動の極端さによって、人間の性格の、また二一世紀の最初の二十年間における社会の最も美しい一面と最も醜い一面を象徴していると言えるでしょう。この障害の深さと境界を探ることで、私たちは自分に備わる醜い本能と共に、何よりもすばらしい可能性を知ることになるのかもしれません――それは同時に、次なる段階を目指す厳しい旅路にもなることでしょう。

第二章

カオスと空虚感

「すべては気まぐれだ。なんの理由もなくやがてすぐに憎むことになる誰かを、わけもわからずに愛するのだ」

――トーマス・サイデンハム（今日のＢＰＤに相当する「ヒステリー」を扱った一七世紀イギリスの医師）

「ときどき、悪魔にでも取り憑かれているんじゃないかと心配になるんです」と、大きな病院の精神科でソーシャルワーカーをしているキャリーは打ち明けます。「自分で自分がわかりません。はっきりしているのは、このBPDというものが、私から周りの人たちを遠ざけてしまったことだけ。だから私は、とても孤独です」

キャリーがBPDと診断されたのは、心理療法や薬物治療や入院治療を重ねた二十二年間の末のことでした。キャリーのカルテはそのころには、それまでに旅をしてきた精神科での「病歴」を象徴するスタンプでぎっしりの、使い古されたパスポートさながらになっていました。

「何年も病院に入退院を繰り返してきましたが、私の苦しみを理解して問題がどこにあるのかを教えてくれる精神科医には、ひとりも出会えませんでした」

幼いころに両親が離婚してから、キャリーは九歳になるまでアルコール依存症の母親の手で育てられ、その後の四年間は全寮制の学校で暮らしました。

二十一歳になったときにひどいうつに陥り、カウンセリングに助けを求めると、うつ病と診断されて治療を受けました。それから数年後には激しい気分の変動に見舞われるようになって、今度は双極性障害の診断が下されました。その期間を通じて、キャリーは薬の過量摂取とリストカットを繰り返していました。

キャリーは次のように当時を振り返ります。「いつも自分を傷つけて、精神安定剤、抗うつ薬、とにかく投薬される薬はなんでも大量に飲んでいました。それはすでに私の生活の一部でした」

二十代半ばで幻聴とひどい被害妄想に苦しむようになり、このときは統合失調症と診断されて、初めて入院治療を受けました。キャリーはそれからも、のちに不安に起因すると判断された激しい胸の痛みのせいで何度も心臓科に入院を重ね、過食と絶食を何週間も交互に繰り返し、いちじるしいときには体重が三十キロ近くも上下していたのでした。

三十二歳のときに勤務先の病院の医師に乱暴され、それから間もなく職場を離れて学校へ戻ったキャリーは、そこで女性教師のひとりと性的な関係をもつようになりました。四十二歳になるころには、キャリーのカルテは想像の及ぶかぎりの病歴でいっぱいになっていました。統合失調症、うつ病、双極性障害、心気症、不安障害、神経性やせ症（神経性無食欲症）、性機能不全、そして心的外傷後ストレス障害（ＰＴＳＤ）と、あらゆる診断が書き込まれていたのです。

そうした心身の問題に悩まされながらも、仕事は立派にこなしていました。職場はたびたび変わりましたが、ソーシャルワークの学位まで取得して、一時期は小さな女子大で教職にも就きました。

その一方で、交友関係は極めて限られていました。「男性との交際は、性的な虐待がかかわったケースばかりでした。結婚したいと言ってくれた人も何人かいましたが、触られたり近くで接したりすることが我慢できずに、逃げだしたくなってしまうんです。何回か婚約もしながら、すべて破談にしてしまいました。誰かの奥さんになるなんて、とても想像できません」

友人については、キャリーはこう話します。「私の意識は、常に自分にしか向いていません。考えること、感じていること、知っていることも知らないことも、自分のことしか頭にないので、私にとってほかの人に関心を向けるというのはとても難しいことなんです」

キャリーの症状がＢＰＤであることが判明したのは、二十年以上も治療をつづけた末のことでした。キャリーの機能障害は、それまでに診断されてきた一過性の状態を表す疾患などではなく、深く根を張る持続的な性格特性から発展したもので、パーソナリティもしくは障害特性を表していたのです。

「ＢＰＤの人間にとって何よりつらいのは、虚しさと孤独感、それに自分の感情の激しさです。自分の極端な行動にいつも混乱させられて、ときどき自分が誰で、何を感じているのかすら、わからなくなってしまいます」とキャリーは話します。

患っていた疾患が明らかになってからは、一貫性のある治療ができるようになりました。急性の症状に対応する薬物療法は、自己概念の調和を保つための接着剤として有効でしたが、キャリーは同時に、投薬の効用には限界があることを学びました。

ほかの医師たちと連携して治療にあたる主治医の精神科医の支えを得て、キャリーは自分の身体的な苦痛が不安に根ざしていたことを知り、不要な検査、薬や手術を退けることも学びました。緊急事態に対応しながらどこまでも終わりがなかったこれまでの治療スタイルは、キャリーのアイデンティティ、依存性と人間関係の安定化に焦点をあてる「長距離走」の心理療法に変わったのです。

四十六歳になるキャリーは、これまでの行動様式を一新することになりました。「私にはもう、自分の身体を傷つけたり、浴びるように薬を飲んだり、入院したりする選択肢はありません。これからはちゃんと現実世界に向き合って、その中で生きていこうと誓ったんです。でも現実世界というのは恐ろしいところなので、自分にそれができるのか、いいえ、本当にそうしたいのかもまだよくわかりません」

パーソナリティ障害としてのBPD

さまざまな精神的、医学的な病状と診断の迷路をたどってきたキャリーの旅路は、精神疾患に苦しむ人々と、助けようとする人たちが経験する混乱と困惑を象徴しています。キャリーのような事例は極端にすぎるように思えるかもしれませんが、対人関係や恋愛、抑うつ、薬物乱用などの問題に同じように悩まされている人々は大勢いるのです。キャリーも、もう少し早く的確な診断が得られていたなら、苦しみや孤独感が多少は軽減されていたかもしれません。

BPDの人々は生活に大きな支障をきたすつらい複雑な症状に苦しんでいますが、精神科医がこの障害を理解し、効果的な治療を行うようになったのはごく最近のことなのです。「パーソナリティ障害」とは、何なのでしょうか。「ボーダーライン」の人たちの「境界」とは、どこに線が引かれるのでしょうか。BPDはほかのパーソナリティ障害とどのような共通点をもち、どんな点で違うのでしょう。BPD症候群は精神医学の枠組みの中でどのように位置づけられるのでしょうか。これらの問いに答えるのは、この疾患のとらえどころのない矛盾した特性と精神医学における特異な展開の経緯からしても、専門家にとっても大変難しいことです。

広く受け入れられているモデルのひとつでは、個人のパーソナリティとは、気質（せっかち、中毒に対して脆弱であるなど、生まれつきの個人の特性）と、性格（環境や経験から生まれた発達的価値）の組み合わせであると考えられています。これは、氏と育ちの両方が関与しているという考え方です。気質的な特性は、遺伝子マーカーとバイオマーカーに関係し、人生の早期に発達する生得的な行動傾向もしくは習性であるのに対し、性格は経験を取り入れながら、それよりもゆっくりしたペースで、成人期に入るまでに形成されると考えるモデルです。このモデルに照らせば、BPDは遺伝子と環境要因が干渉し合う中で作られたコラージュのようなものと言うことができます[1,2]。

BPDは、『DSM-5精神疾患の分類と診断の手引』に記載されている十のパーソナリティ障害のひとつです。パーソナリティ障害は、個人の行動に顕著に表れる一連の特性によって区別されます。それらの特性は概して硬直的で、認識や行動、他者とのかかわり方に不適応を引き起こす特性です。

うつ病、統合失調症、神経性やせ症や薬物依存など、症状によって診断される障害は、たいていの場合、特性をもつ障害ほど持続的ではありません。これらは期間やエピソードが限定的です。症状は唐突に発現し、患者が「正常」に戻るにつれて消滅します。こうした疾患は身体機能の生化学的なバランスの崩れで生じる場合が多く、投薬によって症状が消滅する場合が少なくありません。

それにくらべてパーソナリティ障害の症状はそれよりも持続的な特性を備え、変化がゆるやかで、薬物療法は概してあまり効果を上げません。いくつかの製薬会社が薬効試験を行っていますが、ＢＰＤの治療に特化した治療薬は現在のところまだありません。推奨される主な治療法は精神療法ですが、薬物療法を含めたほかの治療法にも、強い興奮や抑うつなど、多くの症状を緩和する効果があります。ほとんどの場合、ＢＰＤその他のパーソナリティ障害は、急性的で顕著な症状を示す患者の基底をなしている性格的機能を説明する副診断となっています。

その他の障害との比較

ＢＰＤ症候群はべつな疾患のように見えるだけでなく、ほかの病気と関連していることが多いため、臨床家が患者を評価する際にＢＰＤが重要な構成要素になっていることを見すごしてしまうケースがときとしてあります。そのためＢＰＤの人たちは、先のキャリーのように、しばしばいくつもの病院で何人もの医師の診察を受け、さまざまな診断名をつけられて、熟練の旅人を思わせる道をたどる可能性があります。

ＢＰＤの病理がとらえにくいのは、いろいろなかたちでほかの障害ともかかわりをもつ場合があるからです（図2-1参照）。第一に、共存するほかの状態的な障害によってボーダーラインの病理が見えづらくなることがあります。例えば、より顕著な激しいうつがＢＰＤの病態を覆い隠してしまうかもしれません。抗うつ薬を使用してうつが解消されてからＢＰＤの特質が浮かび上がり、基本的な性格構造がわかったところでさらに治療をつづける必要が認められる場合もあるでしょう。

　二番目に、ＢＰＤがべつの障害と密接に関連し、その障害の発達に加担しているケースがあります。物質乱用や摂食障害の人にしばしば見られる衝動性や自己破壊的な行為、対人関係の問題や自己像の矮小化《わいしょうか》、気分のむらなどは、主となる障害よりＢＰＤを強く反映していることがあるのです。慢性的なアルコール依存のせいで性格特性が変わったために、ボーダーラインのパターンが二次的に発生してきたという議論はできますが、性格病理が先に発達した結果がアルコール依存症に結びついたとも考えられるでしょう。

　どちらがニワトリでどちらが卵かの問題には答えが出せなくとも、Ｂ

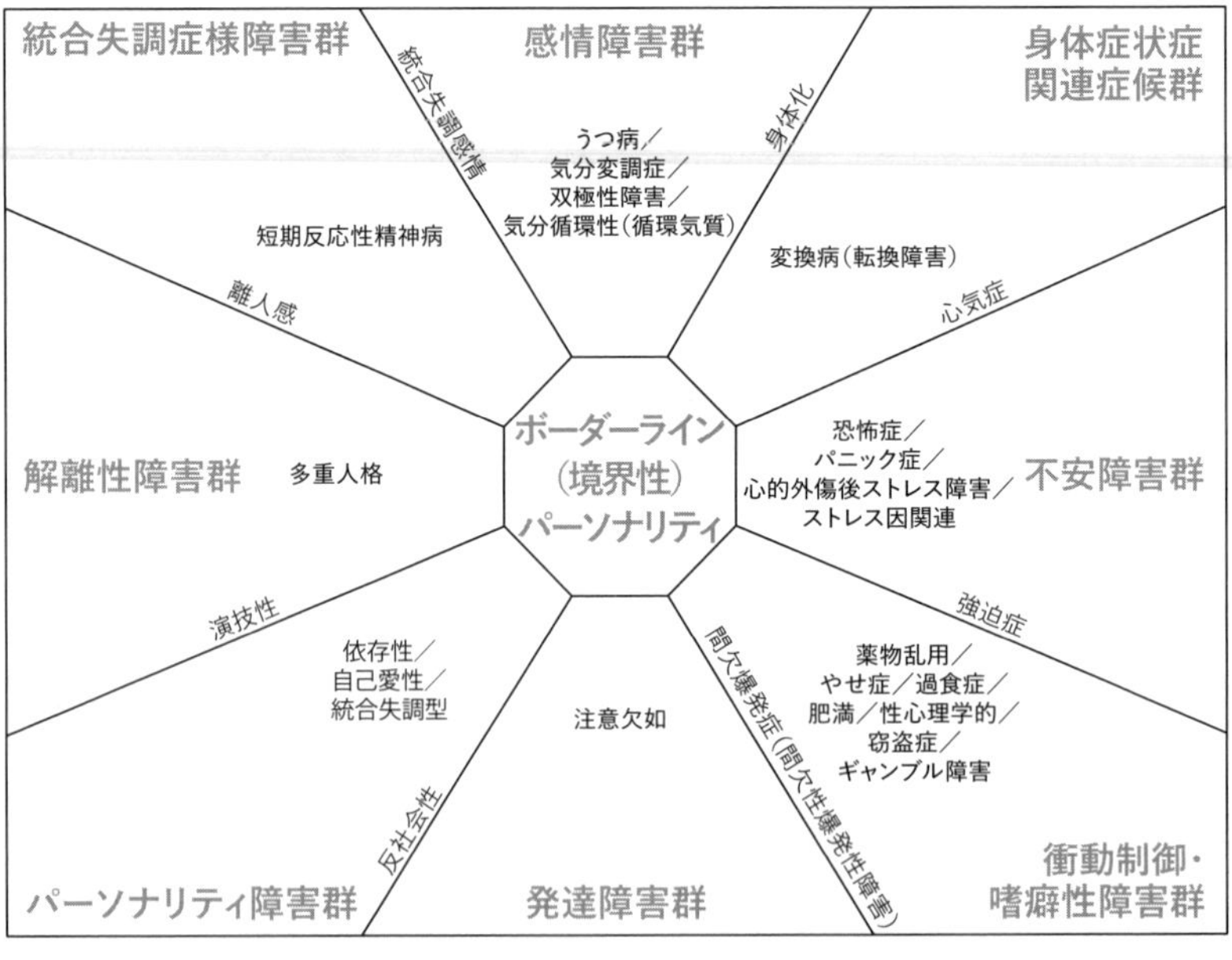

図2-1　ほかの精神疾患との関係におけるＢＰＤの位置づけを示す概略図

PDに関連して発達する病気は、ストレスに対するBPDの人の精神的な脆弱さを象徴していると言えます。がん、心臓発作や消化管の障害など、遺伝または生物学的な形質をもつ人々がいるように、生物学的に精神疾患になりやすい性向をもつ人々も大勢いると考えられます。BPDの人々がもつ基本的脆弱さにストレスが加われば、その傾向はいっそう強くなります。ストレスにさらされたBPDの人々は、そのようなわけで、薬物に救いを求めたり、摂食障害を抱えこんだり、深刻なうつに陥ったりするのです。

三番目には、BPDがべつの障害とまったく見分けがつかない場合があります。そのようなときには、統合失調症や不安症、双極性障害、注意欠如・多動症（ADHD）といった誤った診断が下されることもあります。

統合失調症と精神障害との比較

統合失調症の人は、一般的にBPDの人々にくらべて障害の程度がはるかに重く、BPDの人々より操作的に他者とかかわることが不得手です。どちらの患者にも興奮を伴う精神障害性の症状が見られることがあり、BPDの人々の二十パーセントから五十パーセントが精神障害（聴覚や視覚の幻覚症状、偏執的な妄想、解離性体験など）をもっていると推定されています。[3] 統合失調症とは対照的に、BPDの精神病状は時間的な一貫性を欠き、時間の経過に伴う広汎性が低く、通常はストレスがかかわっています。統合失調症の人々は自分の幻想や妄想に親和的な傾向が強いため、概してBPDの人ほどにはそうした支障には悩まされません。また、どちらにも破壊的、自傷的な行為が見られますが、ＢＰＤの人々はより適切に機能することができる場合が多いのに対し、統合失調症の人々は感情的に鈍く、自閉的になって、社会生活にはるかに大きな障害をきたしています。[4]

抑うつ、双極性障害などの情動障害との比較

ＢＰＤの約九十六パーセントの人は、晩年まで気分障害を抱えています。不安障害は情動症状を伴うことが少なくありません。推定七十一パーセントから八十三パーセントのＢＰＤの人が大うつ病にかかると言われています。

「気分のむら」と「思考のめまぐるしさ」はＢＰＤの人がよく訴える症状ですが、臨床医はそれに対してうつ病や双極性障害を診断するのが一般的です。けれどもこれらはＢＰＤに特徴的な、注意欠如・多動症（ＡＤＨＤ）にも見られる症状です。ＢＰＤとＡＤＨＤのどちらにも、双極性障害よりもはるかに高い割合でこれらの症状が認められているのです。ＢＰＤは双極性障害の一種であると主張する人もいますが、臨床研究、遺伝子研究、画像研究のすべてで、ＢＰＤはほかとは異なる結果を示しています。臨床的特徴にも、劇的な違いが認められます。双極性障害を患う人のうつ病や躁病のエピソードは、機能の根本的な逸脱を表しています。そしてうつや躁への気分の変化が、数日間から数週間にわたり持続します。とはいえ、そのような人たちは躁とうつの合間には比較的正常な生活を営み、投薬も治療に効果を上げています。それに対してＢＰＤのほうは、気分の変動に見舞われていない状態でも機能に支障を（少なくとも内面的には）きたすの

が特徴です。多動的な行動をとったり、自己破壊的になっていたり、自殺試行を起こしたり、気分がめまぐるしく変動したりしているときのＢＰＤの人々は、一見したところ双極性障害をもっているように見えます。しかしＢＰＤの気分の変化は何日も何週間もつづかずに数時間で収まる短期的なものであり、双極性障害よりも環境刺激に対して敏感に反応します。[5,6] ＢＰＤと双極性障害を識別する最も有用な基準は、見捨てられ不安と自己同一性の混乱です。[7] とはいえ、ＢＰＤにも双極性障害にも、診断頻度に二十パーセントの重複が見られます。つまり、双極性障害のエピソードを有する患者の二十パーセントにＢＰＤが発現しており、ＢＰＤの患者の二十パーセントが双極性障害も併せもっているということです。これらを両方とも診断された人は、症状がより重く、複雑な経過をたどることが明らかになっています。[8,9]

ＢＰＤと注意欠如・多動症（ＡＤＨＤ）

注意欠如・多動症（ＡＤＨＤ）の人は、意識の対象が常にめまぐるしく移り変わっています。ＢＰＤの人と同様に、激しく気分が変動し、思考が猛スピードで駆けめぐり、衝動性や怒りの爆発、性急な行動、フラストレーション耐性の弱さなどを示します。セルフメディケーションによる薬物やアルコール乱用、ねじれた複雑な人間関係の経験があり、すぐに興味をなくしがちです。ＢＰＤの人も、新しいものを追求する新奇性追求（刺激の追求）や社会的承認の見返りである報酬依存性の低さ（意思決定の影響に対する無関心）など、特徴の多くが「典型的なＡＤＨＤ気質」と重なり合っています。[10] したがって当然予想されるとおり、ＢＰＤとＡＤＨＤの相関関係は複数の研究によって指摘されています。将来生じる現象を調査するいくつかの前向き研究においては、ＡＤＨＤと診断された子どもには成長するにつれてパーソナリティ障害を発症するケースが多く見られ、特にＢＰＤを患う可能性が高いことが報告されています。また、スウェーデンの研究により、ＡＤＨＤと診断された人は、ＢＰＤとも診断される可能性がＡＤＨＤをもたない人にくらべて二十倍近く高いことがわかりました。[11] 遡及《そきゅう》的に調査を行う後ろ向き研究では、ＢＰＤと診断された成人は、多くの場合が小児期にＡＤＨＤを診断されていたことが明らかになりました。[12〜14] 一方の疾患が他方を引き起こすのか、それともこれらの疾患は併存することが多いのか、あるいは同じ疾患に関連した症状であるのか、明確な答えは出ておらず、今後の研究が待たれます。興味深いことに、ある研究では、ＡＤＨＤとＢＰＤの両方を診断された人は、ＡＤＨＤの症状を治療することにより、ＢＰＤの症状にも改善が見られたことが示されています。[15]

ＢＰＤと痛み

ＢＰＤの人は痛みに対して奇異な反応を示します。自傷行為によって生じた痛みであった場合は特に、急性の痛みに対する感受性がいちじるしく低いことを多くの研究が指摘しているのです[16]（本章後段の「自己破壊的な行為」を参照）。しかし持続的な痛みに対しては、高い感受性が認められます。慢性の痛み（線維筋痛症、関節炎、腰痛など）をもつ人のおよそ三十パーセントは、ＢＰＤを患っていると思われます。[17]「痛みのパラドックス」はＢＰＤの人に特有のもので、その理由は明らかになっていません。急性の痛み、わけても自分で引き起こした痛みは、何らかの心理的欲求を満たし、脳の電気的活動に影響を与えて、体内で生産されるアヘン様物質である内因性オピオイド（オピオイドペプチド）が放出されるからであるとの意見もあります。それに対し、自分でコントロールすることのできない継続的な痛みに対しては、鎮痛作用による体内の保護機能が弱まり、不安が引き起こされると考えられます。他者から注目され、思いやりを示してもらうためにも、痛みが利用されるのかもしれません。ＢＰＤの患者を対象に膝関節手術後の痛みに対する耐性を調べた研究では、耐性が低いことが示され、継続する痛みへのＢＰＤの対処メカニズムに関係していると報告されています。[18] ＢＰＤの人は加齢と共に、痛みに対してより敏感になるようです。[19]

ＢＰＤと身体症状

ＢＰＤの人は、医療関係者や周りの人に自分の身体の不調を仰々しく声高に訴えて、依存関係を保とうとすることがあります。そのような場合には単なる心気症と見なされ、根本的な問題が見すごされてしまうかもしれません。身体症状症とは、既知の身体疾患ではうまく説明できない痛みや、胃腸、神経、性的症状などのさまざまな身体症状が認められる病気を指します。例えば心気症の人は、医学的評価では病気が認められないにもかかわらず、自分は恐ろしい病気にかかっていると信じ込んでいるのです。[20]

ＢＰＤと解離性同一症（ＤＩＤ）

解離型障害には、健忘症や、外界や自分の身体・言動に対する現実感覚の喪失（離人感・現実感消失）などの症状が見られます。そうした解離症状の最も極端な形態が、以前は「多重人格障害」と呼ばれていた解離性同一症（ＤＩＤ）です。ＢＰＤの人の七十五パーセント近くが何らかの解離症状を経験しています。[21] 解離の最も強い状態が示されるＤＩＤが主要な病気であると診断された人々では、ＢＰＤの有病率がさらに高い数字になっています。[22] ＢＰＤとＤＩＤに共通する症状には、衝動性、怒りの爆発、人間関係の困難、気分の激しい浮き沈み、自傷行為の傾向などがあります。また、不適切な子育て、虐待、育児放棄などを体験した人が少なくありません。

ＢＰＤと心的外傷後ストレス障害（ＰＴＳＤ）

心的外傷後ストレス障害（ＰＴＳＤ）は、天災や戦闘の体験などで受けた極めて強い心的外傷が原因となって発症します。複合的な症状を呈する疾患で、強い恐怖、外傷体験のフラッシュバックによる苦しみ、悪夢、過敏性、過剰な驚愕反応、その出来事を思い出させるあらゆる物事の回避、無力感などが特徴です。ＢＰＤとＰＴＳＤはどちらも小児期の深刻な虐待体験が関係していることが多く、いずれにも感情の爆発や衝動性などの類似した症状が見られることから、同じ病気であると考える人もいます。いくつかの研究では、この二つの疾患は五十パーセント以上の確率で併発する可能性があることが示されています。しかし、これらは診断基準の定義が異なる、明らかに違った疾患です。[23] ＰＴＳＤにも苦しんでいるＢＰＤの人は、より重い症状を示しています。

ＢＰＤの女性は、注目を浴びたい気持ちから自殺に至らない自傷行為に及ぶ傾向があり、パニック障害、強迫症（ＯＣＤ）、広場恐怖症などの不安症を引き起こす人も多く見られます。べつのパーソナリティ障害を併せもっているＰＴＳＤの人では、合併症はそれほど深刻ではありません。[24,25]

ＢＰＤと関連するその他のパーソナリティ障害

ＢＰＤには、その他のパーソナリティ障害と重なる部分が少なくありません。例えば、ＢＰＤと依存性パーソナリティ障害には、依存性や一人になることの回避、緊張した対人関係といった共通点があります。しかし依存性パーソナリティには、ＢＰＤの自己破壊性、怒り、気分の変動はありません。統合失調型のパーソナリティ障害も対人関係に問題があり、信頼関係を苦手とする点は同じですが、ＢＰＤよりは言動が奇異で、自己破壊性はありません。パーソナリティ障害と診断された人は、複数のパーソナリティ障害の特徴を備えていることがめずらしくありません。例えば、ＢＰＤと強迫性パーソナリティ障害の両方が診断されるような特徴を併せもつケースなどがあります。

ＤＳＭの以前の版では、ＢＰＤは劇的、感情的、不安定な機能などが主として示されるパーソナリティ障害のグループに分類されていました。このグループに組み込まれていた自己愛性パーソナリティ障害、反社会性パーソナリティ障害、演技性パーソナリティ障害は、ＢＰＤとの関連性が強い障害です。

ＢＰＤと自己愛性パーソナリティ障害は、どちらも批判に対して過敏に反応し、失敗や拒絶によって重度のうつ病を引き起こす可能性があります。他者を利用しようとし、いつも自分に注目して欲しいと思っていますが、通常は自己愛性パーソナリティの人々のほうがうまく機能します。自己愛性パーソナリティの人は誇大な自己重要感（切実な不安感のカモフラージュである場合が多い）をもち、他人を見下し、共感のかけらさえ欠いているのに対し、ＢＰＤの人は自尊心が低く、他人の評価に大きく依存しています。ＢＰＤは必死で他者にしがみつこうとし、その反応にも敏感なのが普通です。

反社会性パーソナリティ障害にも、ＢＰＤと同じように衝動性、フラストレーションに対する弱さ、操作的な対人関係といった特徴がありますが、反社会性パーソナリティ障害のほうは、良心や罪悪感を欠き、周りに対する関心が薄く、意識して自己破壊的な行為に及ぶことはありません。

演技性パーソナリティ障害は、注目されたい欲求、他人への作為的な態度、気分の変動などについてＢＰＤと同じ性向をもっていますが、概して自分の役割にも対人関係についても、ＢＰＤより安定性が見られ、話し方や振る舞い方がもっと仰々しく、情緒的な反応も誇張して表現されるのが普通です。また演技性パーソナリティの人は、自分の身体的な魅力が第一の関心事となっています。ＢＰＤ、統合失調症型パーソナリティ障害、強迫症、回避性パーソナリティ障害の人々と、うつ病の人の心理・社会的機能を比較した研究では、ほかのパーソナリティ障害やうつ病の人にくらべ、ＢＰＤと統合失調症型の人には機能障害が有意に高いとの結果が出ています。[26]

ＢＰＤと薬物乱用

ＢＰＤは、薬物の乱用にもかかわっていることがめずらしくありません。薬物乱用の診断歴がある人は、全体の三分の一がＢＰＤの診断基準を満たしています。また、ＢＰＤの人の五十パーセントから七十二パーセントは、生涯の中でアルコールその他の物質を乱用することが示されています。[27〜29] ＢＰＤのアルコールや薬物への傾倒は、自己懲罰のほか、怒りや衝動性、刺激の希求、孤独からの逃避などを反映していると言えます。豊かな対人関係を育む代わりに、あるいは揺れ動く気分を落ち着かせるためのよく知られた自己投薬の手段として、それとも自己のアイデンティティ確認やなんらかの帰属意識を得ようとして、薬物に依存するのかもしれません。薬物の乱用に惹かれる理由になっていると思われるこれらの解釈は、ＢＰＤの診断基準に挙げられている内容に合致しています。

神経性やせ症・過食症とＢＰＤ

神経性無食欲症（やせ症）と神経性大食症（過食症）は、特に若い女性を中心に、アメリカにおける重要な健康上の問題になっています。こうした摂食障害を促しているのは、自分の身体に抱いている本質的な嫌悪感とアイデンティティに対する否定的な意識です。拒食症の人は、自分を二者択一的な極端なかたちでしか捉えられません。いつでも太りすぎか、達成がかなわない状態でもある、痩せているかのいずれかなのです。自分を管理できないという意識を常に抱きつづけているせいで、衝動的に断食や拒食に走り、下剤を使って、セルフコントロールの幻想を維持しようとします。神経性やせ症や神経性過食症の人は、明らかに自己破壊的な行動を取っています。そして通常、歪んだ自己感をもち、空虚感を抱いています。これはＢＰＤのパターンに似ていることから、多くのメンタルヘルスの専門家がやせ症と過食症はＢＰＤと深く関係している可能性があると考えています。[30]ある研究[31]では、やせ症または過食症の人は不安定な対人関係、空虚感、自殺試行、解離性体験があったと回答していることが示されています。ＢＰＤの人に見られる気分の変動、衝動性、怒りの爆発は、やせ症の人よりも過食症に密接に関係している症状です。やせ症の人には、自分に対する誤ったイメージの影響が相対的に強く現れています。神経性無食欲症の過食・排出型ではＢＰＤの有病率が二十五パーセントを占め、神経性過食症では二十八パーセントという有病率に達しています。[32]

ＢＰＤと強迫的な行動

強迫的な行動や破壊的な行動は、ＢＰＤの行動パターンの反映である場合があります。例えばギャンブルに取り憑かれた人は、資金が尽きても賭けをやめようとしません。それは、退屈で無感動な日常生活に刺激を求めずにはいられないせいかもしれませんし、衝動的な自己懲罰をギャンブルのかたちで表現しているのかもしれません。万引きをする人は、必要のない品物を盗むことがめずらしくありません。過食症の人々の半数には、盗癖、薬物の常用、無節操な性行為が見られます。[33]そうした行為が強迫的に引き起こされている場合には、自分を痛めつけ、苦しみを味わいたい欲求の表れであると考えられます。

不特定多数との性交渉は、常に愛情と関心をそそいでもらうことで自己肯定感を保つ欲求の表れであることが少なくありません。ＢＰＤの人たちは安定した肯定的な自尊心を欠いているため、他人を通じて絶えずそれを確認する必要があるのです。自尊心の低いＢＰＤの女性であれば、自分の美点は外見的な魅力にしかないと考えて、自分の価値を確かめるために次々に性交渉を重ねるかもしれません。そうした表面的な関係は自分でコントロールすることができますし、孤独のつらさからも逃れられるのです。誰かに求められることでアイデンティティの感覚を得ることもできるでしょう。精神力動の背景に自罰的な思考が顕著に現れてくると、対人関係に陵虐やマゾヒスティックな倒錯が入り込んでくる場合があります。この観点に立てば、売春婦、ポルノ俳優やポルノモデルの多くがＢＰＤの病理をもっているとする説は必ずしも的外れとは言えないでしょう。

対人関係の問題は、強迫観念や強迫行為として個人的な特別な儀式や習慣を行うかたちで現れる場合があります。ＢＰＤの人は恐怖に対する特殊な対応を編み出したり、親密感を得るためのメカニズムとして無軌道なセックスに走ったりすることがあるのです。

ＢＰＤと自閉スペクトラム症（自閉症スペクトラム障害／ＡＳＤ）

自閉スペクトラム症（自閉症スペクトラム障害／ＡＳＤ）の人は、対人関係を築くことに困難があります。急に怒り出したり、衝動的な自傷行為に及んだりするような、予測できない行動を起こすかもしれません。分離や変化に対応するのが苦手です。それに対しＢＰＤの人は、状況刺激に情緒的な反応を見せ、ＡＳＤの人よりも表現が豊かで、相手に向けたコミュニケーションをとります。不適切である場合が多いものの、ＢＰＤの人は自閉症の人にくらべて環境に反応することができますが、ＡＳＤの人には内面の刺激にとらわれる傾向があります。

カルトへの傾倒

自分を受け入れ、導いてくれるものを切望するＢＰＤの人たちは、強力な指導者をもつ規律を重んじる集団に惹きつけられることがあります。カルト集団は、即座に無条件に自分を受け入れてくれる上、自動的に親密感が得られ、容易に理想化され得る父権的な指導者を仰ぐ集団であるため、強い魅力を感じるかもしれません。しかし外界を「悪」とみなし、「善」は集団内のみにとどまると考えるような二項対立型の世界観に対して、ＢＰＤの人たちは非常に脆弱です。

ＢＰＤと自殺

ＢＰＤの人々は、七十パーセントもの割合で自殺を試みています。試みるだけでなく自殺に至る割合も十パーセント近くに上り、一般集団のほぼ一千倍となっています。自殺の高リスク集団とされている青年期と若年成人期の人々（十五歳から二十九歳の人）では、ＢＰＤの人が自殺者全体の三分の一を占めています。自殺のリスクを高める要因には、絶望感、衝動的な攻撃性、大うつ、複数の薬剤の同時使用、小児期の虐待体験などが挙げられます。また、BPDの診断基準に含まれる症状のうち、自己同一性障害、空虚感、見捨てられ不安は、自殺企図に強い関連性が認められています。[34] ほかの疾病では自殺には不安症状が関係していると考えられることが多いものですが、BPDの場合は、不安感が大きいほど実際には自殺の可能性が低くなります。カリフォルニア州で行われた大規模な研究では、故意の自傷または自殺念慮により救急救命室に搬送された人々のその後の死亡率が調査されました。同研究によると、意図的に自傷行為を起こした人々は、救急外来を訪れたそのほかの人々と比較して一年間の死亡率が五十倍高く、自殺念慮によって連れてこられた人々は三十倍高い死亡率となっています。[35]

自殺以外の理由によって早逝したBPDの人々の割合は、分析対象集団と比較して二・五倍以上高くなっています。早すぎる死の主な原因は、心臓発作を中心とする心血管疾患、肝疾患などの薬物乱用の合併症、がんや事故です。[36〜40]

BPDの臨床的な定義

BPDの病理にかかわる現行の公的な臨床定義は、DSM-5診断基準に記されています。[41] 診断基準は客観的な行動特性にもとづき、記述的アプローチが重視されています（同マニュアルの第Ⅲ部に「パーソナリティ障害群の代替DSM-5モデル」が収載されています。代替モデルの要約とほかの診断基準提案については巻末の補遺を参照)。

DSMの次の九つの診断項目のうち、最低五項目が当てはまる場合にはBPDと診断されます。

〝他者が私に働きかける、ゆえに私は存在する〟

〈診断基準その1〉現実に、または想像の中で見捨てられることを避けようとするなりふりかまわない努力

幼児には、いっとき母親が見えない状態と母親が「消えてしまった」状態の区別がつきませんが、BPDの人たちには、一時的な一人ぼっちの状態を永遠につづく孤独と捉えてしまうことがよくあります。大切な相手に見捨てられてしまったか、見捨てられたように思われるときは、深く気持ちを滅入らせ、自分の大切な充足感を奪い去った世界に対して(それとも身近にいる誰かに対して)怒りをぶつけます。

BPDの人の見捨てられ不安は、脳内でも検知できます。ある研究では、陽電子放出断層撮影法(PETスキャン)を使用し、見捨てられた不安を再体験したBPDの女性には、脳の特定の領域で血流の変化が起きることを明らかにしました。[42] 特に、一人になったBPDの人は、存在している感覚、自分が現実にそこに在るという感覚を失ってしまいがちです。デカルトの「我思う、故に我在り」の存在原理を受け入れるのではなく、「他者の働きかけがあるからこそ、私は存在する」に近い哲学に従っているのです。

神学者のポール・ティリヒは、「孤独感を克服できるのは、一人でいることに耐えられる者のみである」と言っていますが、ＢＰＤの人にとって、孤独感は耐えがたい苦しみです。形而上学的な呵責《かしゃく》のない孤独にとらわれている彼らにとって、そこから救われる道があるとすれば、ほかの誰かの物理的な存在しかありません。そこで、シングルス向けのバーや人の集まるところへ足を運び、多くの場合は失望に終わるか暴力を振るわれるような結果に終わることになるのです。二〇世紀の終わりには、シングルスバーが次々に店をたたみ、入れ替わりに華やかなナイトクラブが現れて、若い人たちの人気を集めました。しかしナイトクラブの隆盛はすぐに終わりに向かい、インターネットの出会いサービスサイトがそれに取って代わりました。アメリカのジェネレーションXとミレニアム世代は、大不況のあおりを受けて多額の学生ローンを抱えながら、ナイトクラブの飲み代と同じ料金で、運命の人かもしれない相手と「出会う」ことが可能になりました。支払った代金と同等の失望と孤独感を味わうだけで終わってしまう可能性はあるにしても（第四章参照）。

『マリリン——アントールド・ストーリー』（知られざるマリリン、未邦訳）の中で、故ノーマン・ロステンは一人でいることを忌み嫌ったマリリン・モンローを振り返り、常に誰かがそばにいなければ、モンローは「終わりのない、ぞっとする虚しさ」に襲われていたと述べています。[43]

私たちの大多数にとって、一人で過ごす時間というのは、これまでを振り返りながら自分にとって大切なことに思いを巡らす、めったにない貴重な機会でしょう。ジョン・アップダイクが『ケンタウロス』に、「何も置かれていない空き部屋の壁は、自己の感覚を何倍にも増幅する鏡のようなものだ」と書いているように、自分を見つめ、再発見するためのありがたい時間です。

しかしこれまでを振り返ってみても、自己の概念が非常に脆弱なＢＰＤの人たちには、虚ろな残像しか見えません。一人きりの状態に置かれると、両親に見捨てられたら「誰が僕の面倒を見てくれるの？」と不安におびえていた子ども時代の恐怖がよみがえってきてしまいます。孤独の苦痛を癒やすことができるのは、ラブソングに歌われているような、理想の恋人しかいないのです。

〝理想の相手〟をどこまでも追い求めて

〈診断基準その２〉態度の変化（理想化とこき下ろし、しがみつくような態度と孤立して遠ざかろうとする態度）と、他人を操縦しようとする作為的な行動様式に象徴される、緊張した不安定で激しい対人関係

ＢＰＤの成人の不安定な対人関係は、分離に耐えられない弱さと親密さに対する恐怖に結びついています。恋人、配偶者や友人を理想化し、依存してしがみつこうとしますが、そうした欲求を受け入れてもらえなかったり、聞き流されたりすると、正反対の極へ走ります――相手をさげすみ、毛嫌いし、あからさまに避けようとするのです。一方には相手と融合して自分を大切にしてもらいたいという欲求、そしてもう一方にはのみ込まれてしまうことへの恐怖があり、その間で絶え間ない葛藤が繰り返されます。ＢＰＤの人々にとって、相手に取り込まれてしまうことは、

自分のアイデンティティと自律性の崩壊、存在感の喪失を意味します。虚無感と倦怠感から逃れるために親密さを求める気持ちと、自主性や自信を奪い去ってしまうように思われる親密感への恐怖との間を揺れ動くのです。

ＢＰＤの人々が抱くそのような感情は、態度の変わりやすい、操縦的で激しい対人関係に反映されます。他者に対して厚かましいとも見える非現実的な要求をすることが多く、そうした操作的な態度は、体の不調の訴えや、仮病、自分には何もできないという甘えや弱々しさ、挑発、被虐的な振る舞いなどで表現されます。自分をかまってもらい、救ってもらうための自殺の脅しやその試みも、よく使われることがあります。手の届かない不適切な対象、例えば精神科医や聖職者といった相手にすら、誘惑を操縦手段に用いることもあります。

他者の態度には大変敏感ですが、ＢＰＤの人は特に身近な人に対して本当の意味での共感が薄いことがあります。思いがけないところで教師や同僚やセラピストなどと顔を合わせたときには、いつもとは異なる状況にいるその人を想像することができないため、当惑してしまうかもしれません。さらに、そのセラピストにはべつな生活もあることが理解できないか、セラピストのべつな生活に対して激しい嫉妬を覚えるかもしれません。そのセラピストにかかっているべつの患者にまで嫉妬することすらあります。ＢＰＤの人が抱えるこのような「感情移入のパラドックス」には、社会的な手がかりに鋭い感受性をもっていながら、その手がかりを対人情報として統合することが困難であるとされる観点が反映されているのです。[44] また、ＢＰＤの人は充実した状況にある人よりも、ネガティブな苦しい状況にある人に共感する傾向があることが指摘されています。

これにはネガティブな状況や感情のほうにより親しみがあることが反映されているのかもしれません。BPDの女性を対象に鼻腔内にオキシトシンを投与し、共感度の変化を調べた研究があります。オキシトシンは、社会的感受性や信頼感を増大させるホルモンです。調査の結果、被験者の女性たちには情動的共感（他人の痛みを感じること）にプラス効果が示された一方で、認知的共感（他人の痛みを相手の視点から理解すること）には変化は見られませんでした。[45]

BPDのアイデンティティには「対象恒常性」が、言い換えれば、複雑な人間としての他者をトータルに理解し、それでも安定した関係を築くことができると考える能力が欠けているのです。地道なつきあいの積み重ねにもとづく一貫性のある大局的見地に立たず、最後に会ったときを基準にして他者を捉えます。そのため、安定した予想可能な存在として他者を見ることができません。まるで健忘症に陥ったかのように、そのたびごとに初めて知り合う相手に接するような反応をつづけます。

BPDの人たちは、物事を全体的に捉える観点がもちにくく、自分の行動様式を振り返って過去の失敗を生かすことができないため、破壊的な対人関係を重ねてしまうことがめずらしくありません。例えばBPDの女性はたいてい、自分を虐待する夫のもとへと戻ります。また男性のBPDの人には、いつも似たような、本来自分には好ましくない女性と結ばれて、サド・マゾ的な関係を繰り返すケースがよく見られます。BPDの依存性は情熱として偽装されることが多いため、そのような男性と一緒にいる女性は、「彼を愛しているから」と言って破壊的な関係にとどまりつづけてしまいます。時間が経ち、二人の関係が破綻してはじめて、パートナーの病気のせいだったことがわかるのです。「私の最初の夫（妻）はBPDだったのです」とセラピストに打ち明けることもよくあります。

BPDの人たちが求めつづけるのは、すべてを与え、常にそばにいて自分を守ってくれる完璧な相手ですが、その欲求のせいで、ともすれば自分と相補的な病理をもつ人と結びついてしまいがちです。互いにそれぞれの破壊性に気づいていません。例えば、ミッシェルは安心して頼れる男性を切望していました。アミンは自信にあふれた男性でした。その自信は内心の強い不安感の隠れみのにすぎなかったのですが、ミッシェルにとっては彼こそが自分の求める相手でした。ミッシェルがアミンに自分を守ってくれる白馬の騎士を期待するのと同様に、アミンもまたミッシェルに、自分を頼りにしてくれる無力な女性を求めていました。しかしやがて二人は、相手の期待に沿える役割をそれ以上果たしていくことができなくなってしまいます。アミンは失敗や挑戦の自己愛的な傷をふやしつづけることに耐えられなくなり、フラストレーションをミッシェルへの暴力や飲酒で紛らわせるようになってきます。ミッシェルは横暴なアミンに憤然と抵抗しながらも、垣間見える彼の弱さにおびえます。失望のために互いが相手を挑発し合い、衝突がさらに激しくなっていくのです。

自己嫌悪にとらわれているBPDの人たちは、気にかけてくれる他者の言動に信頼をおくことができません。まるで「私を入れるようなクラブになど、入会したくない」と言ったグルーチョ・マルクスのようです。二十一歳の学生のサムがセラピーで訴える一番の悩みは、「恋人ができない」というものでした。魅力的な男性でありながら対人関係に問題を抱えるサムは、いつも自分には手の届かない女性ばかりに惹かれ、アプローチが受け入れてもらえるとすぐに、たちまち相手を軽蔑して興味を失ってしまうのです。

以上に述べてきた特質はすべて、BPDの人たちが充実した親しい関係を築くことのできない要因になっています。「結婚したいと言ってくれた人も何人かいましたが、触れられたり近くで接したりすることが我慢できず、逃げだしたくなってしまうんです」というキャリーの言葉がそれを象徴しています。BPDの人たちは健全な対人関係では十分な主体性を保つことができず、どうしても突きつめたかたちになってしまうようです。互いに分かち合おうとする代わりに、相手に融合して、いわば精神の一卵性双生児のように一体化してアイデンティティを確立することを切望し、そんな関係が危機に陥ると、自分の一部が引き裂かれるように感じます。映画の『ザ・エージェント』でジェリー・マグワイアが口にする「君が僕を完全にする」というセリフが、手の届かない果てない夢になってしまうのです。

私は誰？

〈診断基準その3〉不安定な自己像あるいは自己観から生じる顕著で恒常的な自我アイデンティティの障害

BPDの人たちは中核となる安定したアイデンティティをもたず、他者に対する認識にも核となる観念を欠いています。自分の知性や魅力、感受性を一貫した特質として認めようとせずに、他者との関係において絶えず再確認しながら更新しつづけていく、相対的な資質として捉えているのです。例えば、ＢＰＤの人が自分を賢いと考えるとすれば、つい最近の知能テストの結果がその根拠になっているかもしれません。ところが同じその日に、あとで何かつまらない失敗をしでかしてしまった場合には、再び自分を「脳なし」とみなすことになってしまうかもしれません。自分には魅力があると考えていたとしても、もっとすてきな女性を目にしたとたんに、やはり自分は醜いと思ってしまうのです。「オレはオレだからオレなのさ」と言ってのけるポパイの自信がうらやましく思えます。親密な相手に対するときと同じように、ＢＰＤの人は一種の健忘症に陥ったかのように、自分自身についてもアイデンティティがよくわかりません。自分に対しても部下に向かっても、「それで？　おまえはどんな成果を上げたんだ？」と絶え間なく問いただしている口うるさい上司に似て、過去が曖昧模糊《もこ》としています。

ＢＰＤの人にとって自分の価値は、他者との比較にもとづき自己評価表に曲線を描くようにはかるものですが、アイデンティティについては孤立した評価がなされます。評価の基準は今の自分が誰であるか、今の自分は何をしているのかに置かれ、それ以前のことは対象になりません。過去の自分に甘んじることができず、転がり落ちる大石を山頂に戻しつづけたシジフォスのように、自分の価値を繰り返し確認しつづける必要があります。自尊心は、他者からの感謝と称賛によって得られるものなので、自分を大切に思うためには周囲から好感を寄せられることが重要になります。

作家のノーマン・メイラーは著書『マリリン――その実像と死』の中で、マリリン・モンローにとってはアイデンティティの模索こそが、生活のあらゆる側面にわたってすべての原動力になっていたと考察し、次のように書いています。

アイデンティティというものへのこだわりは、何と驚くべきものだろう。みながこぞって自分だけのその感覚を追い求めるのは、それをもっていれば自分が誠実に話しているように感じられ、自分が確かにそこに「在る」と思えるからなのだ。そのささやかな心地よさには、精神にとって「我思う、故に我あり」という言葉と同じほど大切な意味をもつ、存在の神秘が織り込まれている。それがどれほど空虚感に勝っていることか。マリリンのような人はその空虚感がセックスより、名誉欲より、金銭欲よりも強い原動力になっていたが、アイデンティティがもたらす快適さを失うくらいなら、愛でも安全でも捨て去ってかまわないと思う人もいるほどである。[46]

マリリンはやがて、演技の中に支えを見いだしました。特に、「メソッド」と呼ばれる演技のテクニックは彼女にとって有益でした。メイラーはこう述べます。

「メソッド」と呼ばれるシステムは、俳優たちに自分の感情を表現させる。この演技テクニックは精神分析学と同じように、感情のマグマを解放するように組み立てられているため、俳優は自分の内に潜む感情の深みを探り、演じる役が自分そのものになるところまでそうした感情を掌握することになる。それはまるで魔法のようだ。『欲望という名の電車』のマーロン・ブランドもその一例である。役になりきるとは、役者にとって「悟り」を開くこと、言い換えれば直感的な啓示を得ることであり、その役を演じている限り、そのアイデンティティをもちつづけることなのだ。[47]

安定したアイデンティティの確立をめざすBPDの人たちが葛藤するのは、いつもつきまとって離れない自分が本物でない感覚、常に「ごまかしつづけている」ような感覚です。私たちも大多数が、おりおりにそうした感覚を味わっているものです。初めての仕事に取り組むときは、知識と自信の虚勢をはって挑戦するかもしれませんが、経験を積むにしたがってそのうちに正真正銘の内容が加わってきます。仕事が身につき、もう見せかけに頼る必要がなくなるのです。カート・ヴォネガットの小説『母なる夜』にある「それを装っている自分こそが本当の自分なのだから、何かを装うときは注意しなくてはいけない」という言葉、べつの言い方をすれば「うまくそうなるまでは、そうなっている振りをすればよい」という言葉が、このことをよく言い表しているといえるでしょう。

ところがBPDの成人は、そこまでの自信に到達することがありません。自分は偽物であるという感覚にとらわれたまま、いつかはその仮面が暴かれると思っています。なんらかのかたちで成功を収めるようなことがあれば、その感覚はいっそう強くなり、なにかが間違っている、自分にはそうなる資格はないと感じてしまいます。

自分は本物でないという慢性的な違和感は、子ども時代に端を発しているのかもしれません。第三章で取り上げますが、ＢＰＤを発症した人たちには、身体的もしくは性的虐待の体験や、病気の親を世話するために幼くして大人の役を担わされた体験などの小児期のさまざまな環境的要因によって、自分はまがいものであると感じつづけて成長してきた人たちがめずらしくありません。他方では、心理的に独立すべき時期をはるかに過ぎても成熟して独り立ちすることができないいま、いつまでも依存する子どもの役にとどまっているかもしれません。こうした状況のすべてにおいて、ＢＰＤのアイデンティティが形成される過程で独立した自己感が得られないままで、他者から与えられた役割を演じつづけているのです。レフ・トルストイが自分の小説の登場人物について「彼は自分の意見などもっていない。たまたまそのときに流行っているものをまとっているだけなのだ」と言った言葉が、このことを言い表しています。

完璧な状態を求める非現実的な挑戦も、よく見られるＢＰＤの人たちの行動様式のひとつです。例えば、神経性やせ症のＢＰＤの人は、絶えず体重を抑えようと心を砕き、たった五百グラムほど体重がふえただけでも恐れおののきますが、そんな自分の非現実性に気づいていません。自分を変化しつづける動的な存在としてでなく、静的な存在として認識しているＢＰＤの人たちは、硬直的な自己像のどんな変化にもおびえるのです。

しかし逆に、ＢＰＤの成人は、充足を求めてその正反対の方向に向かう場合もあります。頻繁に仕事や職場、目標や友人、ときには性別まで変えて満足感を得ようとします。外的な状況を塗りかえて生活に劇的な変化を取り入れることで、内的な充足をはかるのです。中年期の自信喪失、男性更年期などの時期にある人には、男女を問わず、死への恐怖や人生の選択における挫折感を払拭するための極端な振る舞いが見られることもあります。青年期の若者であれば、自分が受け入れられて帰属できる場所を求め、スポーツ仲間から不良仲間へ、がり勉仲間からオタク仲間へと、次々に仲間を変えていくかもしれません。ＢＰＤの人は性的同一性にすら混乱をきたすこともあります。

カルト集団は、無条件の受容、構造化された社会的枠組み、限定的なアイデンティティが約束されていることから、ＢＰＤの人たちにとっては大変魅力的な対象です。個々人のアイデンティティと価値体系が集団のそれと融合すると、指導者が強大な力をもつことになりかねません。一九七八年に南米のジョーンズタウンで起きた人民寺院集団自殺事件がその一例です。性的人身売買などの罪で二〇一九年に有罪を宣告された、カルト集団「ネクセウム」の指導者キース・ラニエールも、烙印を押されることまで受け入れた多数の信者が性的奉仕を行うハーレムを抱えていました。指導者は信奉者たちが命を投げ出すまでの影響力を振るうことがあるのです。宗教団体ブランチ・ダビディアンによる一九九三年の武装立てこもり事件、一九九七年のヘブンズ・ゲートの集団自殺事件などがその例です。大学を中退したアーロンは、目標の定まらない曖昧な気持ちについて「ムーニーズ」（旧統一教会）と呼ばれる宗教団体に救いを求めました。それから二年後にこの団体を脱退し、さまざまな仕事につきながら二年間放浪の旅をしたのちに、再びもとの信仰集団に戻りました。しかし十ヵ月後にまた去ることになってしまいました。なにがしたいのか、自分はなんなのか、どこへ向かうのかについて折り合いがつくような観念に落ち着くことができなかったアーロンは、自殺を遂げてしまったのです。

ティーンエージャーにわけても顕著な「集団自殺」現象には、彼らのアイデンティティのもろさが反映されているのかもしれません。マリリン・モンロー、シンガーソングライターのカート・コバーン、俳優のロビン・ウィリアムズのような有名人が自殺を思わせる死を遂げると、そのあとでアメリカ国民の自殺率がいちじるしく上昇しています。仲間集団のリーダーや同じ領域に属する同性代の自殺などに影響を受けやすい、アイデンティティの構造が脆弱なティーンエージャーの間でも同じ力学が働いているのかもしれません。そのために、仲間集団のリーダーや同じ領域に属する同世代の自殺などに影響を受けやすいのでしょう。

制御できない衝動性

〈診断基準その4〉潜在的な自滅的傾向を表す二つ以上の領域にかかわる衝動性。例えば薬物乱用や性的無節操、ギャンブルへの傾倒、無謀運転、万引き、浪費癖、過度の浪費、過食など

ＢＰＤの人の行動は、唐突で矛盾したものになりがちです。それは前後のつながりがない、いわば体験のスナップ写真のようにして認識された、強い瞬間的な感情から生まれる行動です。今このときが、過去の経験からも将来への期待からも切り離された、単独の状況として捉えられているのです。過去のパターンを踏まえた一貫性や予測性をもたないため、ＢＰＤの人たちは同じような衝動的な過ちを繰り返してしまいます。クリストファー・ノーラン監督による二〇〇〇年の映画『メメント』は、ＢＰＤの人が日常的に体験していることが比喩的に描かれている作品です。主人公はレナード・シェルビーという保険調査員ですが、事故に遭った彼はごく短時間しか記憶が保てなくなり、ほんの数分か数時間前の出来事を忘れないよう、そのときのポラロイド写真や付箋紙のメモを家中に貼りつけてまわり、自分の身体にタトゥーまで入れて記憶をとどめる努力をしなくてはならなくなってしまいます。妻の殺害犯人に復讐するためのカーチェイス・シーンでは、自分ははたして追いかけているのか、それとも追いかけられているのかすら、わからなくなってしまうのです。「たった今、目が覚めたばかり」のような気分を常時味わっている人の孤独感がよくわかる映画です。忍耐力に欠け、すぐに満足を得たいと思う傾向は、ＢＰＤにかかわるその他の診断基準にも結びついていると考えられます。激しい対人関係のフラストレーションが衝動的な怒りや葛藤を生んだり〈診断基準その２〉、めまぐるしい気分の変化〈診断基準その６〉が爆発的な怒りを引き起こしたり〈診断基準その８〉、コントロールしようとする試みの失敗が不適切な怒りの爆発に結びついたり〈診断基準その４〉、強いフラストレーションが自己破壊的、自傷的な行為につながる〈診断基準その５〉という関係があるでしょう。多くの場合、薬物やアルコールの乱用などの衝動的な行動は、孤独感や見捨てられ感に対する防御機能を果たしているのです。ＭＲＩ装置を利用して行われた研究では、衝動性のスコアが高い人には、比較対象集団と比較して大脳皮質の特定の領域で血流の変化が見られることが示されています。[48]

三十一歳のジョイスは、離婚した夫がべつの女性と再婚してから、徐々にアルコールの量がふえていきました。女性としての魅力にも才能にも恵まれながら、仕事への意欲をなくし、だんだんバーに入り浸るようになりました。「私は、ずっと逃避の道を歩いてきました」とジョイスは振り返ります。見捨てられて一人になってしまった苦痛にそれ以上耐えられなくなってくると、麻酔代わりにアルコールに手を出すのでした。行きずりの男性を家に連れ帰ることもありました。アルコールや見さかいのないセックスに走ったあとには、罪の意識に苛まれ、夫に見捨てられたのも当然と考えるのですが、価値のない自分をもっと罰しなければならないとでもいうように、再び同じことを繰り返すのです。衝動的な自己破壊行為は、ジョイスにとって苦痛を退けると同時に自分を苦しめ、罪をあがなうためのメカニズムになっていったのでした。

自己破壊的な行為

〈診断基準その5〉自殺するという脅し、自殺のそぶり、自殺試行、自傷行為を繰り返す

自殺の脅しや自殺の試み、圧倒的なうつ、絶望感、他者を思いどおりに操作しようとする性向を表す行為も、ＢＰＤの顕著な特徴です。自傷行為は助けを求める叫びであり、「悪い」自分に対する自罰行為でもあります。

ＢＰＤの七十五パーセントの人が自傷歴をもち、その大多数が、過去に少なくとも一回は自殺を試みています。[49] 最も一般的な自傷の方法は切り傷をつけることですが、やけどを負う、薬を大

量摂取する、無謀な危険を冒す、身体を打ちつけるといった方法もあります。[50] たび重なる脅しや自殺未遂は、本気で死にたいというよりは、苦しみを理解して引きとめてほしいという訴えであることが少なくありません。ところが不幸なことに、そのような行為は何度も繰り返されるうちに、正反対のシナリオに結びついてしまいがちです――やがて周りの人たちが閉口して反応を示さなくなり、その結果いっそう真に迫る自殺の試みに導かれていくのです。BPDの症状の中でも、自殺しようとする振る舞いは、家族やセラピストにとって最も対応の難しいもののひとつです。それを問題にすれば不毛な対立がつづくだけになり、無視するとすれば、死の危険を招くことになってしまいます（第六章参照）。自傷行為による脅しなど、BPDの診断基準にかかわる症状の多くは時間が経つにつれて減っていきますが、自殺のリスクは生涯を通じてつづきます。[51,52] 小児期に性的虐待の既往をもつBPDの人は、そうでない場合にくらべて自殺を試みる割合が十倍という高さになっています。[53]

ＢＰＤは、医学的診断の基準に自傷行為を組み入れている唯一の臨床疾患です。明らかに統失調症とかかわりのある場合を除き、自傷行為はBPDの顕著な特徴なのです。自傷行為は自分の手足、生殖器や胴体を傷つけるかたちをとります。こうした行為を繰り返してきた人の身体には、これまでにつけた傷で道路地図のようにあちこちに印がついています。よく見られるのは、カミソリやはさみ、爪、火のついたタバコなどを用いるケースですが、薬やアルコール、食物の多量摂取などで自分に危害を加える場合もあります。自傷行為は自殺を目的としたものではありませんが、切り傷が深すぎたり、やけどが激しかったり、自傷が極端すぎたりすると、偶然に死亡することもあるのです。

自傷行為はたいてい、自分に罰を与えるための衝動的な行為として始まりますが、時間が経過するにしたがって、より綿密で習慣的な手続きに変わってくることがあります。そのような場合には、傷をつける場所も衣服で隠れるところが慎重に選ばれるかもしれません。それは、BPDの人が抱えている派手に自分を罰せずにはいられない気持ちと、もう一方の葛藤のあかしを注意深く隠さなければいけないという気持ちの、強い矛盾を象徴しているのでしょう。装飾のためにタトゥーを入れている人は大勢いますが、タトゥーや身体に穴を開けるピアスの人気がこの三十年間で過熱の一途にあるのは、ファッションの流行というより、BPDが有する傾向が社会全体に反映されているのかもしれません（第四章参照）。多くの場合は青年期の若い人ですが、自分も溶け込みたいという切実な欲求から、BPDの人はリストカットなどを「模写」してみたり、自分の皮膚に言葉や名前を刻みつけたりすることがあります。

第一章で紹介したジェニファーは、手首、腹部や腰に深い爪痕をつけ、服で覆い隠していました。

そうした直接的なかたちをとらない自己懲罰の行為もあります。BPDの人たちは、「災難」がつづいたせいで被害を被ったのだと言ったり、頻繁にけんかを引き起こしたりし、事態を他人や状況のせいにするかもしれません。

ガールフレンドに振られたカルロスの場合は、それを両親のせいにしました。六年間交際をつづけてきた恋人に去られて打ちひしがれたカルロスは、協力的でもなければ友好的でもなかったと両親を恨みました。二十八歳のカルロスは、アパートの家賃も両親に支払ってもらい、父親の事務所で不定期に仕事をさせてもらう生活でした。もっと若いころには自殺も試みましたが、自分が死ぬことで両親を「満足」させるようなことはすまいと考え直し、代わりにますます危険な行為に踏みこんでいきました。何度も自動車事故を起こし、そのうちの何件かは酩酊状態で、免許を取り上げられても運転をやめませんでした。足しげくバーに通っては、自分より体格のいい相手にけんかを売ることもありました。そうした破壊的な行動については自分でも自覚していて、「いつかそのうちに死んでしまう」ことをどこかで願ってもいたのです。

こうした劇的なかたちの自己破壊的な行為や危険な振る舞いについては、いくつかの説明が可能です。自らを痛めつける行動は、自分を包み込む無気力から脱出して何かを感じ取りたいという欲求の現れであるといえるでしょう。ＢＰＤの人たちは、感情的に傷つくことを守ってくれ、現実を遠ざけてくれる一種の鎧のようなバブルに身を包んでいます。そうした状態にあって苦痛を実感することは、自分の存在を確認するための大切な拠りどころになります。ところが多くの場合、自分を傷つけて味わう苦しみには、まとっている鎧を打ち破るほどの力がありません（眺めるという意味では、傷口や血を見ることには大いに魅力があるかもしれませんが）。そうしたフラストレーションのせいで、苦痛を味わう回数をふやしたり、いっそう強い痛みを求めたりするのです。

自分を痛めつける行為は、そのほかの苦痛を紛らわせる役割も果たします。ある女性は、孤独や不安に襲われると「孤独感を忘れるために」体のあちこちに傷をつけ、べつな女性は、ストレスが原因の片頭痛の苦しみから逃れようと自分の頭を打ちつけていました。自傷行為をする代表的な理由は、内面の緊張を和らげることでしょう[54]。

自傷行為が自罰の役を担う場合もあります。離婚の責任は全面的に自分にあったと自らを責める男性は、大嫌いなジンを何度も吐くまで飲みつづけていました。自分を惨めな状態に追い込んで贖罪《しょくざい》を果たさなければ、いつもの生活をつづけていくことができなかったのです。

また、危険なほど自制できない行動を阻止するために、苦痛を伴う自己破壊的な行為が用いられることがあります。忌まわしいマスターベーションをやめようとして、両手と性器を傷つけた思春期の少年もいました。苦痛の記憶を刻み込むことで、その汚らわしい行動と縁を切りたいと考えたのです。

さらに、衝動的な自己破壊的行為や脅しとしての行為は、他者、特に近しい誰かを罰したいという気持ちの現れである場合もあります。ある女性は、不特定多数との嗜虐的で退廃的な行動も含めた自分の無節操な性行為を、洗いざらいボーイフレンドに打ち明けていました。そのような行為に及ぶのは決まって彼に対する怒りがあるときで、彼をこらしめたいという気持ちからそうしていたのです。

最後に、共感してほしい、あるいは助けてほしいという欲求から、相手を思いどおりに操る目的で自己破壊的行為が用いられることもあります。恋人とけんかをすると、何度も目の前で手首を切ってみせ、自分を救助せざるを得ないように仕向ける女性もいました。

ＢＰＤの人の多くは、そうした自傷行為の最中には痛みを覚えないと話し、そうすることで穏やかな陶酔感が得られるとすら言います。自分を傷つける行為に及ぶ前には強い不安や緊張、怒り、圧倒されるような悲しみがあっても、その後は、どんどん高く積み上げた積み木が一気に崩れ落ちるときに似た感覚の、不安から解放された安心感を味わうのです。

そのような安心感には、心理的、生理的な要因のどちらか、もしくはその両方がかかわっています。例えば戦闘で大変な重症を負った人は、手当が受けられない状況においても、ある種の自然麻酔を施されたような、思いがけない穏やかな状態になる場合があることに医師たちは昔から気づいています。その理由は、そうした状況では、苦痛の自己治癒を果たす体内のアヘン様物質（モルヒネやヘロインのようなもの）であるエンドルフィンと呼ばれる脳内物質が放出されるためであると言われています。ＢＰＤの人は、制御された条件下で痛みを与えられると、ＭＲＩで測定される脳の神経回路の接続性に違いが示されます。痛みに対する認知的な反応と情動的な反応にかかわる脳の領域が影響を受けるのです。[55]

激しく変化する気分

〈診断基準その６〉気分のいちじるしい反応性による情緒不安定。抑うつや苛立ち、不安へと気分が変わる激しいエピソードが通常数時間、ごくまれに数日間以上続く

ＢＰＤの人には急激で極端な気分の変化が起こり、それが短期間（通常は数時間ほど）つづきます。基本的な感情は、穏やかで自制された感情ではなく、過度に活発であったり、抑制困難であったり、悲観的、冷笑的、陰気であったりすることが多いでしょう。気分の変化はたいていの場合、目の前の状況に反応して起こり、度を超えた不適切なものになりがちです。

オーウェンが仕事帰りに買ってきてくれた花束を受け取ったオードリーは、舞い上がるほど喜び、幸せいっぱいで感謝のキスを浴びせました。そんなオードリーに母親から電話がかかってきたのは、夕食前にオーウェンがシャワーを浴びていたときでした。あちこちが痛いというのにあなたは電話もくれないんだから、と母親のいつもの愚痴を聞かされたオードリーは、オーウェンが浴室から出てくると、怒り狂う別人になっていました。夕食の支度を手伝おうともしないのね、と怒鳴られたオーウェンは、食卓につきながら、あっけにとられてオードリーの変わりようを見つめるしかなかったのでした。

もう絶望だと嘆くのが最近の口癖になっていたジャスティンは、薬を大量に飲んでガールフレンドによって救急治療室に運び込まれてきました。精神科病棟に入院することになったときは、あどこにも希望がない、死んでしまいたいと、ぼろぼろ泣きながら看護師に訴えていました。ところがその数分後に病室をのぞいてみると、ジャスティンは声を上げて笑いながら相部屋になった患者とジョークを交わしていたのです。

いつも半分しか満たされていない
〈診断基準その7〉慢性的な空虚感

核となるアイデンティティの観念を欠いているBPDの人たちは、深い孤独感を抱き、「虚しい空洞」を埋め合わせる手段を探し求めます。そうでないときは、自分の内に引きこもり、助けを求めようともしないかもしれません。

シェイクスピアの『ハムレット』の中の「最近、なぜかはわからないのだが、すっかり陽気さをなくし、日頃の運動もやめてしまった。この美しい大地も、荒れ果てた岬のように思われる。気持ちがふさぎ込んで仕方がないのだ」というセリフは、ほとんど物理的な感覚ともいえる悲痛な心持ちをよく表しています。

トルストイは、退屈とは「欲求の欲求だ」と表現していますが、この文脈に即して言えば、倦怠感から逃れようとするBPDの人たちの試みとは、往々にして衝動的な破壊行為や失望する対人関係に帰結するものである、と言うことができます。BPDの人たちが求める新たな人間関係や新しい体験は、いろいろな意味において、肯定的な側面を評価してというよりは、カミュやサルトルらの哲学者たちが描く存在の宿命を生きる主人公たちのように、虚しさから逃れたいがための行動なのです。

BPDの人たちは、自己に対する実存的な不安を抱いていることが少なくありません。回復の意欲を奪い去ってしまうそうした感情は、治療にあたっての大きな障害となります。BPDに見られるほかの特徴の多くもまた、この不安感から派生しているのです。決して消えてなくなることのない虚しさから救われる唯一の手段は、自殺しかないように思われてくるかもしれません。虚ろな気持ちを満たして倦怠感から逃れたいという欲求は、怒りの爆発や薬物乱用に代表される衝動的な自己破壊行為、何かを感じ取りたい気持ちから引き起こされる激しい気分の変動にも結びつきます。見捨てられたという苦しみが鋭く突き刺さり、対人関係にも支障が生じます。孤独感は気分を不安定にしてしまいます。抑うつと空虚感は、互いを強化し合うのです。

猛《たけ》り狂う雄牛

〈診断基準その8〉理不尽な激しい怒りをぶつける、あるいは怒りをコントロールすることができない。頻繁に癇癪を起こす、いつでも怒っている状態にある、つかみ合い、殴り合いのけんかが絶えない

情動の不安定性に加え、長期にわたってつづくBPDの症状には怒りがあります。

BPDの人たちが爆発させる怒りは、予測できないかたちで現れる恐ろしいもので、そのきっかけとなった不満とは釣り合わないほどの暴力的な場面に発展することがあります。激高したBPDの人には、家庭内のいさかいが原因で包丁を振りかざしたり、皿を投げつけたりすることもめずらしくありません。怒りの原因は何か気に障ること（たいていはたわいないこと）であったとしても、その裏には、失望され、見捨てられてしまうことへの恐怖が潜んでいます。ヴィンセント・ファン・ゴッホは、画風の違いをめぐるつまらない行き違いから、肉切り包丁をつかんで親しい友人のポール・ゴーギャンを追いかけ回し、ゴーギャンは家の外へ逃れました。ゴッホはそのあとで怒りを自分に向け、その包丁で耳の一部をそぎ落としたと言われています。

そうした激しい怒りは、たいてい配偶者、子どもたち、両親などの親しい人々に向けられます。BPDの人々のそのような怒りは、救いを求める叫びかもしれませんし、相手の気持ちを試すため、あるいは親密感を恐れるためのものかもしれません。気持ちの底にあるものが何であるにせよ、それは結果として、彼らが最も必要としている人たちを遠ざけてしまいます。そのような攻撃を受けながらもそばを離れずに踏みとどまっている配偶者や友人、恋人、家族たちは、相当に深い理解と忍耐力を備えているのでない限り、おりおりに極めて不快な思いをしていることでしょう。BPDの人から爆発的な怒りを向けられたときは、共感を示すことが大変難しくなるため、あらゆる手立てを尽くして対応にあたる必要があります（第五章参照）。

BPDの人たちの怒りは、セラピーの場面にも持ち込まれることがめずらしくありません。そこでは、セラピストをはじめとする精神保健の関係者たちが怒りの対象となります。先のキャリーも、セラピストがどこまで諦めずに向き合ってくれるかを確かめようといろいろな手段を使って、いつもセラピストに怒りをぶつけていました。憤然として診療室を飛び出し、秘書に向かってこの先の予約はすべてキャンセルすると告げておきながら、次の日に電話をかけてきて、予定の調整を頼むこともしょっちゅうでした。秘書はそのうちに、キャリーが予定の変更を頼んできても、しばらく成り行きを見守ることにしたのでした。こうした状況が治療を難しくするために（第七章参照)、セラピストの中にはBPDの患者の診療を断念する(か、お払い箱にする)人がいるかもしれません。多くのセラピストは、BPDの患者の受け入れを制限するようにしています。

ときどきおかしくなってしまう――嘘の塗り重ねと妄想

〈診断基準その9〉ストレスに起因した一過性の妄想的な考えや重度の解離症状

BPDの人々によく見られる精神性の症状には、非現実感や偏執的な妄想などがあります。非現実感は、通常の認識からの分離を伴い、自分自身や周囲の人が非現実的に感じられる感覚です。状況に応じて自分の性格の多様な側面が現れていると感じるような、ある種の内的な分裂を起こす人もいます。認知の歪みは、五感のどの感覚についても起こり得ます。

BPDの成人は、見捨てられたと感じるようなストレスにさらされたり、無秩序な状況に置かれたりしたときに、一時的な精神障害の症状を引き起こす場合があります。例えば、型にはめない設定で自由連想と過去のトラウマの解明に焦点をあてる伝統的な精神分析では、精神障害的な症状のエピソードが観察されています。薬物の違法使用によってそのような精神障害が引き起こされることもあります。統合失調症や躁病、精神病性うつ病などの精神疾患、器質性疾患や薬物性疾患などとは異なり、BPDの精神障害は一般的に期間が短く、当人もいつもとははっきり異なる状態を感じて強い恐怖を覚えます。しかしBPDの精神的な症状は外から見ても深刻なかたちでは発現せず、ほかの疾患の精神的症状にくらべて見分けがつかないかもしれません。主な違いはその持続期間になります。ほかの精神疾患とは異なり、現実感の喪失は数時間または数日以内に消失し、平常時の生活機能が回復するのです。

オンコール待機をしていた研修医のジル・サンチェス博士は、ルームメイトによって救急処置室に運び込まれた、乱れた身なりのロレンゾを診察するために呼び出されました。ロレンゾは二十三歳の大学院生でした。ルームメイトは、ロレンゾがこの二十四時間、妄想を起こして奇妙な振る舞いをしていたのが、だんだんひどくなってきたのだと事情を説明しました。このところ卒業論文を書きあげるというプレッシャーを受けていた上に、最近父親が亡くなり、家族の問題にも巻き込まれていたロレンゾは、眠ることができず、食事もほとんどとっていなかったのでした。そのうちにぶつぶつ独り言を言いはじめ、いきなり目の前にいるかのようにして、大学は僕を敵視している、論文審査に落ちてしまえと思っているんだ、と卒業論文の指導教官に対してわめき声を上げ、それからルームメイトにも、君もその一味なんだろうと非難を浴びせて、僕はもうこの世界に存在していないのだから異次元に飛び込まなければ、などと口走っていたと言います。

サンチェス博士の診断では、精神科の既往歴や精神疾患の家族歴はありませんでした。薬物スクリーニング検査では、薬物使用の陰性が確認されました。ルームメイトの話では、気分にむらがあってたまに極端に感情が変わったり、癇癪を起こしたりすることはあったが、これまでは異常な行動をとったことなどなかったということでした。サンチェス博士は初期統合失調症と仮診断を下し、ロレンゾを精神科病棟に入院させて、睡眠を促すために鎮静作用のある抗精神病薬を低用量で投与しました。

翌日のロレンゾは別人のようでした。シャワーを浴びて身だしなみを整えた彼は、落ち着いた態度ではきはきと質問に答え、この二日間の記憶はところどころが曖昧でしたが、大学と家族のことがストレス要因になっていたと話しました。おぼろげに覚えている自分の行動について、恥ずかしいことをしてしまいましたと言い、熟睡してすっかり気分がよくなりました、大学に戻りたいので退院させてくださいと頼みました。サンチェス博士の強い勧めでもう一日だけ病院にとどまることになったロレンゾは、その一日を興奮した患者などに対応している看護師たちの手助けをして過ごしました。退院時には、大学のプレッシャーにもう少しうまく対応していきたい、家族の問題は父親の死去でかなり不安が高まっていたせいだったと話し、今後も精神科医に経過を観察してもらうことにしたのでした。

モザイクのようなＢＰＤの世界

ＢＰＤは、アメリカのメンタルヘルスの専門家に、広く分布している一般的な精神疾患のひとつとして明確に認識されるようになってきました。専門家には、多くの患者を効果的に治療するために、ＢＰＤの特徴を見分けることが求められます。また専門家でない人も、人生を共に歩むＢＰＤの人をよりよく理解するために、それらについての知識をもっておかなくてはなりません。

聡明な読者は本章を読みながら、これらが相互に作用し合う症状であることに気づかれたことでしょう。個々の症状は孤立した湖というよりも、混ざり合って川に合流し、湾へと流れて海に注ぎ込む小川のようなものなのです。相互に作用するだけでなく、相互依存の関係でもあります。感情の奔流に削り取られてできた深い溝は、ＢＰＤの特質を表しているだけでなく、ＢＰＤの人が住んでいる文化の一部をも反映しています。どのようにして一人ひとりに流れの溝が形成され、どのように社会に反映されているのかを、以降の章で見ていきましょう。

第三章

ボーダーライン症候群の原因

「幸福な家庭はみな似かよっているが、不幸な家庭はいずれもそれぞれのかたちで不幸である」

——レフ・トルストイ『アンナ・カレーニナ』

ディキシー・アンダーソンにとって、大人になるまでの道のりは決して楽なものではありませんでした。父親はほとんど家におらず、いるときもめったにものを言いませんでした。ディキシーは何年も、父親の仕事すら知りませんでした。わかっていたのは、いつも家を空けているということだけだったのです。母親のマーガレットは、父を「仕事の虫」と呼んでいました。子ども時代はずっと、母が何かを隠しているような気がしていましたが、それが何なのかはディキシーにもわかりませんでした。

ところが十一歳になったとき、状況が変わりました。母親に「早熟な子」と言われて、ディキシーにはその意味は理解できませんでしたが、突然父親がこれまでのように家を空けなくなったこと、そして自分に思いやりを見せるようになったことはわかりました。ディキシーの体を触り終えると優しくしてくれる父親に君臨しているような気分は、悪いものではありませんでした。目的を遂げたあとの父は、なんでもわがままを聞いてくれるのでした。

そのころから急に、シカゴの富裕層が住む近所の人気者になりました。男の子たちがこっそりマリファナを分けてくれるようになり、それから数年が過ぎるころには、マジックマッシュルームやエクスタシーなども提供してくれるようになったのです。

中学校生活は退屈でした。登校して半日も経つと、誰かしらとけんか騒ぎを起こしていましたが、ディキシーは気にしませんでした。友だちもいるし、ドラッグもある。彼女はクールでタフな少女だったのです。化学の教師を殴りつけたこともありました。鼻もちならない教師だと思っていたからですが、教師が怒って校長に事件を訴えたため、退学処分になりました。

十三歳で初めて精神科医を訪ね、注意欠如・多動症（ＡＤＨＤ）と診断されて、さまざまな薬を処方されました。薬よりマリファナのほうがよほど気分がよくなるのに。逃げだそうと決めたディキシーは、小さなカバンに荷物を詰めこみ、州と州をつなぐハイウェイに出ると、親指を上げてヒッチハイクをしながら、そのままラスベガスへ向かっていました。

母親のマーガレットから見たディキシーは、何をしても決して喜ばない娘でした。母の見た目をけなして家事がなっていないと文句を言ってばかりいるのは、間違いなく祖父の遺伝なのだと思われました。マーガレットは自分の体重を落とすために、あらゆる努力をしていました。覚せい剤やアルコールを試したり、食事量をコントロールする胃のステープリング手術まで受けたりしたのでしたが、どれもこれも効果が得られず、肥満を解消することはかなわないままで、もう諦めていたのでした。

なぜロジャーは自分と結婚してくれたのだろうと、マーガレットは不思議に思うこともたびたびでした。ハンサムなロジャーがどうして自分を選んだのかは、出会ったころからマーガレットにはわからなかったのですが、やがて自分を求めてくれていたわけではないことがはっきりしてきました。夫は家に帰ってこなくなったのです。

ディキシーは、そんなマーガレットの希望の光でした。下の娘のジュリーは、五歳になるころにはもう肥満していて、期待は託せそうにありませんでしたが、ディキシーのためならなんでもしました。命綱のように娘にしがみついていたのですが、マーガレットが執着すればするほど、ディキシーはそれを嫌がりました。そしてますますわがままになり、八つ当たりをして、母親の太りすぎをののしるのでした。双極性障害でアルコールとアンフェタミンの依存症と診断した医師たちにも、マーガレットを救うことはできませんでした。最後に入院したときは、電気ショック療法も試みられました。そして今、ロジャーが太り、ディキシーも逃げてばかりで、マーガレットの世界が崩壊しはじめているようでした。

ディキシーはラスベガスで嵐のような数ヵ月を過ごしてからロサンジェルスに移ったものの、暮らしは同じようなものでした。車とお金、楽しいひとときを約束されて、いろいろな車にも乗ってきましたが、楽しい時間というものはほとんどありませんでした。友人たちは敗残者ばかりで、ときには数枚の硬貨を借りるために誰かと寝たりもしなければなりませんでした。ジーンズのポケットの数ドル以外は無一文になってしまい、とうとう家に戻ることになりました。

帰ってきた家には、父のロジャーの姿はなく、母親は薬のせいで深いうつに落ち込んで、もうろうとした無気力状態でした。家庭のやりきれない雰囲気に包まれたディキシーがアルコールとドラッグの習慣に戻るのに時間はかかりませんでした。十五歳のときには、薬物乱用で二度入院し、何人ものセラピストの治療を受け、十六歳で、知り合って数週間の男性の子どもを身ごもりました。妊娠検査でそれがはっきりして間もなく、ディキシーはその相手と結婚しました。

それから七ヵ月たってキムが産まれる時期には、結婚生活が破綻をきたしはじめていました。夫は自分の生き方さえ確立できないようなぐうたら亭主で、子どものためにしっかりした家庭環境を整えることなど望むべくもありませんでした。

子どもが六ヵ月になるころには夫婦関係が終わりを迎え、ディキシーはキムを連れてマーガレットのいる実家へ戻りました。ディキシーはこのころから自分の体重を異常に気にするようになりました。一日中何も口にせずに過ごしたかと思うと、翌日は憑かれたように食べ物を詰めこみ、最後にはすべてをトイレで戻してしまうのです。吐くだけでは足りないときは、べつな手段にも訴えました——チョコレート風味の下剤を、お菓子のようにして食べたのでした。汗びっしょりになって動けなくなるまで、運動にも励みました。体重は落ちたものの、体調も気分も悪くなってやがて生理が止まり、体力が衰え、集中力もなくしていきました。人生に希望を失い、初めて自殺を具体的に考えるようになったのでした。

再び入院することになったディキシーは、最初は安心して快適な環境に満足していましたが、すぐにいつもの自分に戻り、四日目には担当医の誘惑を試みました。ところが医師に応えてもらえないことがわかると、あらゆるかたちで仕返しをしました。看護師たちには優遇処置を要求し、病院が企画するグループ行動への参加も拒みました。

入院を決めたときと同じように唐突に、ディキシーは何日かするとすっかりよくなったと主張して退院を求め、それから一年間は入退院を繰り返して過ごしました。ほかにも何人もの精神科医のもとに通いましたが、誰にも彼女の激しい落ち込み、気分の変化や孤独感、異性や薬に向かう衝動的な行動を理解することも、治療することもできませんでした。やがてディキシーは、自分にはもう幸せは望めないのかもしれないと考えるようになっていきました。

母親のマーガレットとも、大声でののしりあう関係に戻ってしまいました。マーガレットは娘の行動に自分のたどってきた道を見るようで、同じ過ちを犯そうとしているディキシーを黙って見ていることができなかったのです。

マーガレットの父親は、ロジャーにそっくりの、家族との縁が薄い、孤独で不幸せな人でした。母親も自分と同じように、一人で家庭を取り仕切っていました。ディキシーに執着する自分と同じで、母親もまた自分にしがみつくように、一部始終に干渉していたのでした。マーガレットは、そんな母親の考え方や感情をそそがれながら――それに加えて一個大隊に供給できるほどの食事を与えられながら――育てられてきたのです。十六歳になるころには大変な肥満体になっていて、医師に処方された食欲を抑えるためのアンフェタミンを大量に飲んでいました。二十歳のときには、そのアンフェタミンへの依存を断ち切るため、アルコールとフィオリナール（頭痛薬）に親しむようになっていました。

母親との主導権争いがつづいていたマーガレットは、何をしても母には決して受け入れてもらえず、夫と娘にも喜んでもらうことができませんでした。私は誰一人として幸せにすることができないのだと彼女は悟りました。自分自身すら幸せにできなかったのでした。それでも、喜んでくれない相手に対して諦めることなく努力をつづけていました。

ところがロジャーがいなくなり、ディキシーが病気になってからは、マーガレットの世界も崩れはじめてきたようでした。ディキシーからは父の性的虐待を打ち明けられ、夫は家を出る前に洗いざらいほかの女性関係の話もしていったのですが、それにもかかわらず、マーガレットにはロジャーが忘れられませんでした。ロジャーも自分と同じように一人ぼっちなのだと、マーガレットにはわかっていたのです。

この自滅的な家庭を何とかしなければいけないことを、ディキシーはようやく悟りました。少なくとも、せめて自分を立て直さなくてはいけないと思いました。第一番に考える必要があるのは、慢性的な倦怠感に立ち向かうために仕事につくことでした。しかし、父親のいない二歳の子どもを抱えたディキシーは、まだやっと十九歳で、高校の卒業資格もありませんでした。

持ち前の憑かれたような熱心さで、ディキシーはそれから高校卒業資格の検定試験に挑み、数ヵ月後に無事卒業証書を手にしました。その数日後には、大学進学に向けて奨学金の申請手続きをしていました。

マーガレットもキムの面倒を見てくれるようになりました。いろいろな意味で、誰にとっても望ましいかたちに落ち着いたようでした。マーガレットはキムの世話をすることに生きる意味を見いだしましたし、キムのほうも私設の託児所に恵まれることになり、ディキシーはおかげで新しい使命に打ち込むことができるようになったのです。けれどもそんな態勢に、間もなく亀裂が生じてきました。マーガレットが泥酔したり激しく落ち込んでしまったりするときは、なんの助けにもならなくなってしまうのでした。そうした場合の対応策は、これ以上キムを任せておけないと言ってマーガレットを脅すことしかありませんでした。祖母と孫娘は、互いになくてはならない存在だったので、ディキシーはそうして、家のことについては全権を掌握することになりました。

ディキシーはそのような生活をしながら、男友だちと会う時間も作り出していましたが、たいていは短い交際で終わっていました。いつも同じパターンの繰り返しで、相手が自分に関心を示しはじめると、その人への興味が失せてしまうのでした。ディキシーの好みは手の届かない年上の男性――医師や知り合いの既婚者、大学教授といった男性たちで、とはいうものの、先方が自分の誘惑に応えてくれれば、とたんに背を向けてしまうのです。デートをした若い男性たちは、全員が婚前交渉を厳しくいさめる教会の信徒たちでした。

弱いばかりでなんの興味ももてない女性たちを避けていたディキシーには、同性の友人もいませんでした。少なくとも、男性には中身がありました。ですがそんな男性たちも、自分の誘惑に屈する愚か者か、そうしない偽善者のどちらかなのでした。

年齢が上がるにしたがい、ディキシーは勉強に打ち込み、しだいに成果を上げていきましたが、同時に恐ろしさも増してきました。勉学、特定の異性、対象が何であれ、ディキシーは取り憑かれたように全力で打ち込むことができるのですが、ひとつひとつ成功を収めるにつれ、自分に対する要求が現実的とは思えない水準に引き上げられていくのです。すばらしい成績をとりながらも、自分の期待するレベルに達していないと、怒りを炸裂させて自殺を口にするのでした。

そのようなときには母親が慰めてくれましたが、マーガレット自身も自殺を考えることがあったため、二人の役が入れ替わることもしばしばでした。母と娘は、再びそれぞれに抑うつと薬物乱用で病院を出たり入ったりしていたのでした。

キムも母や祖母と同じように、父親になじみの薄い娘でした。父はときどき訪ねてきたり、キムのほうから自分の母親とふたりで暮らしていた父の家を訪れたりすることはありましたが、父親は自分に対していつも気まずそうに見えました。

自分の娘に無頓着な母親と、期待に応えてくれないか自分の問題で精いっぱいの祖母のもとで、キムは四歳のころから家の用事を担うようになりました。自分を無視する母親のディキシーに対しては、同じように無視することで応え、癇癪を起こしたときには、祖母のマーガレットが折れて、なんでも言うことを聞いてくれるのでした。

家庭はほとんど常に、混乱の極みにありました。マーガレットの場合はアルコールのせいで、ディキシーのほうは過食症のせいで、祖母と母親がそろって入院してしまうこともありました。そのようなときには父親の家に行くのですが、父は自分ではキムの面倒を見ることはできず、母親を頼りにするしかないのでした。

そうした混乱した環境にあるキムは、六歳の子どもとは思えないほど大人びて見えます。キムにとって、自分のような経験をしていないほかの子どもたちは、「ただの子ども」にすぎません。キムはそんなませた自分を、おかしいとは思っていません。同じ年ごろの昔の母の写真を見ても、祖母の写真を見ても、そこには自分と同じ表情の子どもが写っているのです。

世代を超えて

このアンダーソン家の物語は、さまざまな意味でＢＰＤの人の典型的なケースを表しています。ＢＰＤ症候群を形づくる要因は、このように世代を超えて受け継がれる場合が多いのです。ＢＰＤの人々の家系は、自殺や近親相姦《そうかん》、薬物乱用、暴力行為、喪失、孤独感など、長期にわたる根深い問題を抱えていることが少なくありません。

ＢＰＤの人には、ＢＰＤの母親をもつ人が多く、その母親の母親もまたＢＰＤであるケースが多いことが観察されています。そうすると、ＢＰＤの世代間波及傾向に関連し、例えばＢＰＤの特性はどのように発達してくるのか、それはどんなかたちで次の世代に受け継がれていくのか、あるいは、そうした特性は本当に継承されるものなのか、といったさまざまな問いが出てきます。

この障害の原因を考察するにあたって生じてくるこうした疑問には、あの古典的な「遺伝か環境か」（または、もって生まれた気質か性格か）という問題がかかわってきます。ＢＰＤの要因についての主な学説が発達心理学的原因に重きを置く説と、体質的（生物学的、遺伝的）原因を考える説の二つに分かれていることも、このジレンマを象徴しています。研究によると、ＢＰＤの特徴の約四十二パーセントから五十五パーセントは遺伝的影響に起因し、残りは環境的要因に由来すると考えられています[1~3]。

対人関係のストレスや厳しい試練のほかに、環境的な要因には社会文化的な因子もあります。例えばテンポの速い、断片化された今日の社会構造、両親がそろった家庭の崩壊、離婚率の増加、親元を離れて託児所に預けられる児童の増加、人口移動の増大、女性の役割の変遷などがその例です（第四章参照）。環境的な要因については今後の実証研究の充実が待たれますが、専門家の多くはこれらの要因によってＢＰＤの有病率がふえていくのではないかと推測しています。

現在判明しているエビデンスからは、ＢＰＤの決定的な原因、もしくは原因の類型すら指摘することはできません。むしろこの疾患には、遺伝的要因、発達的要因のほか、神経生物学的要因と社会的要因のすべてが総合的にかかわっていると考えられます。

遺伝的・神経生物学的なルーツ――〝先天的な素質〟の側面

家族を対象とした研究によると、ＢＰＤの人の一親等血縁者はパーソナリティ障害の兆候を示す傾向が一般の人々よりも数倍高く、特にＢＰＤを示す傾向があることが示唆されています。そうした近親者は、気分障害、衝動抑制障害、物質乱用障害を示す傾向も大幅に高くなっています。ＢＰＤを定義する四つの主要な領域（気分、対人関係、行動と認知）の構成要素を調べた家族研究では、家族間で同じ症状の収斂性が見られるのは、単一の遺伝子経路の働きに原因があることがわかっています。ある研究によると、ＢＰＤの人の家族は、血縁関係のない人にくらべてＢＰＤを発症する可能性が四倍近く高いことが判明しました。[4] 双生児を対象にしてＢＰＤの九つの基準を調べたべつの研究でも、大部分において、遺伝性の単一遺伝子がそれらの基準に遺伝的影響を及ぼしていると報告されています。この研究では、ＢＰＤの人の衝動性レベルは遺伝性が高いことも示されました。それに対し、対人関係機能や自己像の形成にかかわる側面には、血族とはあまり関連性が認められず、こうした症状は遺伝的に決定づけられるというより、人生経験による影響が大きいと考えられます。[5] ９番染色体の一部にある複数の遺伝子がＢＰＤに関連しているとする見解もあります。[6]

多くの医学的疾患と同様に、ＢＰＤと呼ばれる障害には複数の染色体遺伝子座が関与し、遺伝子座の活性化あるいは抑制――これには環境要因が影響しているかもしれません――を介して症状が発展すると考えられます。単一の遺伝子がＢＰＤを決定づけているわけではないようです。もって生まれた遺伝子は、エピジェネティクスと呼ばれる働きによって遺伝子の発現が変わることもあります。ＰＴＳＤの場合に見られるようなストレスやトラウマは、ＤＮＡのメチル化に影響を与えると考えられています。ＤＮＡのメチル化について解説するのは本書の範囲を大きく超えた内容になるため、ここでは触れませんが、遺伝子のオンとオフを制御するメカニズムであることがわかれば十分です。[7] このメカニズムには生物学的、解剖学的にＢＰＤとの相関があることが証明されているのです。筆者らの著書『ＢＰＤ（境界性パーソナリティ障害）を生きる七つの物語』では、特定の遺伝子が神経伝達物質（脳細胞間でメッセージを中継する脳内ホルモン）にどのような影響を与えるかについて詳しく説明しています。[8] ＢＰＤに見られる衝動性、気分のむら、解離感などの特質には、セロトニン、ノルエピネフリン、ドーパミン、グルタミン酸など、神経伝達物質の一部の機能障害が関係しているのです。神経伝達物質は、体内のブドウ糖、アドレナリン、ステロイドの生成のバランスにも影響を与えます。「愛情ホルモン」とも呼ばれるオキシトシンには、母子のつながりや人との交わりを促進し、不安を軽減させる働きがありますが、ＢＰＤの人には調節障害が起きることがあります。研究では、ＢＰＤを患う人々には神経ペプチドであるオキシトシンの奇異反応が観測されています。[9,10] ＢＰＤの人には、神経内分泌系のストレス反応であるコルチゾールに、分泌の乱れが見られるのです[11]。神経生物学的物質に影響を与える遺伝子には、いくつかの精神疾患に関連しているものがあります。しかし研究によるさまざまな観測結果には、医学的疾患と精神疾患の発現には、ほとんどの場合において、環境ストレスの影響を受けた複数の遺伝子が関与していることが示されているのです。

ＢＰＤの人たちによく見られる、過食やアルコールや薬物の乱用などの典型的な自己破壊的行動と見なされる振る舞いは、内面的な情緒の動揺を自己治療する試みとしても捉えることができます。ＢＰＤの人たちは、しばしば自傷行為は苦痛というよりは安らぎを与えてくれると話し、そうした行為が精神的な苦しみを紛らわせて気を楽にしてくれると言いますが、自分を傷つける行為は、身体的な外傷を受けたときや出産、長距離走の際などの身体に大きなストレスがかかるときと同じように、体内で放出される天然の麻酔であるエンドルフィンを発生させると考えられています。ＢＰＤの人には痛みの知覚や快適感、喜ばしさの感覚に影響を及ぼす内因性オピオイド系に変性が見られます[12,13]。

脳の代謝と形態（または構造）の変化も、ＢＰＤに関連しています。ＢＰＤの人は、怒り、恐怖、情緒、衝動性をつかさどる脳の部位（偏桃体を中心とした大脳辺縁系）に活動過多が認められます。平たく言えば、ＢＰＤの人は、脳の進化的に発達した理性的な部分が圧倒され、より原始的で本能的な「衝動性」の部分を制御するのが難しいことが示唆されているのです（うつ病や不安神経症の人にも同様の不均衡が見られます）。さらに、これらの部位の体積変化にもＢＰＤとの関係が見られ、生理学的現象と相関関係にあると考えられています[14,15]。

免疫系は脳の内部における応力や外傷に反応し、生物学的相互作用による一連のカスケードを誘発します。そのために脳内で炎症が引き起こされ、血液で測定可能な炎症促進性因子と抗炎症性因子が産生されます。脳の炎症プロセスは大うつ病、双極性障害、統合失調症、心的外傷後ストレス障害（PTSD）、強迫症などの主要な精神疾患と関係していると考えられてきました。[16] このような自己免疫機能障害が怒りや衝動性など、BPDの特質のいくつかに関連していても、不思議ではないでしょう。

脳の変性は、脳の損傷や脳疾病に関連している可能性があります。BPDには脳外傷、脳炎、てんかん、学習障害、ADHD、母親の妊娠合併症の既往歴を持つ人がかなり多く見られます。[17] こうした異常は、不規則な脳波（脳電図、略してEEG）や、代謝異常、白質と灰白質の萎縮などに反映されます。

親子の健全な絆が育まれていない場合には、のちにパーソナリティの病理を引き起こす可能性があります。親子の両方かどちらかに認知機能の障害が認められる場合は、親子関係が阻害されるかもしれません。最新の研究では、BPDは部分的に遺伝によって決定されることが強く示唆されていますが、親子の双方に、認知的なつながりと感情的つながりの両方または一方にかかわる機能不全があるかもしれません。コミュニケーションがうまくいかないと、不安、衝動性、情動障害などが引き起こされ、ひいてはBPDにつながる可能性があります。

発達的要因——環境因子の観点

ＢＰＤの原因にかかわる発達的な理論は、特に人生の初期段階における子どもと養育者のデリケートな関係性に主眼を置き、幼児が自律性を得ようと試みる十八ヵ月から三十ヵ月の時期は、わけても重要とされています。中には分離に向かおうとする子どもの発達過程に逆らい、自分がコントロールをしようと、排他的で、息苦しいほどの共生関係を結ぼうとする親もいます。また他方では、育児期間の大半を誤ったやり方で（もしくはまったく育児にかかわらずに）接するため、子どもの情緒や体験に必要かつ十分な関心と支えを与えられない親もいます。行動を過干渉したり感情的に関与しなかったりする極端なかたちの親の態度は、いずれの場合にも、子どものしっかりした肯定的な自己概念の形成を阻み、常にすがりついていたいという欲求と、見捨てられることへの慢性的な不安を促す恐れがあるのです。

破綻した親子関係は、幼児期における親の喪失や、大きな傷として長く残る親との分離、あるいはその両方がかかわるような厳しいものである場合が少なくありません。ＢＰＤの子どもの多くは先のディキシーの例に見られるように、父親がいないか、精神的に問題がある父親のもとで育てられています。最も重要な母親役（父親がそれを担うこともあります）の人が、不安定で抑うつ状態にあり、ＢＰＤやそのほかの精神的な病理に悩まされている傾向も見られます。ＢＰＤの人たちが育ってきた家庭環境には、暴力や近親相姦、加えてアルコール依存症がかかわるケースが多く、のちにＢＰＤと診断されるようになる子どもとその母親との間に、長期にわたって続く摩擦や衝突が認められているのです。

幼年期と小児期の分離・個体化と対象関係論

対象関係論とは、外的な知覚とは無関係な精神的欲求や生物学的本能など心の内面のみを重視する見方に対し、子どもとその環境の相互作用に焦点をあてる、小児の発達モデルを示す理論です。この理論では、子どもが自分の環境でモノや人間の「対象」とどのようなかかわりをもつかによって、その子がのちにもつ機能が決まってくると説明されます。対象関係が築けない子どもは親とのつながりが感じられずに、つまり〝愛着〟の形成がなされずに終わってしまうのです。

発達の初期段階における幼児の基本的な対象関係理論のモデルは、マーガレット・マーラーとその仲間が開発したもので[18]、それによれば、生後一ヵ月から二ヵ月の乳児は、自分のこと以外は何も判別できないぼんやりとした世界にいます（これを「自閉期」と称します）。生後四ヵ月から五ヵ月の「共生期」には、自分とはべつな存在というより、自分の延長線上にある存在として他者を認識するようになってきます。

続く二歳から三歳の間に分離・個体化段階を迎え、子どもは少しずつ大切な親や保護者から離れて自分自身の自己の概念を形成しはじめます。マーラーたちは、この発達段階を順調に乗り越えていけるかどうかが、その子どものちの精神保健にとって重要な意味をもつと述べています。

発達過程の子どもは分離・個体化段階を通じて自分と他者を区別する境界を描きはじめますが、その際には大きな葛藤が二つ伴います――ひとつは、自律性を確立したい欲求と、しがみついて親密にしていたい欲求、そしてもうひとつが、のみ込まれてしまうことへの恐れと、その逆の見捨てられる恐れとの葛藤です。

この発達段階を複雑にしているもうひとつの要素が、この時期の幼児は、対象の一人ひとりに二通りの異なるペルソナを見ていることです。例えば、母親の態度に思いやりと安らぎがあれば、「全面的に良い人」と捉えますが、かまってもらえず、慰めも安心感も得られないときには、同じ母親をまったくべつの「全面的に悪い人」と捉えるのです。母親の姿が見えなくなると、幼児は、母が消滅してしまって二度と会えないと思い込み、恐怖と絶望感で戻ってきてほしいと泣き叫びます。ですがやがて発達が進むにつれて、この正常な「分裂」は、母親のいい面と悪い面を統合する健全な観念に置き換えられ、そのような分離不安も、物理的にそばにいなくても母親は存在していること、そして時間がたてば自分のもとへ帰ってくることへの認識――すなわち、「対象恒常性」(以下を参照)と呼ばれる意識に変わります。このような発達の節目には、発達中の脳が優先的に働き、正常な適応を妨害してしまうことがあるのです

マーラーはこの分離・個体化の過程を、部分的に重なり合う次の四つの下位段階に区分しています。

分化期（生後五ヵ月から八ヵ月）

分化期では、幼児は母親とは区別された世界を認識しはじめ、「社会的微笑」を見せるようになります。それは環境に反応して現れるものですが、主にその対象は母親です。この段階の終わりごろになると、今度は「人見知り」――知らない人を認識することで生じる正反対の反応も示すようになります。

母親との関係が安心できる支持的なものであれば、知らない人への反応は好奇心が主体になりますが、母親との関係に支えがない場合には、逆に不安が目立つようになり、子どもは他者に対して肯定的な感情と否定的な感情を区別するようになってきます。そうした相矛盾する感情に対応するために、分裂に頼るようになるのです（新型コロナウイルスのパンデミックによって長期化しているソーシャルディスタンスの確保が、後年の幼児にどのような影響を与えるかは、現段階では不明ですが、社会的な交わりが制限されている場合には、母親を他人と識別する健全な能力の発達が阻害される可能性があるかもしれません）。

練習期（八ヵ月から十六ヵ月）

練習期は、幼児が母親から離れる能力を高めていく時期です。最初はハイハイで、そのうちに自分の足で立って、母親から遠ざかることができるようになってきます。そうした短い別離の合間には、たびたび「確認」と「勇気の補給」のために母親のもとへ戻ってくる行動――自立性の開拓に向けて子どもが最初に抱く不安を象徴する行動が見られます。

再接近期（十六ヵ月から二十五ヵ月）

再接近期では、子どもの世界はますます大きく広がっていき、子どもは周りの人たちとはべつの自分のアイデンティティを認識するようになってきます。母親に再接近して自分を受け入れてほしいという欲求を通じて母もほかの人たちも、自分とはべつの実体をもつ人たちであるという認識が形づくられていくのです。しかしこの再接近期とは、母子が共に将来のＢＰＤに結びつく要因になりやすい葛藤に直面する段階でもあります。

この時期における両親の役割は、個体化しようとしている子どもの挑戦を応援すると同時に、子どものための安定した愛情の補給基地になることです。正常な二歳児は親と強い絆で結ばれているのが普通ですが、その一方では、怒りや癇癪というよりは後ろ髪を引かれるように感じながら、親から一時的に離れることを学んでいきます。「イヤイヤ期」の悪魔の二歳児と呼ばれる時期には、移行期のこうした特徴が現れているのです。それから再び親のもとへ戻ってきた子どもは、分離を果たした満足感と共に、怒りも覚えます。子どもを温かく受け止める母親は、そのような子どもの気持ちに共感して、そうした怒りを素直に受け入れてやります。離れたり戻ってきたりを何度も繰り返しながら、子どもは持続的な自己概念や、親への愛情と信頼感（愛着）、周りの人たちへの健全な両面感情などを育んでいくのです。

理論上、のちにＢＰＤと診断される子どもの母親は、子どもに対してそれとは異なる対応をする傾向をもっています。そうするには早すぎる段階で子どもを遠ざけ、母と一緒になろうとする気持ちに水をさすか（親密さに対する自分自身の恐怖のためかもしれません）、べったりした共生関係に執着するか（見捨てられることへの恐怖と、親密さを求める気持ちがあるせいかもしれません）のいずれかの態度をとるのです。どちらの場合においても、子どもは母親自身の恐怖感を鏡のように映し出し、見捨てられることとのみ込まれてしまうことの両方またはどちらかに対して、強い恐れを抱くようになってきます。

その結果、子どもはいつまでも情緒的に分離できないままで成長していくことになってしまいます。その後の人生でＢＰＤの人たちが対人関係における親密さを築くことができないのは、この幼児期の発達過程の反映であると思われます。成人したＢＰＤの人は、誰かとの親密な状況に直面すると、親密になろうと努力したあとに必ずやってきた、見捨てられてしまったという恐ろしい思い、あるいは四六時中まとわりつくような母親の息苦しいほどの重苦しさを思い出してしまいます。そうしたコントロールに反発したなら、母親の愛情を失う危険に身をさらすことになり、むつまじさを受け入れて母に喜んでもらおうとするなら、自分を失う危険にさらされてしまうことになるのです。

Ｔ・Ｅ・ロレンス（アラビアのロレンス）が三十八歳のときに過干渉の母親にとりこまれる恐れを書いた文章があります。「自分の気持ち、信念、生き方、どんなことでも、母に知られてしまうのが恐ろしい。それを見透かされてしまったら、母に踏み込まれ、侵害されて、もはや自分のものでなくなってしまうのだ[19]」。のみ込まれてしまうことへの恐怖がよくわかる一節です。

対象恒常性の段階（二十五ヵ月から三十六ヵ月）

順調に発達を遂げてきた子どもは、二歳の終わりを迎えるころに、対象恒常性の段階に入ります。子どもはこの段階で、母親の（またほかの主な養育者の）不在が自動的に母親の喪失を意味するわけではないことを認識するようになってきます。そうした不安定な心の状態や欲求不満に耐えることを学び、母親の怒りは一時的なものであることも理解できるようになります。また、自分が怒りを表しても母親が消滅する心配はないことがわかるようになり、無条件の愛情で受け入れてもらうことを喜べるようになって、分かち合いと共感の能力を育んでいくのです。父親やほかの人たちに対する生活環境の中での責任感も増し、発達しつつある自意識から生じてくる自己批判の要素を伴いながらも、自己像がいっそう肯定的になってきます。

発達を遂げていく子どもの支えになるのは、移行対象と呼ばれる、慰めを与えてくれるよく知られる小物類（クマのぬいぐるみ、人形、毛布など）です。子どもは分離の不安を癒やしてくれるそれを、母親の代わりにどこへでも持ち歩きます。そのような対象の物理的なかたち、匂いや肌触りが安心できる母親の代わりを果たしてくれるのです。発達過程にある子どもが依存への欲求と自律性の確立への欲求に折り合いをつけるために見せる最初の譲歩のひとつが、移行対象です。この相反するものの衝突は、子どもが駆け引きを学ぶ最初の「弁証法」になります。第八章で詳しく述べるＢＰＤの治療アプローチのひとつ、弁証法的行動療法（ＤＢＴ）はこのような弁証法的対立を正面から取り上げています。正常に発達が進み、子どもが自分の内に安心できる母親のイメージをもちつづけることができるようになってくると、こうした移行対象は徐々に必要とされなくなります。

発達理論は、ＢＰＤの人たちはこの対象恒常性を獲得する段階まで到達せず、分裂そのほかのメカニズムが顕著なかたちで現れるその前段階の発達過程にとどまっているとしています。

対象恒常性と信頼感、そしてアイデンティティを求める葛藤にとらわれたままの成人のＢＰＤの人は、慰めを与えてくれる移行対象にいつまでも依存しつづけます。ある女性は、かかりつけの精神科医の新聞記事の切り抜きを常にバッグに入れて持ち歩き、ストレスにさらされるたびに、「お守りの毛布」と呼んでいたその記事を取り出していました。そこに印刷された医師の名前を確認することで、自分を見守ってくれる頼りになる医師の存在を確かなものとして感じることができたのです。

ダイアナ妃は移行対象のぬいぐるみをベッドの足もとにたくさん置き、「私の家族」と呼んでいました。恋人と言われたジェームズ・ヒューイットは、「三十匹ほどのかわいい動物が、一列にずらりと並んでいました。子ども時代を過ごしたパークハウスではそれらをベッドの上に積み上げていて、それで慰められて安心感を与えてもらっていたのです」と話しています。ダイアナ妃は旅行にも、お気に入りのテディベアを連れていきました。[20] 入院しているＢＰＤの人には、一緒に寝ていたテディベアなどを家から持ってくる人が多く見られます。習慣化された儀式なども、極端なかたちをとる場合にはＢＰＤの移行対象を反映する場合が考えられます。連続安打を記録している野球選手が同じ靴下をはいたり、ヒゲを剃らなかったりするのは、スポーツ界のおまじないのようなものかもしれません。しかしそのような行動が非現実的な様相を帯びた頑固な強迫観念として繰り返されるようになってくると、ＢＰＤへと境界線を踏み越えることになるのです。

小児期の葛藤

子どもの対象恒常性は、発達の過程で出会うさまざまな問題を乗り越えながら育まれていきます。全面的にいい人と全面的に悪い人がたくさん出てくるおとぎ話に夢中の幼児は、さまざまな場面で分裂を基本手段に用いながら、その内容に対応していきます（例えば「白雪姫」は全面的に良い人で、あくどい女王は全面的に悪い人として概念化されることでしょう。悲惨な家庭環境で育ってきたためにそうなってしまったのかもしれない女王に同情したり、七人の小人たちと同じ部屋で寝起きするのはいかがなものかと考えたりすることは、童話では求められていないのです）。母親の存在が永続的なものであることはすでに信頼できるようになっていますが、子どもはそれでも、母の愛情を失ってしまうかもしれない不安にも向き合っていかなければなりません。「悪い子」と叱られた四歳児は、母の愛情をなくしてしまうことにおびえます。その子には、母親はただ機嫌が悪いだけで自分のしたことには何の関係もない可能性については考えが及びませんし、また、母親は怒ってはいても、同じように自分を愛することができることをも、まだ学んではいないのです。

やがて学校へ上がる時期を迎えると、子どもは分離の不安にも直面します。「学校恐怖症」は、本当の恐怖症ではありませんし、学校そのものに対する恐怖でもありません。それは子どもの不安と親自身の分離への不安との、微妙な相互作用を象徴する反応なのです。親が抱いている両面感情は、子どものしがみついていたいという気持ちを強くしてしまいかねません。

青年期の葛藤

分離・個体化の問題は青年期にも現れてきます。青年期においては、他者との親密さにかかわるアイデンティティの問題が再び浮上してくるのです。幼児期の子どもも青年期の少年たちも、再接近期の子どもは、自ら働きかけるというよりは、他者——特に両親——に対して反応するかたちの対人様式をとります。二歳児は自分のアイデンティティを両親のそれに合わせることで、認められ、褒められようとするのに対し、青年期の若者たちは、仲間を見倣い、意図して両親とは違うか正反対のふるまいをします。いずれの発達段階においても、子どもの行動は内的な欲求に促された自主的なものではなく、そのときの相手に対する場当たり的な反応のかたちをとります。そのような行動は、すでに確立されたアイデンティティを強化するというより、アイデンティティを模索する行動なのです。

自分に自信がもてない不安定なティーンエージャーは、ボーイフレンドが自分を「愛している、愛していない」と常に不安で気持ちが揺れ動いているかもしれません。青年期のBPDの人が肯定的な感情と否定的な感情の統合を果たして対象恒常性が得られずに終わると、のちに信頼を伴う堅実な対人関係の構築、中核となるアイデンティティ感覚の確立、不安や失望に対する耐久性に問題が生じることになります。

家族の全員がＢＰＤの対人様式に従っていることもめずらしくありません。そのような場合には、家族一人ひとりのアイデンティティに区別のない状態で、互いの間でアイデンティティの分離と融合が繰り返されています。そうした家庭に育った思春期のメラニーは、浮気の絶えない夫のせいで慢性的な抑うつ状態の母親に、自分を同一視していました。ほとんど家に帰らない夫と、メラニーよりはるかに年下の娘をもう一人抱えた母親は、ティーンエージャーのメラニーにすがるように不幸な結婚生活についてこまごまと訴えては、メラニーの友人関係や行動を詮索して質問攻めにし、娘の私生活に立ち入るのでした。メラニーはそんな母親を自分のことは二の次にしてまで心配し、進学先も家から通える近所の大学を選んだほどでした。やがてメラニーは拒食症を引き起こし、それが主体的に自分をコントロールしているという安心感を得るためのメカニズムになってしまいました。

一方、母親のほうもメラニーの病気に責任を感じ、罪悪感を癒やすために、夫には内緒の浪費に走り、請求書の支払いに娘の銀行預金を流用するようになったのでした。父も母もそれに娘も、機能不全の家庭の泥沼にはまりこんだまま、それに立ち向かおうともしなければ、そこから抜け出すこともできずにいたのです。このようなケースでは、ＢＰＤの人を取り巻く周囲も、家庭の重苦しい雰囲気につらい思いをすることが少なくありません。[21] そのため治療にあたっては家族全員を対象にする必要がある場合があります（第七章参照）。家族療法の介入では、本人の家族や深いかかわりがある人たちに、ＢＰＤについての教育と対応スキルのトレーニングを行うことが重視されます。治療に家族を含める場合には、次の三通りのかたちが考えられます。⑴ＢＰＤの人と原家族（育った家庭）に対するケアをすること、⑵ＢＰＤの人と成人してからの新しい家族に対するケアをすること、⑶ＢＰＤの人に親として振る舞えるように手助けをすること。[22] 病的な家庭環境がつづいているようなケースでは、家庭から離れるか距離をおくかたちで、ＢＰＤの人に対する個人療法を行うことが最善の方法になる場合もあります。

トラウマ

発達の初期段階に大きなトラウマ――親の喪失、親からの無視や拒絶、身体的・性的虐待など――がある場合には、後の青年期や成人期にＢＰＤが発生する可能性が高くなると考えられます。実際、ＢＰＤの人の既往歴は、家庭崩壊、慢性的な虐待、愛情のはく奪など、荒涼とした戦場のような様相を呈しています。

父親を知らずに育ったマリリン・モンローについて書いたノーマン・メイラーの言葉は、親の不在がもたらした影響を描き出しています。マリリンにとって、親の不在は後に情緒の不安定さに結びつき、皮肉なことにそれがキャリアを前進させる原動力にもなっていたとメイラーは書き、このように述べています。

傑出した俳優は、アイデンティティを必死で模索する過程を経て、自分の才能を見いだしているものだ。彼らが受け入れるのは、平凡なアイデンティティではない。彼らを駆り立てる力も、平凡な焦燥感ではない。若い時代の偉大な俳優を衝き動かしているものは、正気を超えた野心である。彼らの師は、不条理と狂気なのだ。父親または母親のいない子どもたちは、アイデンティティの模索を考察するいい例だが、彼らはすぐに未来の俳優予備軍になっていく（新たなアイデンティティを発見するための最も創造的な方法は、その役に可能なかぎり自分を近づけることだからである）[23]。

母親に拒絶され、冷淡で他人行儀な父親に育てられたダイアナ妃も、よく似た特徴を示していました。養育係だったメアリー・クラークは、「ダイアナはなろうと思えばどんな役でも演じてしまうので、とてもいい女優になれるだろうといつも思っていました」と語っています[24]。

幼い時代を何年間も孤児院で過ごしたマリリンは、必要最低限の愛情と関心しか与えられずに生き抜くことを強いられてきました。なによりも傷ついたのは、自分の自己像でした。それが後の恋人たちへの操作的な振る舞いに結びつくことになったのです。ダイアナ妃の弟チャールズが語った言葉を借りると、ダイアナ妃は「自分が無価値だと強く感じていた」ために男性との関係がうまくいかず、「私はいつもボーイフレンドを遠ざけてきました。面倒なことばかりと思っていたので。自分の気持ちがわからず、しくじってばかりでした」と言っていたのでした[25]。

もちろん、心的外傷を負っていたり虐待を受けたりした子どもたちのすべてが大人になってＢＰＤになるわけではありませんし、成人のＢＰＤの人々全員がトラウマや虐待の過去をもっているわけでもありません。それに加えて、小児期に受けたトラウマの影響を考察する研究の大部分は、成人に達してからの報告にもとづくものであり、子どものころから大人に至るまでを追跡する縦断的なアプローチには拠っていません。さらに、BPDの人たちはさほど極端なかたちをとらない虐待の過去——なかでも、ネグレクト（父親の無関心も含めて）や、子どもに向ける保護や支援がおろそかになるほどの堅く頑強な夫婦仲など——がかかわるケースもあることが報告されています。[26〜28] しかしそれでも、BPDにはさまざまなかたちのネグレクトや虐待がかかわっていることは、これまでの事例と統計が証明しています。

遺伝か環境か

「生まれか、育ちか」というのは、人間の行動のさまざまな側面にかかわる昔から掲げられてきた難しいテーマです。BPDを患うことになるのは、親から受け継いだ生物学的な宿命のせいなのでしょうか、あるいは両親の育児様式が（というより誤った育児法が）結果としてそれを招いたのでしょうか。この障害に見られる生化学的または神経学的な徴候が原因になっているのでしょうか、それとも逆に、そうした徴候はこの疾患によって引き起こされたものなのでしょうか。他方には、健全な環境で育ってきたと見える人たちにもBPDになる人がいるのはなぜなのでしょう。その反対に、トラウマや虐待に彩られた過去を背負いながらも、BPDにならない人がいるのはどうしてでしょう。

ニワトリが先か卵が先かをめぐるジレンマは、誤った憶測を招きやすいものです。例えば発達理論を根拠にすれば、場当たり的な子育ては必ず悪い結果へ結びつく、言い換えれば、子どもに無関心な冷淡な母親は不安定なＢＰＤの子どもを育ててしまうという結論が引き出されるかもしれません。ところが、親子の関係とは相互に作用し合うもので、それほど単純ではないかもしれません。癇の強い、わがままで魅力の乏しい子どもが母親の失望を招き、母親を遠ざけてしまうことも考えられます。いずれにしても、どちらの要素が先にあるかにはかかわりなく、親子の交流によって形作られる人間関係のパターンは何年にもわたって持続し、ほかの対人関係にも影響を及ぼすでしょう。その人の最終的な精神的健康状態は、協力的な父親や理解のある家族や友人の存在、優れた教育、身体的・知的な才能など、軽減効果をもたらすそのほかの要素によっても、大きく変わってくるでしょう。

ＢＰＤに特定の遺伝子がかかわっているかどうかは、まだ証明されていません。しかし、子どもも時代の失望やトラウマ、ストレスを生じる出来事、栄養のバランス、環境の変化や環境毒素、保険医療へのアクセスなど、ほかのさまざまな要因とのかかわりによって、のちに特定の疾患として発現しやすい染色体が受け継がれることは考えられます。遺伝性の生物学的なアルコールの代謝機能がアルコール中毒症に結びつく可能性があると言われているように、ＢＰＤにも、情緒の安定や衝動の自制に生物学的に脆弱な遺伝子による疾病素質が関係しているかもしれません。

ＢＰＤの人たちの多くは白か黒かの二者択一的な考え方を改めることを学んでいく必要があり

ますが、同様に研究者たちもまた、ＢＰＤ、およびそのほかの医学的・精神医学的疾患の大部分のモデルには、遺伝と環境の両方を含むさまざまな要因の同時的な相互作用がかかわっていると考えるようになってきました。ＢＰＤのパーソナリティとは、錯綜する無数の糸で織り上げられた、綴れ織りのようなものなのです。

第四章

BPDを生みだす社会

「預言がなければ、民はわがままにふるまう」

——箴言第二十九章十八節

「国制というものは、それぞれの国に住む人間たちの性格にもとづいて生じてくる」

——プラトン『国家』

リーサ・バーローは、ものごころがついたころからすることの何もかもが不器用でした。兄は、成績優秀でスポーツもこなし、誰からも尊敬される人気者で、何をさせても完璧でした。喘息を患っていた妹も、いつもみんなの愛情を一身に集めていました。ところがリーサはすることなすことうまくいかず、父親の目には特にそれが際立って見えたのでした。父はいつも三人の子どもたちに向かって、自分は裸一貫からここまできたこと、貧しい両親は子どものことなどおかまいなしで酒ばかり飲んでいたことを語り聞かせていました。父はそれにもかかわらず、そんな環境を乗り越えて高校を卒業し、大学へ進んで、国立投資銀行に就職してからも昇進を重ねていったのです。一九九九年にはドットコムブームに乗じてひと財産を築いたものの、失策で一年後にそのすべてを失いました。

リーサが母親について思い出せる最初の記憶は、なにかの病気でソファに横になりながら、次から次へと家事を言いつけられている場面でした。リーサは鎮静剤と精神安定剤でもうろうとした遠いところにいるような母親に、薬をやめるよう説得に努めながら、母を心配してきたのです。自分さえしっかりすればお母さんの体調もよくなるし、父にも喜んでもらえる、とリーサは考えました。学校の成績は兄を超えるほどだったにもかかわらず、父は、授業がやさしすぎるからだとか、4などとらずになぜ5をとらないとか、傷つくことしか言いませんでした。将来は医者になろうと考えたこともありましたが、そのときも父に、おまえには無理だと言われたのでした。

リーサが幼いときから十代のころまで、バーロー家は父親の仕事や昇進の都合で転々と引っ越しを重ねていました。オマハからセントルイスへ、それからシカゴへ移り、ニューヨークに落ち着いたのです。嫌な引っ越しがつづいているのはお母さんが決して逆らわないせいだ、とリーサは母親も恨んでいました。数年置きに荷物のように車に押し込まれては見ず知らずの町へ運ばれ、そのつど知らない顔ばかりの新しい学校に通わなくてはならないのです（のちにセラピストに「まるで誘拐されたか奴隷になったような気分でした」と気持ちを語りました）。ニューヨークに移ったのは高校生のときでした。もう二度とさようならは言いたくないから友だちは作らない、とリーサは心に決めていました。

一家は郊外の高級住宅街に建つ立派な家に入りました。芝生の手入れが行き届いたその前より大きい邸宅でしたが、残してきた友だちの代わりにはなりませんでした。父親は遅くまで帰宅せず、たまに早く帰ってきてもすぐに飲み始めては、一日中なにもせずにいたと言って妻とリーサを責め立てるのでした。泥酔したときは暴力をふるい、ときには自分で思っているより激しく子どもたちを殴りつけることもありました。なにより恐ろしかったのは、母が痛み止めの薬のせいで意識もうろうとしているときに父が酔っ払ってしまうことで、そうなるとみんなの面倒を見てくれる人がどこにもいなくなってしまうのです——リーサ一人を除いては。リーサにとって、それは大嫌いな役回りでした

二〇〇〇年になると、すべてが崩壊し始め、株式市場の大暴落で父親の会社も倒産に追い込まれてしまいました（会社が零落したのか父親が破滅したのか、リーサにはのちのちまで不確かな思いがつきまといました）。父が仕事を失ったために、バーロー一家は住環境が劣る地区の小ぶりな家に再び引っ越すことになりました。父は家族に八つ当たりしていましたが、とりわけリーサ

に厳しい言葉を浴びせていました。二〇〇一年九月のよく晴れたある朝、二階から降りてきたリーサは、ソファに横になって泣いている父親を目にしました。父がその日にワールドトレードセンターのオフィスに出社して命を落とさずに済んだのは、前の晩に飲み過ぎて二日酔いだったおかげだったのでした。

父親はその日から何ヵ月も、すっかり無気力になってしまい、母親も同じでした。両親はその半年後に離婚しました。夫婦が別れるまでの間、リーサはこの世でひとりぼっちになった気持ちでした。それは生物のクラスであたりを見回し、みんなが顕微鏡をのぞいたりノートをとったりして目的をもって行動しているように見える中で、ざわざわした気持ちを抱きながら、怖くて誰にも助けを求めることのできない感覚によく似ていました。

やがてリーサは努力を放棄してしまいました。高校では不良仲間とつきあうようになり、両親が毛嫌いしている仲間のとっぴな格好をわざと二人に見せつけました。ほとんどみんなが全身にタトゥーやボディピアスをつけていたので、リーサも地元のタトゥーパーラーに足しげく通うようになったのでした。

おまえは医者にはなれないと父親に決めつけられたリーサは、看護師になりました。最初に勤めた病院で、恵まれない人のために尽くしたいという「自由人」と出会い、その男性の虜になって、やがて二人は結婚しました。ところが彼の酒量はふえるばかりで、数ヵ月が過ぎるころにはリーサに手を上げるようになりました。それでもまだ、傷ついた惨めなリーサは、そうなるのも自分がいけないためで、自分がいたらないばかりに夫を幸せにできないのだと考えていました。友人も一人もいなかった、とリーサは言います。誰をも寄せつけようとしなかったからですが、心の奥底では、親密になることへの恐怖心のせいだったことは自分でもわかっていました。

夫がついに自分を見捨てて出ていったときは、ほっとしました。離婚を望んでいながら、自分から絆を断ち切ることができなかったのでした。しかしほっとしたのはつかの間で、つづけて恐怖がやってきました。「これから一人でどうすればいいのか」。

離婚の慰謝料と仕事の収入を合わせれば、学校に通って勉強を再開する資金は十分でした。今度こそ医者になろうと決意を固めたリーサは、医学の専門学校への入学試験を突破して父親を驚かせました。自分を認められ、尊敬されて、気持ちが明るくなってきましたが、学校では再び自信喪失にとらわれるようになってきました。仕事が遅い、単純な作業なのに手際が悪すぎる、検査の指示がまずい、検査結果の報告が遅すぎると指導教官たちに叱られ、安心して接することができるのは患者たちだけでした。患者を相手にするときは、必要に応じて思いやりや同情を示すことも、毅然とした厳しい態度をとることもできたのです。

医学校では差別も受けました。学生たちのほとんどより年上で、育ってきた環境が違い、その上女性だったからです。患者の大多数に「看護婦さん」と呼ばれ、男性患者の中には「女医はお断り」と言ったりする人までいました。両親と同じように自分の尊厳を奪う社会と組織に対して、リーサは怒りと悲しみを抱いていたのでした。

崩壊していく文化

心理学にかかわる理論については、それが提唱された時代と社会状況に光をあててとらえてみると、べつな側面が見えてきます。例えば、フロイトが今日の精神医学の基礎を築いた体系を構築していた二〇世紀の変わり目のころは、文化的な背景に厳格な社会体制を擁していたビクトリア朝の時代がありました。神経症の主な原因は、攻撃的な受け入れがたい思考や感情、特に性的な感情の抑圧であると唱えたフロイトの理論は、当時の厳格な社会的背景の文脈では、いたって筋が通っていたのです。

それから一世紀以上を経た現在では、攻撃性や性的本能の表現が以前よりも自由になり、社会がいっそう複雑になりました。今日の西欧社会では、女性であることや男性であることの違いは、二〇世紀初頭にくらべてはるかに曖昧ですし、社会、経済、政治の構造も当時より流動的です。家族単位とその社会的役割の枠組みも不明瞭で、「伝統」という概念そのものもはっきりしていません。

社会的要因は、ＢＰＤそのほかの精神疾患の直接的な原因ではないかもしれませんが、少なくとも間接的には重要な影響を及ぼしています。それはさまざまなかたちで、見すごすことのできない作用を及ぼしているのです。第一に、ＢＰＤの病理が人生の早期に発生するものであるなら――証拠の大部分はその可能性を示唆しています――、この病理が増加している現象は、家族構成と親子関係のあり方を変えてきた社会の変化に関連していると考えられます。その観点からすれば、育児様式や家庭生活の安定性、児童虐待や育児放棄にかかわる領域が社会の変化に伴ってどのように変わってきたかを考察することには、大きな意義があると言えるでしょう。

第二に、より一般的な側面にかかわる社会変化もまた、BPD症候群に悩まされる人たちの苦しみをいっそう深くしています。例を挙げれば、しっかりした構造を持たないアメリカの現代社会は、自分自身の価値体系を作り上げることに大変な苦労をしているBPDの人たちにとっては、とりわけ適応しにくい環境となっていますし、女性の役割の変遷（キャリアをめざすか家庭に入るかの問題など）も、アイデンティティの問題を難しくする傾向にあります。研究者の中には、女性がBPDを診断されやすいのは、今や社会全体で見られるようになっている女性の社会的役割に対する葛藤が一因になっていると見る人たちもいるのです。このようなかたちでいっそう顕著になっているBPDの症状は、ひるがえって親子の関係を通じて次の世代に受け継がれ、その悪影響が時間の経過に伴なって倍増していくと考えられます。

そして第三に、BPDは特にそうですが、パーソナリティ障害が目につくようになってきました。これは現代文化への無理もない不可避的な応答、もしくは現代文化の一表現としての現象であるととらえることができるでしょう。クリストファー・ラッシュは著書の『ナルシシズムの時代』に、次のように書いています。

あらゆる社会はその文化——つまり、その社会独特の規範、その社会の基礎になる前提の数々、社会体験をつくりあげる形態など――を、個人の中に、パーソナリティーという形の中に、再生産する。デュルケームがいったように、パーソナリティーとは、社会化された個人なのだ。[1]

多くの人にとって、アメリカ文化は過去との接点を失い、未来との接点を見いだせずにいます。パーソナルコンピューター、携帯電話、インターネットなど、技術進歩と情報の大洪水が二〇世紀後半から二一世紀初頭にかけてなだれのように押し寄せ、一人でそれらに取り組む時間がふえたために、実世界での人間同士の交流がその犠牲になりました。フェイスブック、ツイッター、インスタグラム、ユーチューブ、スナップチャットやティックトックなどを利用している若い人の間では特にそうですが、コンピューターなどの電子機器に執着と言ってもいいほど熱中する風潮は、対人交流を減少させています。皮肉なことにソーシャルメディアは対人交流を促進するというより、人々を自己完結の方向に向かわせているようです。テキストメッセージ、ブログ、投稿やツイートは互いに目を合わせるどころか、リアルに対面する必要すらありません。祭壇に祀りあげた「見逃したり取り残されたりすることへの不安」（ＦＯＭＯ）に対して、孤独な思索が捧げられているのです。

離婚率の上昇、移動の拡大といった要因も安定性と信頼性に欠ける社会をつくりだしています。ベビーブーム時代に生まれた世代は、場合によれば祖父母も通っていた、両親と同じ学校に入り、同じ教会に行った最後の世代になりました。親戚や長年の隣人たちに囲まれて育った最後の世代なのです。移動が激しい現代社会では、長続きする親密な関係を築くことが不可能に近いほど難しくなり、根深い孤独感、自己専念、空虚感、不安、抑うつ、自尊心の喪失が拡大しています。

ＢＰＤ症候群は、こうしたストレスに対する病理的な反作用なのです。安定や自己価値の評価を外の世界に求めることがかなわない状況にあって、ＢＰＤの人たちが示す二者択一的な思考や自己破壊性、激しい気分の変化、衝動性、対人関係の困難、自己同一性の不全感や怒りは、この緊張した社会に対する無理もない反応と見ることができるでしょう。多くの人が多かれ少なかれ備えていると思われるＢＰＤ的な特徴は、社会的な環境によって引き起こされたか、培われたと言ってもいいものなのです。『ニューヨーク・タイムズ』の記者ルイス・サスは、それを次のように書いています。

どんな社会も、抱えている病を表現するためのスケープゴートを必要としているだろう。フロイトの時代にはヒステリーがその時代の性的抑圧を象徴していたように、アイデンティティが多くの断片に分裂したＢＰＤは、私たちの社会の安定した総体から砕け落ちた破片を表している。[2]

ＢＰＤの病理は過去数十年の間に増加してきたと見られていますが、この症状は二〇世紀初頭にも同じようによく見られたと考えている精神医学の専門家もいます。そうした人たちは、変化してきたのは障害の有病率ではなく、現在は公式に認められて定義されているため、単に診断がふえているにすぎないのだと主張しています。フロイトが紹介した初期の症例でさえ、現在の基準に照らして精査されれば、今日ではＢＰＤと診断されることになるかもしれません。

しかしその可能性があるとしても、精神科医を訪れるＢＰＤの患者がふえる一方にあり、一般市民の間にますますボーダーラインの特徴が認められるようになってきたことを軽視してよいとは言えません。この障害が臨床の領域や大衆文学でこれほど広範囲に認識され、取り上げられるようになってきた最大の理由は、なんといっても、臨床現場と一般文化の両方にまたがるその普及率の増大にほかならないのです。

構造の崩壊――分断された社会

第二次世界大戦の終結以降、アメリカ社会が分裂を深めていることに異論を唱える人は少ないでしょう。何十年もきちんとした枠組みを保ってきた家族のあり方――両親がそろった核家族、拡大家族、収入を一人に頼る家計、地理的安定性など――も、多様なパターンやスタイルを示すようになっています。離婚が急増し、アルコール、二〇一〇年代のメタンフェタミンやオピオイドの流行に示されるような薬物の乱用がふえ、育児放棄や児童虐待の件数が飛躍的に増加しました。犯罪、政治テロ、政治的な暴力などもあちこちで起こり、残念なことに以前はめったになかった銃乱射事件が火災訓練のように一部の学校で起こるようになりました。にわか景気と不景気がジェットコースターのように入れ替わる相場に示されるように、経済の不確実性は偶然でなく必然になっています。

こうした変化の中には、社会がいわば「社会的再接近」の機能を果たせずに終わったことに説明されるものも含まれていると考えられます。第三章で触れたように、分離・個体化の段階を迎えた子どもは、おそるおそる母親から分離する冒険に挑みながら、いつものとおり温かく迎えてくれる母親のもとへ戻ってきて安心します。ところがこの和睦の過程に支障が生じたときは、信頼感の欠落、問題の多い対人関係、空虚感、不安、不安定な自己像など、ＢＰＤ症候群を構成する特徴が生じる結果に結びつくことが少なくありません。同様に、健全なかたちの「社会的再接近」を妨げている今日の社会も、人々を安心の拠りどころから遠ざけてしまったと見なすことができるでしょう。経済崩壊、景気後退、失業、抵当流れ、パンデミックによる隔離生活などに見舞われた二一世紀の最初の二十年間ほど、混乱が顕著になっている時期はありません。アメリカでは大部分の地域で、許容できる生活水準を保つためには共働きをせざるを得ない多くの親たちが、育児を第三者に委ねることを強いられています。幼い子どもをもつ親のための有給の育児休暇制度や託児所を設けている職場は比較的限られていますし、条件にも制約があります。人々は仕事上の都合や経済的、社会的な圧力のせいでたびたび引っ越しを余儀なくされ、移動性が拡大したことによって、先のリーサの家族のように、その場所に根差した暮らしが奪われてしまいました。私たちは助けあえる近所づきあいの安心感や社会での堅実な役割を失いつつあるか、すでに失ってしまったかもしれないのです。

伝統的な習慣という枠組みが消失してしまうと、ただ流れのままに漂っているような頼りなさがそれにとって代わることになるかもしれません。今の子どもたちには、積み重ねられてきた時間というものに対する感覚、また自分がそこに所属しているという意識――この世界でしっかり地に足をつけているという存在の観念が希薄です。そのようなよそよそしい世界にあって安心感やコントロールの感覚を求めるとすれば、薬物乱用や摂食障害や犯罪行為など、さまざまな病的な行動に頼ることになるかもしれません。

安心できるしっかりした絆をはぐくむ「再接近期」を提供し得なかった社会の失敗は、過去五十年のすさまじい社会変化に反映されています。アメリカは他者指向の社会運動が沸き起こった「みんな一緒」の活気にあふれた六〇年代から、「私は私」の自己愛的な七〇年代、ナンバーワンをめざす物質主義的な「イケイケ」の八〇年代と、ピンボールのようにあちこちへ向かった時代を経てきました。比較的豊かで安定した九〇年代に続いた二〇〇〇年以降の二十年間は、激動の時代になりました。二〇〇〇年のドットコム・バブルの崩壊、二〇〇八年の大不況など、金融の過熱とそれに続く急後退。カトリーナなどの大型ハリケーン、大津波、大地震、森林火災、地球温暖化の脅威といった自然災害。重症急性呼吸器症候群（ＳＡＲＳ）、中東呼吸器症候群（ＭＥＲＳ）、エボラウイルス病、Ｈ１Ｎ１インフルエンザ、新型コロナウイルスなどのウイルス性パンデミック。イラクとアフガニスタンにおける戦争の長期化。一九六〇年代へと時代が一巡したかのような反戦運動、ＬＧＢＴＱ運動、ＢＬＭ運動やミートゥー運動などの社会政治運動。

こうした構造変化で大きく価値を失ったもののひとつが、集団の忠誠心でした――家族や隣近所、教会、自分の仕事、それに祖国に対する愛着心がなくなってしまいました。心の拠りどころとなるべき人々や組織への再接近を阻みつづける社会にあって、人々はBPDを特徴づける行動——アイデンティティの軽視、対人関係の悪化、孤立化、孤独感、（安定を促す集団の圧力が得られないための）無気力、それに衝動性などでそれに応えているのです。

BPDの人たちの世界と同じように、私たちの世界も大きな矛盾を抱えています。平和を掲げながらも、街なか、学校、映画、テレビ、ビデオゲームやスポーツは攻撃性と暴力に満ちています。アメリカも、「隣人を助ける」理念にもとづいて建国された国家でありながら、今では人類史上ほかに例を見ないほど利己的で保守的、かつ物質主義的な国になっています。積極性と行動力は高く評価され、内省と思索は弱さと無能さと同義に解釈されています。

現代の社会勢力は、黒か白か、善か悪か、正しいか誤りか、有罪か無罪かの二極的な世界観を、子ども時代のような単純な時代へのノスタルジックな視点から受け入れるように圧力をかけてきます。政治の舞台では、候補者たちが極端な立場をとり、「私が正しい、向こうが間違っている」、「アメリカは間違っていない、悪いのはロシアだ」、イラン、イラクと北朝鮮は「悪の枢軸」であるといった論調が展開されているのです。欧米の政治は今日、かつてないほど二極化しています（この章で後述する極端な二極化を参照）。宗教の派閥は、自分たちこそが救いの道であると私たちを説き伏せ、私たちの法律制度もまた、中間のグレーゾーンがほとんど存在しない有罪か無罪のいずれかに人を二分する前提に立っています。このような考え方は、人間のすることは本質的に公明正大であるから正義が全うできるという神話を恒久化してしまうでしょう。悪いことが起きた場合は、必然的にだれかの過ちがかかわっていることになり、その人があがなうべきであるという考え方になるのです。

情報が氾濫し、娯楽にも事欠かない、技術進歩を遂げてますます豊かになった社会では、生きていくにあたって最優先すべきことがらを定めることも難しくなっています。一個人として、また社会としても、心と身体、仕事と娯楽、利己主義と博愛主義のそれぞれに両面のバランスをとることを理想に掲げて努力しながらも、このいよいよ物質主義へ向かっていく社会にあっては、積極性が攻撃性へ、個人主義が孤立化へ、自己愛が自己中心に変わるまで、ほんのひとまたぎなのです。

科学技術に対してこれまでにない信奉が寄せられるようになってきたことから、強迫観念に取り憑かれたかのように正確さが求められるようにもなりました。計算機が暗算表や計算尺にとって代わり、その計算機もコンピューターにとって代わられました。自動車、電化製品、携帯電話、コンピューターは今や生活のあらゆるところに遍在し、機械や装置を動かしています。電子レンジのおかげで大人は料理の手間から解放されました。子どもたちはマジックテープの普及によって靴ひもの結び方を知らずにすむようになりました。創造性や知的研鑽が、利便性と精度に入れ替わったのです。

もともと不公平で無作為的なこの宇宙に、秩序と公正さを押しつけるこうしたあらゆる試みは、白か黒か、善か悪か、正しいか誤りかのどちらかひとつに決めようとするＢＰＤの虚しい葛藤に拍車をかける結果を招いています。しかし、この世界は元来公正なものでも、正確無比なものでもなく、それほど単純なアプローチでは捉え切れない微妙な要素で構成されています。健全な文明には、割り切れない曖昧さを受け入れる余裕があるものです。そのような曖昧さを無視あるいは排斥しようとする姿勢は、分極化に引き裂かれたＢＰＤ的な社会を促すことに貢献するだけなのです。

　こうした変化――どちらか一方の極へ引き寄せようとするおそるべき力――の蓄積による影響が、私たちの精神に何の作用も及ぼさないと考えるのは楽観的にすぎるでしょう。私たちは、一方には先端技術に恵まれた健全で豊かに栄える現代社会と、もう一方には住む家のない人々、貧困、薬物乱用や精神障害を抱える現代社会、また良識のある安全で頼りになる世界と、核による大量殺りくや壊滅的な気象現象の悪夢に脅かされる世界の両方に境界を接する、いわば「ボーダーランド」に暮らしているといえるでしょう。

　このような社会変化に対する代償は、心臓発作や脳卒中、高血圧症、糖尿病などのストレスにかかわる身体疾患として現れてくることになりました。私たちは精神疾患もまた、私たちが支払わされることになった心理的な代償である可能性を考えなければいけない状況に直面しているのです。

未来への不安

過去五十年ほどの間に、精神病理の治療活動は症状神経症から性格障害へと、精神病理学の定義に基本的な変化がありました。一九七五年にさかのぼれば、精神科医のピーター・L・ジイオバッチーニはこのように書いていました。「臨床家たちは、現行の診断基準に該当しない患者がふえつづける状況にさらされている。そのような患者たちは、具体的な症状に苦しむというより、説明のしようのない漠然とした苦しみを訴える……そして私がそうした患者を話題にすると、ほとんどの人たちが、それがどのような患者を指すかを理解してくれる」[3]。代表的な病理として知られていた神経症がパーソナリティ障害に席を譲ることになった八〇年代以降には、このような報告は一般的なものになりました。病理学にこうした変化をもたらした具体的な社会的、文化的要因は何だったのでしょう。多くの人がそのひとつは〝過去〟の軽視であると考え、先のラッシュはこのように述べています。

自分の前の世代のためでも、また後に続く世代のためでなく、ただ自分自身のためだけに生きるという生き方が情熱をもってむかえられ、目下のところ大流行である。歴史的連続感、つまり、われわれは過去にその源を発し、未来に向かって一筋にのびていく世代の連続の中に属しているのだという感じ、われわれはこの感じをどんどん失っていっている。これが歴史的感覚の欠如なのだ。[4]

ここで言われている歴史的連続性の喪失は、過去と現在の両方向に及んでいます。過去の軽視は未来を知覚する道筋を断ち切ってしまうため、未来は希望と同じ程度に恐怖をはらんだ広大な流砂のようなものになり、足をとられて抜け出せなくなってしまいます。そこでは時間が、過去の成果、現在の行動と未来への視線の上に立つ筋道だった流れとしてではなく、スナップ写真の撮影地点のような孤立した点の感覚で捉えられているのです。

核による絶滅、アメリカ同時多発テロ事件のような大規模なテロ行為、地球温暖化による環境破壊、世界的なパンデミックなど、壊滅的な出来事が迫りくる可能性があることも、私たちが過去への信頼を失い、未来を恐れるようになった一因でしょう。子どもや青年期の若者を対象にした調査結果は、一貫して危機感、生きていくことへの絶望感、短い時間的眺望、人生の目的を達成することへの悲観が見られることや、恐れに対応する手段として繰り返し自殺が口にされることを報告しています。[5]またべつな研究でも、世界的な大惨事の脅威は、BPD、アルコール依存症やほかの精神障害のために家庭でその役を果たせない親にかわって家族の世話を引き受けざるを得なかった、先のリーサのようなBPD予備軍の子どもたちに似たタイプの、「早すぎる成人期」に子どもたちを駆り立てていることが報告されています。[6]医学誌の『青少年保健ジャーナル（"*Journal of Adolescent Health*"）』に掲載された二〇〇八年の研究によると、アメリカの十四歳から二十二歳の若者の多くは、自分は三十歳まで生きられないだろうと考えています。若者の約十五人に一人（六・七パーセント）がそのような「非現実的な宿命論」を語っていると、研究は結論づけています。この調査結果はペンシルベニア大学アネンバーグ・パブリック・ポリシー・センターの健康とリスク・コミュニケーション研究で二〇〇二年から二〇〇五年にわたり四年間実施された、青少年四千二百一人を対象とした調査データに基づいています。十歳から二十四歳までの年齢層には自殺率の増加が見られ、この年齢層では死因の第二位が自殺なのです[7〜9]。

ロックバンドのザ・フーは半世紀以上前に「老いぼれる前に死にたい」と歌いましたが、若い人たちは今でもそのような気持ちを持っているのでしょう。二一世紀に入った最初の二十年間には、銃乱射事件が多発し、特に子どもたちや若い人の間で将来への恐怖が増大しました[10]（本章後段の「悲劇的な出来事――銃乱射、学校での無差別殺傷、世界的なパンデミック」を参照）。すでに見てきたとおり、ＢＰＤの人たちは「今このとき」を指向する姿勢を体現しています。過去に関心をもたない彼らは、〝文化的記憶喪失〟に陥っているようなものと言えるでしょう。心温まる思い出（通常苦しい場面で私たちの支えになってくれるもの）が並んでいるはずの戸棚に、何も入っていないのです。そのため、ＢＰＤの人たちはつらいときを乗り越える支えになる楽しい記憶をもたないままで、息を抜くこともかなわずに苦しみを受け止めていくことになってしまいます。過去の過ちから学ぶことができずに同じ過ちを繰り返してしまいます。

将来に恐怖を抱く親たちは、次世代のために力を尽くそうとはしないでしょう。超然として子どもに情緒的に距離を置き、一方では寛大に甘やかしている現代の親たちは、将来のＢＰＤを育成することに一役かっているのかもしれません。

対人関係のジャングルをさまよう

過去七十年間の社会変化は、性風俗、性の役割、性行動の領域で顕著に現れていると言えるでしょう。時代は、セクシュアリティが抑制されていた五〇年代から性革命が起きた一九六〇年代に移行し、「自由恋愛」と「解放結婚」が主流となりました。それからエイズをはじめとする感染症への恐怖が広がり、大規模な性の再評価が行われた八〇年代へと進んできました。続く過去二十年間には、ゲイやレズビアンの権利運動が広がっています。ソーシャルメディアのマッチングサイトや出会い系サイトが広く普及し、異性との出会いの場所になっていたレンガ造りのバーは、時代の遺物になりつつあります。キーボードを叩き、テキストメッセージを入力するだけで、無邪気にであれ違法にであれ、簡単に相手をみつけてロマンチックな恋愛やセクシャルな恋愛ができるようになりました。サイバー空間は対人関係の世界を「文明化」したのでしょうか。それともこれまで以上に危険なジャングルに変えてしまったのでしょうか。答えはまだわかりません。

こうした社会的な力は、友情や恋愛、結婚の絆を結び、維持していくことを難しくしてきました。二十歳から二十五歳までの夫婦の六十パーセント、二十五歳以上の夫婦は五十パーセントが離婚に至っています（この数字は二〇〇八年から十六年にかけてやや減少しましたが、ミレニアル世代における結婚の減少と婚期の遅れが反映されているのかもしれません）[11,12]。ラッシュは一九八二年の時点ですでに、「社会生活がどんどん野蛮になり、戦争のような様相を帯びていくにつれ、個人的な関係もやはり、闘争のような性格を帯びてきたのだ」と述べています。[13]

皮肉なことに、BPDの人たちはそのような戦闘状態には向いているかもしれません。男性の支配し、あがめられたいという自己愛的な欲求と、それに対してコントロールされて罰せられたいというBPDの女性の漠然とした欲求とは、相呼応します。本章の最初に紹介したリーサのように、BPDの女性には不幸だった家庭から逃げだすために若くして結婚する人もいます。そのような女性たちは、支配的な夫にしがみつき、以前の泥沼のような家庭を再現してしまいます。平手打ちと、「ありがとう、目が覚めたわ」のサド・マゾ的な関係の二人になってしまうかもしれません。それほど一般的ではありませんが、BPDの男性が自己愛的な女性のパートナーを得るという逆のパターンもめずらしくありません。

マゾヒズムは、BPDの人々に顕著な対人関係の特徴です。苦痛を伴う依存関係は、「愛は傷つくもの」というおなじみのフレーズを彷彿させるものです。BPDの成人には、小児期に母親や保護者と発展的な関係を築こうと葛藤しながら、混乱と苦痛を味わった人が多く、やがて成長してからも、べつなパートナー（配偶者、友人、教師、上司、聖職者や医師など）を対象に、当時の混乱をよみがえらせるのです。BPDの人たちの「自分には価値がない」という低い自己像を強化するのに最も効果を上げるのが、非難や虐待なのです。常に父親から非難されることで自分に根深い無価値感を抱いていたリーサの場合は、夫や上司との関係でそれを呼び覚まされることになったのでした。

BPDの人のマゾヒスティックな苦しみは、サディズムに転じることもあります。例えばアンは、夫のリーアムの飲酒癖を知っているにもかかわらず、ときどき自分からお酒を勧めました。リーアムは酔うと暴力をふるうことも承知していながら、けんかをしかけては、その結果受けることになった傷を勲章のようにリーアムに見せつけて自分の行為を思い出させ、嫌がる夫を人々の中へ引き連れていって、その傷を「ちょっとした事故で」とか、「うっかりドアにぶつかって」と説明するのでした。リーアムはそのたびに惨めな気持ちで深く後悔し、一方アンはいつも虐待を受けつづける被害者の立場を主張して、殴られるという行為を通じてリーアムを罰していたのです。そんな二人の関係は、どちらが本当の被害者かという問題をますますわからなくしていくものでした。

明らかに崩壊していると見える関係であっても、ＢＰＤの人は、自分は傷つけられて当然なのだと考えて再びそこへ戻ってきます。独りになってしまうことやべつのパートナーを考えることにくらべれば、ひどい扱いを受けても、慣れ親しんだかたちのほうが楽なのです。

現代の対人関係の典型的なパターンのひとつに、恋愛でふたまたをかけるパターンがあります。英語で「シングリング」と呼ばれる、現在の関係を清算する前に新しい恋人を獲得するかたちですが、常にパートナーを求める欲求は、ＢＰＤの人の対人関係によく表されています。対人関係のジャングルジムをよじ登るときは、上方の枠にしっかり手をかけてからでなくては、握っている枠から手を放すわけにはいきません。自分を虐待する配偶者であっても、せめて地平線のかなたに「白馬の騎士」が見えるまでは、そこを去ろうとしないのです。

社会的、性的道徳観が緩やかで、恋愛関係が枠にはまらない自由なかたちをとる時代（例えば六〇年代後半や七〇年代）というのは、ＢＰＤの人たちにとってはやりにくい環境です。しっかりした構造をもたない自由な社会では、自分に独自の価値体系を築くことが極めて苦手な人は、反対に身動きがとれなくなってしまうのです。また逆にいえば、自由なセックスが下火になった（ひとつにはエイズなどの影響で）八〇年代の終わりのような時代は、ＢＰＤの人に皮肉にもセラピーの効果をもたらした時代でした。だれかと親しくなることへの不安は、人々に身体的危害を被る覚悟がなければ超えられないような厳しい境界を設けさせます。そうした外部構造は、自己破壊的な行動をとる人を保護する役に立つでしょう。衝動的な性行為や奔放な振る舞いは、性感染症や暴力的な性的逸脱といった厳しい代償を負わされる結果を招いてしまうからです。

男女の役割分担の移り変わり

二〇世紀の初めには、人々の社会的な役割は今日ほど多様ではなく、今日より明確で、複数の役割を組み合わせてこなすのはさほど難しいことではありませんでした。母親は家庭で家事を担い、子どもたちの世話をしていました。勉強や趣味、ボランティア活動といった母親が外に向ける関心は、そうした生活の中から自然に発生してくるものでした。父親のほうも、仕事と地域活動に自然なバランスをとっていました。夫婦の役割はおおむねそのようなかたちで、円滑に機能していたのです。

ところが現代社会の複雑な要素は、一人ひとりにおびただしい数の社会的役割の分担を押しつけています。その多くは、容易に組み合わせることができる内容ではありません。例を挙げれば、仕事をもつ母親は、二つの役を担いつつ、それらをこなしていくために奮闘しなければなりません。雇用主の大多数は、働く母親に職場と家庭を切り離すことを要求しますが、どちらかひとつの役に問題が生じ、それがもうひとつの役に支障をきたす場合に、そのせいで罪悪感や屈辱感に苦しむ人は大勢いるのです。

働く父親についても、職場と家庭における役割がはっきり区別されるようになりました。食料雑貨店を営みながら店の二階に暮らすというかつての生活は、家からはるかに離れた職場に通うスタイルにかわり、家族と共に過ごす時間がずっと少なくなりました。現代の父親はますます参加型の役割を担い、家庭での責任が増しています。希望するかどうかにかかわらず、コロナ禍の時代には在宅勤務が急増し、両親の仕事と子育ての両立により大きな負担がかかるようになりました。

過去数十年にわたる役割分担の変化は、ＢＰＤがなぜ女性に多く見られるのかを考える上での中心的な要素となっています。昔は、女性のたどる人生は基本的にひとつしかありませんでした。十代の終わりか二十代のはじめに結婚し、子どもをもうけ、家庭で子どもたちを育てる生き方が普通とされ、外へ出てキャリアを積もうというような考えは抑えられていたのです。それに対して今日の若い女性たちは、独身で仕事に生きる道、結婚して仕事をつづける道、これまでのような献身的な母親になる道、あるいは結婚も仕事も子育ても一手にこなすスーパーママになる道と、驚くほど多岐にわたる役割モデルを選択することができます。

男性も新しい役割を担うことになりましたが、女性ほど幅広い選択肢はもたず、女性ほどの葛藤は生じません。以前の世代では、娘のバレーボールの試合を応援するために仕事を休む父親は、家族を養う役割を怠っているように見えたかもしれません。今日の男性には、以前より柔軟に開放的な姿勢で子育てにかかわることが求められています。もっとも、そうした姿勢や担うべき責任は、たいていの場合、一家の稼ぎ手か共同の稼ぎ手としての役割内にとどまっています。「主夫」を務めるために野心を捨てて仕事を辞める男性はまれで、通常はそうした行動を期待されていないでしょう。

男性は、パートナーとの関係が進む過程においても結婚に際しても、女性の場合ほど適応のための変化は求められません。例えば引っ越し先なども、たいていは主な稼ぎ手である男性の仕事の都合で決まるのが普通です。女性の妊娠や出産、育児期間中にも、男性の日常の生活にはさほど大きな変化は生じません。女性は妊娠・出産という肉体的な負担に耐え、出産のために仕事を休まなくてはならないだけでなく、職場に復帰するか仕事を辞めるかを決めるといった変化を伴うのです。にもかかわらず共働きのカップルの間では、公言されてはいないとしても、家事を担うのは自分の務めであると女性が自然に考えている場合がめずらしくありません。自分の予定を調整して病気の子どもにつき添っていたり、依頼した修理人が来るのを待って家で待機していたりするのは、たいてい女性のほうなのです。

女性は苦労して社会的、職業的な選択肢をふやすことに成功してきましたが、一方で高い代償が伴うことになったかもしれません。女性が母親の役目と仕事の両方を申し分なくこなせることはよく知られています（女性も働かざるを得ない事情がある家庭は多いでしょう）。しかし仕事や家庭、子どもにかかわる大きな決断、夫と子どもたちへの気配り、そうした決断や行動を迫られながらの生活に伴うストレス、また自分は何もので、何をしたいのかについての混乱といったかたちで、「伝統的」な価値観がまだ圧力を及ぼしているでしょう。この視点に立って考えてみれば、アイデンティティと役割の混乱が中心的な構成要素になっているＢＰＤには、女性のほうがなりやすいこともうなずけます。

結婚の概念そのものが大きく変化したことも、この主題をめぐる混乱に拍車をかけています。男女の婚姻を前提にする伝統的なユダヤ＝キリスト教の規範は、この二十年の間に宗教の議論としてだけでなく、政治や社会の場でも大きく問い直されています。同性婚に対しては、二〇〇四年には六十パーセント対三十一パーセントの割合で反対派が多数を占めていましたが、二〇一九年の調査では世論が逆転しました。アメリカ人の過半数（六十一パーセント）が同性婚に賛成し、反対派は三十一パーセントにとどまったのです。[14] アメリカ最高裁判所もオーバーグフェル対ホッジス裁判において同性婚を禁止していた十三州を二〇一五年に違法とし、世論を反映する判決を下しました。

同性婚の承認と合法化は熱い議論を巻き起こし、過去十年間で特に同性婚を中心とする同性愛をめぐる論争が、アメリカを二極化に導く重要なテーマのひとつになっています。

BPDと性的志向

ＢＰＤの人の役割混乱には、性的指向が関与している場合もあります。同性愛は真っ向から騒々しく取り上げる問題ではなかったものの、何世紀にもわたって論争の的になってきました。承認するとの見方に立つ一方の極から、軽微な罪でしかないとする考え方、不法であるとする非難、死刑をもって罰せられるべきとする禁止のもう一方の極まで、時代と社会に応じたさまざまな考え方がなされてきたのです。『ＤＳＭ-Ⅲ-Ｒ精神障害の診断・統計マニュアル』によって一九八七年に同性愛にかかわる記述がすべて削除されるまで、同性愛はつい最近の一九八〇年代まで精神障害とみなされていたのでした。

こうした社会的な混乱と並行して、ゲイやレズビアン、トランスジェンダーの人が自らの性的指向を周囲に打ち明けることには、不安が伴い、社会や家族から厳しい反応が返ってくる可能性があることも事実です。それでも、二〇一一年にはミレニアル世代の中で自分をゲイと認識している人は三・五パーセントでしたが、最近の調査では七パーセントにふえ、社会は昔とくらべて変化しています。[15]

トランスセクシャリズムは、男性性、女性性の定義をいっそう不明瞭にしました。ＢＰＤの診断基準のひとつになっているアイデンティティの混乱は、重大な懸案事項です。トランスセクシャルの人は彼、彼女と呼ぶような識別を拒み、性別を分けない中立的な言葉で自分を認識してもらいたいと思っています。アイデンティティやセクシュアリティ、さらには「正常性」を構成するもの自体について曖昧さが増している社会の趨勢は、特にＢＰＤの人に大きな影響を与えます。保守的な福音派の組織や宗教団体と、リベラル派、ＬＧＢＴＱ、中絶肯定派の間で交わされている白熱した議論も、アイデンティティを確立して安定した人間関係を築くことに努めているＢＰＤの人に不安を呼び起こす一因です。

家庭と育児様式の変化

第二次世界大戦の終結以降のアメリカ社会には、家族の形態と育児様式にいちじるしい変化がありました。

・両親のそろった核家族が着実に減りつつあります。九〇年代生まれのアメリカの子どもたちは、主として両親の離婚が原因で、半数が人生の一時期を片方の親の家庭で育てられています。[16] 米国国勢調査局によると、両親と暮らす子どもの割合は一九六〇年から二〇一六年の間に八十八パーセントから六十九パーセントに減少し、ふたり親家庭の六パーセントは両親が結婚していませんでした。調査対象期間中に母子家庭の子どもが八パーセント前後から約二十三パーセントの三倍にふえ、二〇一六年には、父子家庭で育つ子どもが四パーセントを占めました。[17] 二〇一九年にピュー研究所が行ったより最近の調査では、アメリカの十八歳以下の子どもは、二十三パーセントがひとり親家庭で暮らしています。アメリカを除いた世界全体では、ひとり親家庭の子どもは七パーセントなのです。[18]

・代替家族（片方の親がべつなひとり親の家族と一緒になって構成する「混成家族」など）のもとで、多くの子どもたちが産みの親以外の人に育てられる状況が生じています。

ほかの要因の中でも特に、地理的な移動性の増加により、祖父母やきょうだい、いとこなどを含む昔ながらの拡大家族や、近隣に親族が住むかたちの家族構成がほぼ消滅し、両親とその子どもたちの家族は実質的に周りからなんの支えも得られない状況となっています。

・外へ出て働く女性が飛躍的にふえました。働く女性の四十パーセントが、十八歳未満の子どもがいる母親です。また、シングルマザーの七十一パーセントが就労しています。[19]

・女性が外へ出て働くようになった結果、かつてなかったほど大勢の子どもたちが託児施設に預けられるようになりました。その年齢も、昔にくらべてはるかに低くなっています。託児施設に預けられる幼児は、八〇年代に四十五パーセントもふえています。[20]

・二〇世紀最後の数年間で育児放棄、子どもへの虐待や性的虐待がいちじるしくふえていることを、エビデンスが明快に示しています。[21]

こうした育児様式の変化は、親と子どもの双方にどのような精神的な影響を与えているのでしょう。研究者や発達心理学者は、混乱や虐待に特徴づけられる不安定な家庭環境で育ってきた子どもたちは、青年期以降に精神障害や情緒障害を発生する可能性が大変高いと考える点でおおむね意見が一致しています。そのような環境にかかわる親たちにもまた、ストレスや罪悪感、抑うつ、自己卑下など、ＢＰＤに関連する特徴を発生しやすい傾向が見られます。

誤解のないように言い添えますが、ひとり親の家庭や両親が共働きの家庭が伝統的な核家族にくらべて環境的に劣っているという意味ではありません。それを支持するエビデンスが存在しない精神疾患の領域についてはなおさらです。[22] 今日のアメリカでは、伝統的な二親の核家族は少数派になっているのが現状で、そのような家族構成で生活しているアメリカ人は全体の三分の一に過ぎません。核家族でない家庭の何百万人もの親たちは、離婚による感情的・経済的なストレスや、経済的な事情があるかどうかにかかわらず、仕事やキャリアを追求することに上手に折り合いをつけ、むしろ楽しんでいる人もいます。託児の増加が精神疾患や児童虐待の増加につながったというエビデンスはありませんが、働く親を支援する手ごろな費用の質の高い託児所や保育所は、親が働く家庭のニーズに大きく遅れをとっています。このような状況で育つ子どもたちにも同じことがいえます。ひとり親家庭や夫婦共働きの家庭は、荒れ狂っていたその前の家庭より大幅に状況が改善されていることが少なくありません。このような家族構成の親子は、ストレスが生じる前に関連する本、カウンセリングやセラピー、親族や友人のアドバイスなどを通じ、ストレスに対処するスキルを身につけることをお勧めします。

信頼感を破壊する児童虐待と育児放棄

児童虐待とネグレクトは重大な健康問題になっています。二〇〇七年には、約五百八十万人の子どもが関係する児童虐待の通報や申し立てが、アメリカでは推定三百二〇万件にのぼりました。[23] いくつかの研究では、女の子の二十五パーセントが成人期に達するまでに、親やそのほかの人から何らかのかたちで性的虐待を受けていると推定されています。[24]

身体的な虐待を受けた就学前の児童に見られる特徴には、無気力、抑うつ、愛着の問題、行動上の問題（多動や激しい癇癪など）、衝動抑制能力の低さ、攻撃性、仲間とうまくかかわれない問題などが挙げられます。

「暴力は暴力を生む」と言ったのはジョン・レノンですが、ひどい扱いを受けた子どもたちについて真実をついた言葉であるといえます。虐待を受けた人たちは、自らも虐待をするようになることがめずらしくないことから、この問題は世代を越えて、何十年にもわたって永続化していく可能性があるのです。虐待を受けたりネグレクトされたりした子どもの約三十パーセントがのちに自分の子どもを虐待し、悪循環が続くと言われています。[25]

BPDの人々が受けた虐待や育児放棄の体験は、BPDをほかのパーソナリティ障害とははっきり区別する要因として捉えることができるほど高い割合を示しています。その中で最も多く見られるのが言葉による虐待と心理的な虐待で、その次に身体的虐待や性的虐待が続きます。精神的な虐待にくらべれば、身体的、性的虐待のほうが本質的に過激な性質をもっているかもしれませんが、情緒的に虐待を受けた子どもは、自分を尊重する気持ちを完全に失ってしまうこともあるのです。

子どもへの情緒的な虐待には、さまざまなかたちがあります。

・こき下ろし…常に子どもの成し遂げたことをけなし、間違った行動を何倍にも誇張して責め立てる態度。やがて子どもは、自分はどうしようもない、あるいは価値のない人間だと思い込むようになる。

・無関心や育児放棄（ネグレクト）…子どもの発達に関心が薄く、必要とされるときにも愛情を与えない、精神的なかかわりをもたない態度。

・支配…子どもを支配するために過激な脅しを利用する態度。このようなかたちの虐待を、捕虜の強制的な洗脳に利用するテロリストのテクニックと比較する発達の専門家の研究もある。[26]

リーサの話を思い出してください。リーサは、おまえには努力が足りないといつも父親から精神的な虐待を受け、大事なことの決断を夫に任せきりだった母親にも、味方になってもらえることはまれでした。引っ越しのたびに、誘拐されるみたいだと感じていたのです。
心理学者のヒュー・ミッシルダインが次に述べている、子ども時代に親に無視された人に見られる行動様式は、ＢＰＤの人たちがのちの人生で抱えるジレンマを反映しています。

子どものころに親に無視される苦しみを味わった人は、自分に欠けているものを与えてくれる誰かを求めて、次から次へと相手を代えて渡り歩くようになる可能性がある。自分を大切にできず、結婚すれば問題が解決すると考え、結婚はしたものの、情緒的な絆が感じられない恐ろしい状況に陥っていることに気づくかもしれない……さらに、親に無視されていた過去をもつ人は、情緒的な充足感が得られないせいで、常に不安と焦燥感を抱えている……焦燥感に駆られた衝動的な行動が、情動的に生きている幻想を見せてくれるのだ……そのような人たちには、結婚していながらも、ほかに二、三人の性的な関係をもつ相手がいる場合もある。自分を尊敬し、賛美してくれる相手には誰にでも惹かれてしまう――愛情を切望するあまり、対象を選別する能力に大きな支障をきたしている。[27]

ＢＰＤの原因と考えられる要因（第三章参照）に拠るとすれば、小児期の初期における虐待や無視、親との長期間の分離は、発達する子どもの信頼感の確立を大きく阻害することが考えられます。自尊心と自律性が損なわれ、分離に適応してアイデンティティを築き上げる過程も、正常な経過をたどれません。虐待された子どもは、成人に達してからの対人関係にそのストレスを増幅させて反映させる場合があります。親密感に罰と苦痛が結びつき、「愛は傷つくもの」と信じるまでになってしまいます。ＢＰＤの人たちは、成熟していくにしたがって、虐待する親の代わりに自傷行為に及ぶようになることもあります。

離婚と子どもたち――消えていく父親

主に離婚を原因として、かつてなかったほど大勢の子どもたちが父親の物理的、情緒的な支えの存在しない環境で育てられています。親権が争われる場合、裁判所は母親に子どもを委ねるケースが大部分を占めることから、ひとり親家庭の圧倒的多数が母親家庭となっています。共同親権や子どもとの自由な面会が採択されるケースですら、離婚後には妻より早く再婚して新しい家庭を築くことになりやすい父親のほうは、子どもの成長過程で消えていってしまう場合が少なくありません。

父親と母親が育児に同等の責任を担う方向へ向かいつつある最近の風潮のせいで、離婚は子どもにとっていっそうつらいものになっています。両親が二人とも育児にかかわるスタイルは有益であることは確かですが、子どもの立場からすれば、離婚に伴なって失うものがさらに大きくなるのです。これから乗り越えていかなければならない大事な発達過程を控えた形成期の子どもにとっては大きな打撃です。

離婚の影響を考察する研究は、就学前の子どもには見捨てられることへの不安に裏づけられた強い失望感、欠落感、退行、それに極度の分離不安が見られることを共通して報告しています。[28]小児期の後期になって抑うつ状態に陥ったり[29]、反社会的な態度を示すようになる子どもは少なくありません。ひとり親家庭の十代の子どもたちは、一親家庭の同年代の子どもにくらべて自殺や精神疾患の割合が高い傾向が示されています[30]。

両親の別居から離婚に至るまでの期間においては、子どもは身体的な親密さを求める欲求がさらに強くなります。幼い子どもが別居中の親に一緒に寝たいとせがむのもその典型的な一例です。同じベッドで眠る習慣が親のほうの欲求とも合致して継続的に続くようになると、子どもの自律性や身体完全性が脅かされる可能性があります[31]。そこへ孤独感と親の離婚によって引き起こされた自己愛的な深い傷が加わることによって、発達に深刻な障害をきたす子もいますし、必死に愛情と安心を求めるうちに、性的虐待を受ける状況に追い込まれる子もいます。家庭を離れた父親は、自分の孤独感と喪失感を癒やすために、子どもと過ごす時間をふやしたいと要求することがありますが、子どもが父親の恨みと苦しみを受け止める避雷針の役目を果たすことになるとすれば、虐待の危険はいっそう高くなるのです。

離婚にかかわるさまざまなケースで、子どもが両親の破壊的な戦いの道具として利用される場合もよく見られます。例えば、いつもは娘との面会の権利を放棄しているにもかかわらず、母親への怒りに駆られたときに限って、娘を自分が引き取ると言い張るハンという父親もいました。父との面会は娘にとって、また父親とその新しい家族たちにとっても、決して楽しいものではなかったのですが、父親は面会の要求を拒めない母親に無力感を味わわせる嫌がらせをするために、そのような行動をとっていたのでした。離婚した両親の争いに巻きこまれたイザベラの場合は、母親が養育費の増額を要求するために定期的に父親を裁判所へ呼び出すたび、その巻き添えになっていました。贈り物で味方につけようとしたり、学費や生活費の援助を打ち切ると脅したりするのは、衝突を繰り返している親たちが用いる常套的な戦術ですが、そのような贈賄や脅しは親よりむしろ子どものほうに大きな傷を与える場合が多いのです。

子どもが裁判所の戦いの場に引っぱりだされ、証言を強要されることすらあります。そのような状況においては父親、母親、裁判所、また関係する社会福祉団体さえも、子どもを守ってやることができません。子どもはたいてい、圧倒的な無力感（証言をしても争いが続きます）か、陶酔感（自分の証言が戦いの行方を左右するのです）のいずれかを味わうことになります。そんな窮地に追い込まれることを怒り、同時に誰からも見捨てられる不安を抱いているかもしれません。こうした要因のすべてが、ＢＰＤの病理を発達させる温床になり得ます。

父親不在症候群は離婚だけでなく、そのほかの強力な社会的要因にも影響を受けています。この半世紀の間に、第二次世界大戦、朝鮮戦争やベトナム戦争、ペルシャ湾、イラク、アフガニスタンでの武力紛争を体験した退役軍人のほか、捕虜収容所や強制収容所から生還した人たちの子どもが成人してきました。そうした子どもたちの父親は、発達過程の大切な時期に不在だったことに加えて、のちに戦争体験による外傷後ストレス障害を生じている人が少なくありません。[32] 一九七〇年ごろには、第二次大戦と朝鮮戦争で捕虜になった人の四割が、自殺、殺人、交通事故（そのほとんどが一人で運転しているときの単独事故）で命を落としているのです。[33] イラク戦争やその後の紛争の退役軍人にも、同様の傾向がみられます。米陸軍の統計によると、戦争前は自殺を図る人が一日に一人以下だったのが、二〇〇七年には一日五人になりました[34]。ホロコーストの生存者の子どもたちには、しばしば親の極めて大きな精神的外傷に起因する深刻な情緒障害が見られます[35]。

父親不在症候群は、病的な展開に結びつくこともあります。離婚や死別によって引き裂かれた家庭の母親は、自分が理想的な親となってその埋め合わせをしようと努力し、子どものあらゆる面に気を配りますが、そのため、子どもは必然的にアイデンティティを発達させることが難しくなります。もう一人の親の緩衝がない母子の関係は、緊密になりすぎて健全な分離を損ねることがあるのです。

このような場合、母親はたいてい不在の父親役まで補おうとしますが、実際には父親の不在の代わりを果たそうとするのは子どものほうであるケースがめずらしくありません。父がいないという状況のもとにおいては、母子の共生の度合いが大きく増幅されます。子どもは母親を理想化しながら、いつまでも母を喜ばせたいという幻想を抱いて成長し、他方、母親のほうも子どもにいつまでもしがみつきながら、子どもの成長と個体化を阻み、ＢＰＤの種を植えつけてしまうかもしれません。

子どもに甘い育児様式

学校やマスメディア、関連産業など、伝統的な保護者の役を外部に委ねる場合も含めた子どもに寛大な近代の子育ては、親子関係の性質を大きく変えてきました。親としての「本能」に従う行動を、書籍や育児の専門家が務めるようになったのです。両親が共働きをしている家庭の多くでは、育児は二の次に位置づけられています。「子育ては、時間の長さより密度の濃さのほうが大事」という言い方は、「時間をかけられない」ことの罪悪感を伴う婉曲表現であると言えるでしょう。

親たちの大半は、そうした罪悪感を償おうと、子どもの現実的なニーズや娯楽にかかわる要求に対して惜しみない関心をそそいで対応していますが、本物のぬくもりを与えていないこともあります。自己愛的な親は、子どもを独立した一人の人間としてではなく、自分の分身、もしくは所有物と捉えてしまうため、子どもは情緒を欠いたかかわりに苦しみ、その結果自己愛の肥大化、防衛機制としての退行（子ども返り）、自己概念の喪失といった問題が生じてくるかもしれません。

地理的な流動性の増大――私の故郷はどこ？

今日では、かつてなかったほど引っ越しが盛んになりました。地理的な流動性の拡大には、子どもにとって多様な教育環境を提供し、社会的な交流の場を広げる利点がありますが、たび重なる転居に伴ない、足場のない根なし草のような感覚も生じてきます。頻繁に引っ越しをして一箇所に短期間しかとどまらない子どもたちには、「あなたの家はどこにありますか？」という質問に対し、混乱した答えしか返せないか、何も答えられないケースが多いと報告する研究者たちもいます。

過剰な転居には、キャリア志向の生活様式や仕事上の必要性がかかわっているのが普通ですので、引っ越しの多い家庭では、両親もしくはそのどちらかが長時間仕事に縛られる傾向が見られ、ひいては子どもと接する時間も短くなっています。子どもが安定した発達を遂げるために大切である恒常的な要素がほとんどない環境では、頻繁な移動はそのほかにも支障をきたします。子どもの世界を、次々に場面と登場人物が入れ替わるサーカスに変えてしまうのです。そのような環境に育つ子どもたちは、常に孤独と倦怠感を抱きながら、刺激を求めつづけることになるかもしれません。新しい状況や人々に適応することを求めつづけられるうちに、しっかりした地域社会に支えられた安定した自己の概念をなくしてしまうかもしれません。社交的に振る舞ってはいても、そうした子どもたちは先のリーサのように、自分は巧みにそれを装っているだけなのだと感じているのです。

地理的な流動性の拡大は、近隣地域、地域の学校システム、教会や市民団体、友人関係などの安定性を脆弱にしました。どこかに所属するという昔ながらの習慣が失われ、通い慣れた子ども時代の教会とはべつの教会を身近に感じているアメリカ人は四十四パーセントにのぼっています[36]。家族は各世代が遠く離れて住むようになり、心の支えになったり子どもをみてもらったりする拡大家族の親族たちもいなくなりました。祖父母やおじ、おば、いとこたちを知らずに育つ子どもたちは、過去との確かなつながりや、健全な情緒の発達を育む基盤となるべきぬくもりをなくしつつあるのです。

偽物家族の台頭

社会の断片化や婚姻の解消、家庭の崩壊が進んでくると、以前の本来の共同体に代わって「偽物家族」と呼ぶことのできる仮想の共同体が登場することが少なくありません。部族への帰属欲求は、さまざまなかたちで現れます。ラスベガス・レイダーズと一心同体になっているアメリカンフットボールのファン。人気番組『アメリカン・アイドル』でお気に入りの出場者に投票するために、毎週何時間も電話の前で待機している大勢の人々。〝共通〟目的を持つもっと大きな集団に自分も参加したいのです。何百万人もの若者もフェイスブック、インスタグラム、ユーチューブ、スナップチャットやツイッターなど、ソーシャルネットワークの広大な電子コミュニティの一員になっています。六十年前、カート・ヴォネガットは『猫のゆりかご』という小説の中で「グランファルーン」という予言的な言葉を使い、このような「絆」で結ばれた人々を面白おかしく表現しました。グランファルーンとはありもしない絆でアイデンティティや目的を共有していると思っている人々、あるいは共有するために共同体に参加している人々を指す言葉なのです。ヴォネガットはその例として、アメリカ革命の娘たちとゼネラル・エレクトリック社を挙げています。ヴォネガットがこの小説を書いたのが現代であれば、フェイスブックやツイッターの膨大なユーザーが例に挙がっていたかもしれません。

最初はニッチなコミュニティでしかなかったソーシャルネットワークサービスは、二〇〇三年以来、何十億人ものユーザーを巻き込む現象へと急成長しました。二〇〇七年には、インターネットを利用するアメリカの十二歳から十七歳の若者のうち、半数以上（五十五パーセント）がソーシャルネットワークを利用していました。[37]アメリカの調査機関ピュー・リサーチ・センターが二〇一八年に行った調査では、十代の若者の九割が「ほとんど常時」または「一日に何回も」インターネットを利用していると回答しています。[38]初期の調査結果では、十代の若者は主に友人と連絡を取り合ったり計画を立てたり、新しい友人を作ったりするためにソーシャルネットワークを利用していることが示されています。しかし、目的はそれ以外にもあったかもしれません。例えば、マイクロソフト社の調査によると、参加する人々の最大の原動力はエゴであり、「社会的、知的、文化的資本をふやす」ために集団に参加していることが明らかになっています。[39]

国家を（たとえ偽物国家であれ）吹き飛ばしかねない勢いをみせている電子社会の中でも、ツイッターは最も人気のあるウェブサービスのひとつですが、ここでは堂々と自己陶酔的な投稿ができる傾向が見られます。全角一四〇字、半角二八〇字内のテキストメッセージをリアルタイムで送信できるサービスのツイッターは、「何をしているか」、「今何を考えているか」をフォロワーの一団に伝えるために利用されています。双方向のコミュニケーションをすることは意図されていません。

アメリカ文化にナルシシズムが広がりつつあることに異論を唱える人は、おそらくいないでしょう。トム・ウルフが一九七六年に書いた画期的な記事「自分中心時代と第三次大覚醒」が嚆矢となり、一九七九年にはクリストファー・ラッシュの『ナルシシズムの時代』が刊行されて以来、さまざまなかたちで自己愛的な文化的傾向が表れてきました。無名だった人が一夜にして有名人になるようなリアリティ番組が躍進し、美容整形市場が急成長し、過保護な育児、セレブのもてはやし、物質的豊かさを渇望する風潮に加え、今は偽りの友人関係を作り上げるソーシャルネットワークの利用が進んでいます。ジーン・M・トウェンギとW・キース・キャンベルは『自己愛過剰社会』（原書は二〇〇九年刊行）でこのように指摘しています。「インターネットは便利なテクノロジーをもたらしたが、同時に手っ取り早く名声を手に入れる手段と、〝私を見て！〟の精神構造をもたらした。人々はまるで商品でもあるかのように自分をパッケージ化し、血眼になってセルフ・ブランディングとも呼ばれる〝自分ブランド〟の構築をめざす」と。[40]

激動の十年紀

二〇〇九年に戻る時間旅行を想像してみてください。大統領に選出されたばかりのバラク・オバマが、世界の指導者や中央銀行と力を合わせ、深刻な世界経済危機からの脱却を図っていました。アメリカの人口の約七十七パーセントが携帯電話を所有し、その大部分は過去五年間に携帯電話を購入した十代の若者でした。[41] フェイスブック、ツイッター、ユーチューブが揺籃《ようらん》期にあり、インスタグラムやスナップチャットは登場していなかった時代です。同性婚はアメリカ四十五の州で違法とされていました。年間五件の割合で銃乱射事件が発生し、[42] 部族政治やネットいじめ、セルフィー、絵文字といった言葉は日常用語として定着していませんでした。

それから十年後の世界が社会、文化、政治、そして技術のあらゆる面で大変貌を遂げたことは、どんな政治イデオロギーをもっていようと、誰もが認めるに違いありません。今はスマートフォンが通信機器の主流になりました。特に若い人たちの間では、ソーシャルメディアが中心的なコミュニケーション・スタイルになりました（異論もあるかもしれませんが）。銃乱射事件、学校での無差別殺傷事件もよくある事件になりました。一〇一〇年代には百九十四件の銃乱射事件が発生し、それ以前の十年間のほぼ三倍になっています。[43] 民主党と共和党の対立が二極化し、州政府や米国議会で頻繁に行きづまりを引き起こしてきました。

ここで論じている内容に関して最も重要な留意点は、こうした社会の勢いが組み合わさり、「種」とまでは言わないまでも、不安、ストレス、精神疾患の「病原菌」を繁殖させる培養器が形成されてしまったことです。アメリカにおける最近の研究と調査によると、二〇一〇年代には、特に二〇一六年から一九年にかけて、不安やストレスレベル、セラピストへの相談、精神障害の診断数と重症度がいちじるしい増加を示しているのです。[44, 45]

時代の変化は誰をも混乱させてきましたが、精神疾患を患う人に、また特にＢＰＤに苦しむ人に大きな混乱をもたらしました。以下に論じる社会変化の諸側面は、九つの診断基準に反映されるＢＰＤの思考、感情や行動を追いつめる要因になっています。これらの社会変化は、精神疾患の中でもとりわけＢＰＤの人に与える影響が大きいと考えられます。ＢＰＤの治療に携わる臨床家にとっても、仕事が以前より困難になりました。バブルの中で守られてはおらず、現実世界を生きている臨床家たちも、社会的な変化の波にさらされ、患者を支えて理解し、かじ取りをするのに苦労しています。

政治の両極化と部族政治

極端な二極化と部族政治は、多岐にわたる偶発的な派生効果を生み、投票用紙の内容を超えて問題を複雑にしています。例えば、ソーシャルメディアに同性愛者の権利や、女性の産む・産まないを自分で決める権利（リプロダクティブ・ライツ）などを主張する投稿を行うと、反対論者による脅迫や暴力の攻撃を受け、下手をすれば命までが危なくなるおそれがあります。実際に銃乱射事件や世間を騒がせたヘイトクライム（憎悪犯罪）の多くは、ソーシャルメディアの投稿にその前兆が示されていたのです。[46]総じて言えば、立法府、法執行機関、またソーシャルプラットフォームそれ自体も、ソーシャルメディアサイトのそのような犯罪行為に対する真面目な取り組みを行っていないか対応できずにいるのが現状です。言論の自由、コンテンツ作成、費用そのほかの理由をもって、犯罪行為の規制や監視が行われていないのです。[47]

部族政治の根底にある「われわれは常に正しく、相手は常に間違っている」、「われわれは善をなしているが、相手は悪をなしている」という信条は、BPDの二極化した歪んだ自己認識や身近な人々に対する見方——第一章のスプリッティング（分裂）と呼ばれる防衛機制——が妥当であると社会が認めるようなものになっています。白黒思考に苦しむBPDの人がハードルを乗り越えようとしていても、テレビのニュースやソーシャルメディアで毎日どころか毎時間、部族政治の闘いが繰り広げられていれば、ハードルが引き上げられてしまうのです。白と黒の間にはグレーゾーンがあることをBPDの人に教えようとしているセラピストにも、その影響は及んでいます。最近の調査によると、セラピストの八十七パーセントが患者とのやり取りで政治の話題を取り上げていると報告されています。[48] この数字には、心理的支援を求める側だけでなく、伝統的に個人の問題に焦点をあててきた精神療法の臨床現場においても、社会の二極化の影響がセラピストにも及んでいることが示されています。

悲劇的な出来事——銃乱射、学校での無差別殺傷、世界的なパンデミック

この十年間で銃乱射事件が急増し、死傷者が激増していると聞いても、アメリカに住む人は驚かないでしょう。それにもかかわらず、大量銃撃事件がその後の精神衛生に及ぼす影響を考察した科学的な研究が乏しいのは、驚くべきことといえます。しかし限られた研究によって、銃乱射事件は被害を受けた地域社会の人々や間接的な被害を被った人々に対し、一連のさまざまな精神的健康問題を引き起こす可能性があることが、明らかになっています。[49]

既存の研究では、事件の直後あるいはしばらく経ってから、若年層の間で大うつ病性障害（MDD）、心的外傷後ストレス障害（PTSD）、全般性不安障害（GAD）が発生しやすいことが示されています。[50] 第二次世界大戦後のベビーブーム時代に生まれた子どもたちは、核攻撃に備えて机の下に隠れる訓練をさせられたものですが、今日の子どもたちは銃で攻撃された場合のために、避難訓練を受けています。またBPDの症状が見られる脆弱な人は、不安や恐怖などの感情がいちじるしく増大するのです。

この本を書いている時点で、新型コロナウイルス（COVID-19）に感染して死亡した人が何百万人にも上っていますが、世界規模のパンデミックはあらゆる年齢層の人々に、相次ぐ銃乱

射事件よりもさらに大きな不安をもたらしているでしょう。各国の国民はパンデミック対策としてソーシャルディスタンスを保つように指示を受け、多くの地域でロックダウンの行動制限や外出自粛が課され、親睦会などの集まりが禁じられました。ソーシャルディスタンスの確保が精神面におよぼす危険に対してまっ先に警鐘を鳴らしたのは、メンタルヘルスの専門家でした。アメリカ公衆衛生局長官のヴィヴェク・マーシーは、「互いに社会的な距離を置いたりすれば、社会の低迷に向かうことになる（補足すれば、景気の低迷も招きます）。孤独と社会的孤立は、アメリカにおける大きな問題であり、その結果、寿命の短命化、心臓病、糖尿病、認知症、うつ病、不安症などのリスクが高まります」と述べています。アメリカ保健福祉省保健資源局は、単刀直入に「孤独には一日タバコを十五本吸うことに等しい害がある」と表明しました。[51]

パンデミックのもとで世界では多くの人が不安、ストレス、孤独を抱えていますが、ＢＰＤの人にとって孤立と孤独ほどつらいものはありません。コロナウイルスよりも恐ろしい、何としても避けたいものなのです。一人になる隔離生活は、絶望感、空虚感、見捨てられる不安や妄想など、ＢＰＤの主な診断基準となっている感情を引き起こします。雪だるま式に高まるこうした感情に加え、ソーシャルディスタンスの確保や自宅待機の長期にわたる要請により、集団療法や個人療法に参加する大切な機会が阻害されてしまいます。また、パートナーや配偶者が隔離される場合には、狭い部屋で子どもたちと一緒に過ごさざるを得ないことが少なくありません。そうした状況も、怒りや不安定で激しい対人関係など、ＢＰＤの診断基準項目を悪化させる要因になり得ます。新型コロナウイルスによるパンデミックは、発生してからさほど時間が経過していないため、長期もしくは短期間の隔離が成人や子どもに及ぼす影響はわかっていません。しかし今後の研究では、ＢＰＤやほかの精神疾患を持つ人々には有害な影響が長期的に及ぶことが判明する可能性が高いでしょう。

テクノロジー――反社会的なソーシャルメディア、個人情報漏えい、出会いの楽園

技術革新がもろ刃の剣になりかねないことは、歴史が証明しています。製造工程のオートメーション化が進めば生産性は上がりますが、多くの場合に失業にもつながります。オンラインショッピング、オンライン銀行取引、ネット株式投資は大変便利である一方で、望ましくない付随現象も伴います。対面販売の地元の商店が消えていき、個人情報の漏えいやデジタル犯罪が発生します（ウォール街の詐欺師と呼ばれたバーナード・マドフを思い出してください）。突然の失業や老後の備えが一瞬にして吹き飛ぶことは、誰にとっても恐ろしいことに違いありませんが、出し抜けに人生が崩壊するような事態に見舞われたＢＰＤの人にとっては、壊滅的な打撃になるでしょう。

インターネットは幅広い分野の学術研究の参照を可能にしてくれる反面、データの信頼性、事実の正確性が重要な課題となっています。ソーシャルメディアやマッチングサイトは何百万人もの人々を瞬時に結びつけますが、ネットいじめや危険な関係も生んでいます。アメリカの歴史は、(核)兵器、地球温暖化問題、銃乱射事件や街頭犯罪、ネガティブな社会的相互作用といった領域に対し、政府機関、教育機関、社会機関のどれもが、技術革新の制御はおろか、ついていくこと

にさえ苦労している歴史であると言えるでしょう。

反社会的なメディア

学校でのいじめは、学校が存在する限りの昔から行われてきました。しかしソーシャルメディアの発展と共に出現しはじめた「ネットいじめ」は、比較的新しい現象です。最近の研究によると、年齢群やいじめの定義に応じ、ネットいじめに遭っている若者は十パーセントから四十パーセントの範囲に及びます。[52] 一般的にネットいじめは「自分を守るすべを持たない被害者に対し、電子的通信手段を利用して繰り返し長期間、故意に攻撃を加える行為または行動」であると定義されています。

ツイッターやフェイスブックなどのソーシャルメディア・プラットフォームやオンラインゲームサイト、テキストメッセージなどを利用している人々の中でも、特にティーンエージャーに多い有害ないじめ行為には、噂話の拡散、脅迫、悪質な写真の送付、性的な書き込み、プライバシーの暴露、誹謗中傷（ヘイトスピーチなど）が見られます。ネットいじめの被害者はたいてい、自己肯定感の低下、自殺念慮の高まりや自殺の試みの増大、恐怖、怒り、苛立ち、抑うつなどのネガティブな感情に苦しんでいます。[53]

これらの症状をすでに示しているＢＰＤの人がネットいじめに遭えば、特別に弱い立場に追いつめられると結論づけるのは難しいことではありません（第二章参照）。しかしＢＰＤの人は嗜虐《しぎゃく》と自虐の矛盾した傾向を併せもつことから、被害者か加害者のいずれかになる場合があるでしょう。

個人情報の漏えい

個人情報は適正管理・機密保持を保証すると聞かされているにもかかわらず、大手企業、銀行や機関では大規模な情報漏えいが起きています。ヤフー、JPモルガン・チェース、マリオット・インターナショナル、ターゲット・コーポレーション、イーベイやフェイスブック。これらは五千万人以上の個人情報が流出した数多い企業のほんの一部です。内部の管理ミス、汚職、ハッカーの悪質な攻撃など、原因は何であれ、アメリカの個人情報漏えい発生件数は二〇〇五年と比較して二〇一八年にはほぼ三倍に増加しました。金融関係やクレジットカードの問題に対処するのに半年以上かかった人の三分の一以上が、重度の精神的苦痛を被っているのです[54]。

個人情報の盗難は経済的、実務的、感情的な苦痛をもたらすだけでなく、心理的な被害も負わせます。精神的に健康な人にとっても個人情報の盗難は相当な打撃になるものです。アイデンティティの不安定さにすでに苦しんでいるBPDの人には、アイデンティティが盗難に遭うか盗まれる恐れがある状況が（第一章参照）、不安を引き起こす要因になる可能性があります。悪くすれば、壊滅的な打撃になってしまうかもしれません。

出会いの楽園

マッチドットコムやイーハーモニーなどのオンラインマッチングサイトは、この三十年間あまりで着実に会員数をふやし、何万人もの人々の出会いや結婚を応援しています。長年の間にはほとんどの会員が、これらのサイトには効率性のメリットだけでなく、潜在的なリスクがあることもわかるようになりました。自称四十歳の大富豪が、実は母親と二人暮らしの六十歳で、地下室で寝起きしている元受刑者かもしれないのです。そのため標準的な流れは、電子メールの交換から始まり、次に電話で話し、スターバックスのような公共の場所で最初のデートをするという手順に落ち着きました。簡単に言えば、人々はリスクがあることを踏まえ、過度な期待を持たずに、予防策を講じるようになったのです。

ところが二〇一〇年代に手っ取り早い出会いを提供するサイトが出現しはじめると、インターネット上の出会いの様相が一変してきました。こうした出会い系サイトの目的は、乱暴な言い方をすれば、プロフィール写真と自己紹介文を次々にスクロールし、近隣にいる人々の中から一夜限りの相手を見つけることです。交際が進展する場合はそれで問題ありませんが、予め相手を知ろうとする気持ちも、用心する意識もほとんど持たず、出会う相手に期待すらしていません。マッチングサイトのティンダーとグラインダー（ゲイ、バイセクシャル、トランスジェンダーや性的マイノリティの人々が使用するティンダーに似たアプリ）は、それぞれ二〇一二年と二〇〇九年に公開されてから世界中で爆発的と言えるほどの広がりを見せています。ユーザーの大多数は十八歳から三十五歳の間に集中しています。[55] ティンダーとグラインダーによる出会いでは、暴力が振るわれる場合とそうでない場合のいずれにおいても、犯罪発生率が旧来の出会い系サイトにくらべて際立って高いことが英国で最初に指摘され、アメリカの研究でも確認されているのです。[56]

大学生の年齢層を対象とした最近のいくつかの研究によると、ティンダーのユーザーは男女共に自尊心が低く、自分の身体に劣等感を抱き、気分にむらがあると報告されています。[57] 衝動性、性の乱れ、慢性的な空虚感、不安定で激しい対人関係をもちやすいＢＰＤの人は出会い系アプリに惹きつけられやすいと考えるのは、飛躍しすぎではないでしょう。ＢＰＤの人が性的に親密になる場合は、気まぐれな誘惑、相手のもてあそび、一方的な利用といったかたちになる可能性があるため、潜在的な危険性があるのです。

微視的な〝地雷原〟

私たちは幼いころからハリウッド映画によって、地獄絵図を引き起こすのはゴジラやキングコングのような巨獣や、『ジュラシックパーク』の逃げ出した猛禽類、『ジョーズ』の飢えた巨大ザメ、『宇宙戦争』のエイリアンらだと信じ込まされています。『ツイスター』、『アルマゲドン』、『デイ・アフター・トゥモロー』のサイクロン、地震、ハリケーン、津波、小惑星の衝突など、大規模な自然災害もそうです。それとも終末もの映画の『ザ・ロード』、『博士の異常な愛情』、『未知への飛行』などに代表される核戦争、爆弾やミサイルの脅威を思い浮かべるかもしれません。

しかし映画は現実世界ではありません。私たちはこの二十年間で、触ることのできない微小なものでも大混乱を起こし得ることを知ることになりました。目に見えないウイルス、バイナリデータのバイトコード、視認できない汚染物質、微視的な脳内シナプスを介した意思疎通の行き違いや偽情報なども、精神と肉体に大きなダメージを与えます。現代社会に生きる私たちは個人の取り組みと併せて、目に見えない社会の敵を防ぎ、対策を講じ、心身の健康を保つためにあらゆる努力を払わなくてはなりません。

第五章

SET-UP コミュニケーションを活用する

「いいですか……僕はどう答えればいいんです？　面白い、そう言えば、いや悲しいことだと言われるし、なんと悲しいといえば、今度はいや面白い、とその逆を言われる。どう答えてみても、好きなように変えられてしまうんだ」

——エドワード・オールビー『ヴァージニア・ウルフなんかこわくない』

BPDの人は万華鏡のように人格が変わります。断片化された自分自身のガラスの破片をさまざまに組み替えるため、コラージュはどれもが違って見えます。ですが相手が喜ぶと思う姿に合わせてカメレオンのように変身しているだけなので、どれもがその人でもあるのです。

いつも接触している人たちにとって、BPDの人の行動に対処するのは楽なことではありません。これまでに見てきたように、爆発的な怒りや激しい気分の変化、疑り深さ、衝動的な行動、予測できない激情の噴出、自己破壊的行動や一貫性のない言動には、周りの人たちすべてが迷惑を被っています。

本章では、BPDの人たちと接するための一貫性のある構造化されたコミュニケーション体系である「SET-UP」を紹介します。これは、家族や友人、セラピストたちにとってわかりやすく、日常的に役に立つだけでなく、BPDの人に治療を受けるように勧める際にも有益なコミュニケーションのメソッドです（第七章参照）。

BPDの患者のために病院で使用するシステムとして開発されたSET-UPシステムは、構造化された枠組みを用いて危機に直面しているBPDの人々とのコミュニケーションをはかるために発展してきました。当初は病院のスタッフに教えられていたものが、BPDの人の家族や大切な人々の間でも使われるようになっています。ストレスがかかる状況でのBPDの人々は、恐ろしい孤立感、誤解されているという感覚、圧倒的な無力感の三つの主な感情に特徴づけられる状態にあるため、内面の混乱したシールドに阻まれてコミュニケーションが届かなくなってしまいます。

そのため、心配する周囲の人たちは、BPDの人々に対して穏やかに道理を説明することができず、怒りの爆発や衝動的な破壊行為、自傷の脅しなどの振る舞い、自分を最優先にしてほしいという理不尽な要求などに対面する状況に追い込まれます。SET-UPを用いた対応は、BPDの人々の根本的な不安に応え、感情の激しい炎を鎮めて、いっそう深刻なあつれきに〝メルトダウン〟してしまうのを防ぐことに役立つのです。

これは治療法として形式化されたコミュニケーション・システムではありません。標準的な治療法は持続的な行動変容の達成をめざしますが、SET-UPは緊迫した状況での対応、コミュニケーションの円滑化、敵対的な態度の激化を未然に防ぐことを目的として考えられた技法です。ですが、専門家でない人が用いる場合にも、SET-UP技法によって得られる効果は、臨床家が正式に実施しているプログラムがめざす目的と同じです。

・認知行動療法（CBT）のように、SET-UPは否定的な思考パターンや非生産的な行動を見分け、BPDの人がそれらを修正することを助けます。
・弁証法的行動療法（DBT）のように、SET-UPは自己破壊的な衝動を重視し、感情的な苦痛に対する有意義で論理的な対応を示します。
・メンタライゼーション療法（MBT）のように、SET-UPは自己と他者への認識を促し、信頼関係や人間関係の問題に向き合います。

・転移焦点化精神療法（ＴＦＰ）のように、ＳＥＴ-ＵＰはＢＰＤの人の歪んだ自己像と世界像の変容を志向します。

・スキーマ中心療法（ＳＦＴ）のように、ＳＥＴ-ＵＰは拒絶過敏症状と見捨てられ不安に対処します。

・病的恐怖や心的外傷後ストレス障害（ＰＴＳＤ）に対して使用される暴露療法のように、ＳＥＴ-ＵＰは恐れや心的外傷状況に対処します。

これらの定式化された療法については、第八章で詳細を解説しています。

以上の療法やそのほかの標準化された治療法と同様に、ＳＥＴ-ＵＰではメンタライゼーションとマインドフルネス、痛みを伴う現実のジレンマに立ち向かう勇気を重視しています（メンタライゼーションとマインドフルネスの概念は、今この瞬間に意識を向け、自分自身と他者の心的状態を洞察して、言動の背景を理解するというものです。これらを行う過程では反射的な感情反応が抑制されます）。ＳＥＴ-ＵＰプログラムはもともと危機的状況にあるＢＰＤの患者のために特別に開発されたものですが、差し迫った状況ではなくても、簡潔で一貫性のあるコミュニケーションを行う必要がある場合には、誰にとっても役に立ちます。

SET-UPコミュニケーションとは

「SET」とは、サポート（支持）、エンパシー（共感）、トゥルース（真実）の三つの領域で構成されるコミュニケーションの体系です。破壊的な行動や、意思決定にかかわるやりとりそのほか、BPDの人々の危機的な状況にかかわる場合には、これら三つの要素すべてをバランスよく取り入れる必要があります。「SET」の部分は、その場その場で建設的なやりとりを維持する役に立つ主要な戦略です。後半の「UP」はアンダースタンディング（理解）とパーサビアランス（根気）の略で、すべての関係者が達成と維持をめざしている目標に取り組むことを促す部分になります。

「SET」の部分を構成している「S」の「支持」は、相手を気遣っているという「私」の気持ちを表明する領域です。支持の表明には、例えば、「あなたがどんな気持ちでいるのか、とても心配しています」、「あなたの力になりたい」というような表現があります。ここで大切なのは話し手自身の気持ちで、自分が心から力になりたいと思っていることを伝える内容になります。

「E」の「共感」とは、相手の苦悩を受け止める姿勢を表す領域です。「あなた」の立場を汲んだ表現になります。「それはつらいでしょう」、「今は大変なときですね」、「せっぱつまっていたんですね」、「どんなに苦しかったでしょう」などがその例です。「同情します」、「かわいそうに」などと、共感と同情を混同しないことが大切です。同情は高慢な態度と受け取られ、ますます相手の怒りをあおるかもしれません。共感は、感情を極力抑えた中立的な表現を心がけることも大切です。BPDの人の苦しさに向ける言葉ですから、「どんなにつらいかよくわかります」というような言い方は、あざけりで返されるような予想のできない反応を招き、状況をこじらせてしまうだけでしょう。

現実を表す「T」の「真実」は、自分にかかわる最終的な責任はBPDの本人にしかとれないこと、そしてそれは、どれほど力になろうとする気持ちがあっても、ほかの誰にも肩代わりすることはできないことを表明する内容です。最初に伝える「支持」と「共感」が気持ちの主観的な表明であるのに対し、「真実」の領域では、今現在の問題を客観的に認識し、その解決に向けて何がなされるべきかを述べることが主体になります。

「真実」に欠かせない対応は、「それで、どうすればいいと

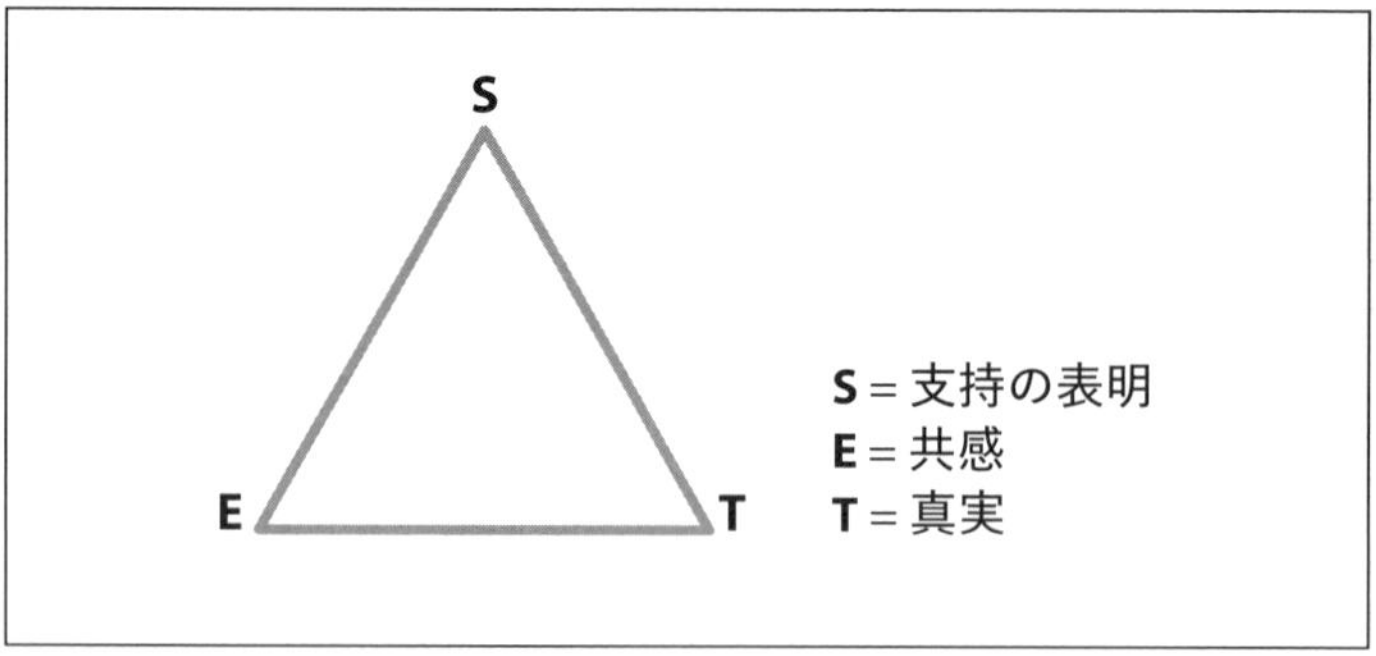

図5-1

思う？」という言い方です。そのほかに、ＢＰＤの人に対してそうしなくてはならないと考えられる行動を、中立的な姿勢で事実に即して伝えることもできます。「こういうことが起きたから……こういうことになって……私にはこれがこれができるけど……あなたはどうしたいの？」というように。その際には、「こんなことになってどうしてくれるの」、「自分でまいた種は自分で刈り取りなさい」のように、非難がましく相手をやり込めるような言い方を避けなくてはいけません。「真実」を伝えることには、相手が訴えている絶望感や無力感を退けて解決の道を探る目的もあるのです。「ＳＥＴ」の中の「真実」の部分は、現実的な結果に向き合うことを避けたり拒否したりしている世界観をもつＢＰＤの人にとっては、最も受け入れることが難しく、同時に最も大事な領域になります。

ＢＰＤの人たちとのコミュニケーションには、これら三通りのメッセージを抱合する必要がありますが、これらを残らず表明したとしても、そのすべてが受け入れられるとは限りません。どこかが不明瞭な表現になっている場合や、

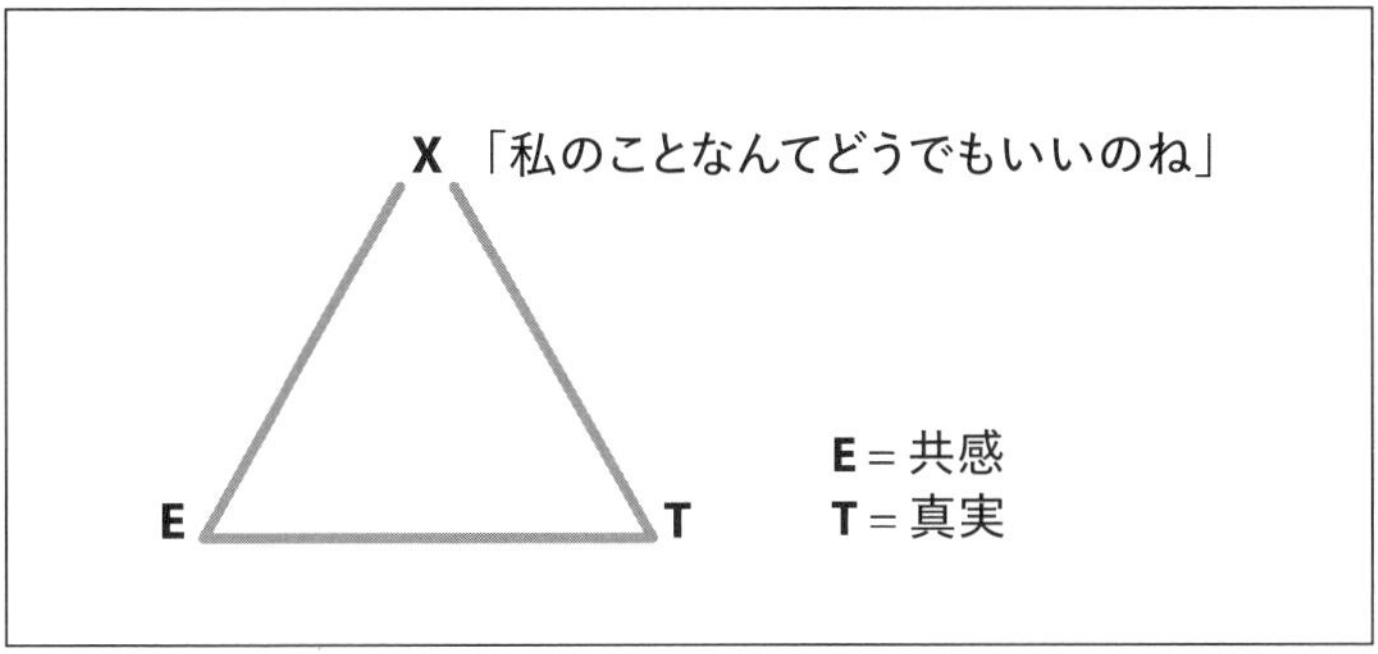

図5-2

相手に「届いていない」場合にはお定まりの反応が返ってくるでしょう。

例えば、この体系の「支持」の領域が十分に伝わっていなければ（図5-2を参照）、BPDの人は自分を心配していないか、かかわりあいを避けていると言って非難する反応を示すでしょう。さらに、自分を大切にしていない、傷つけようとしていると言い募って論を推し進めることになりがちです。BPDの人が口にする「私のことなんてどうでもいいのね！」という言葉は、たいていの場合、「支持」の表明が伝わらなかったことを意味しているのです。そのようなときは、「支持」をもっと伝えるようにすると良いでしょう。

「共感」をうまく伝えられなかった場合は（図5-3参照）、「あなたには私の気持ちなどわからない」と、自分の苦しみが理解されていないという気持ちをBPDの人に引き起こします。この場合、BPDの人は、わかってもらえないという理由を掲げてコミュニケーションを拒否するでしょう。苦しみを理解してくれない相手の言うことなど取り合う必要

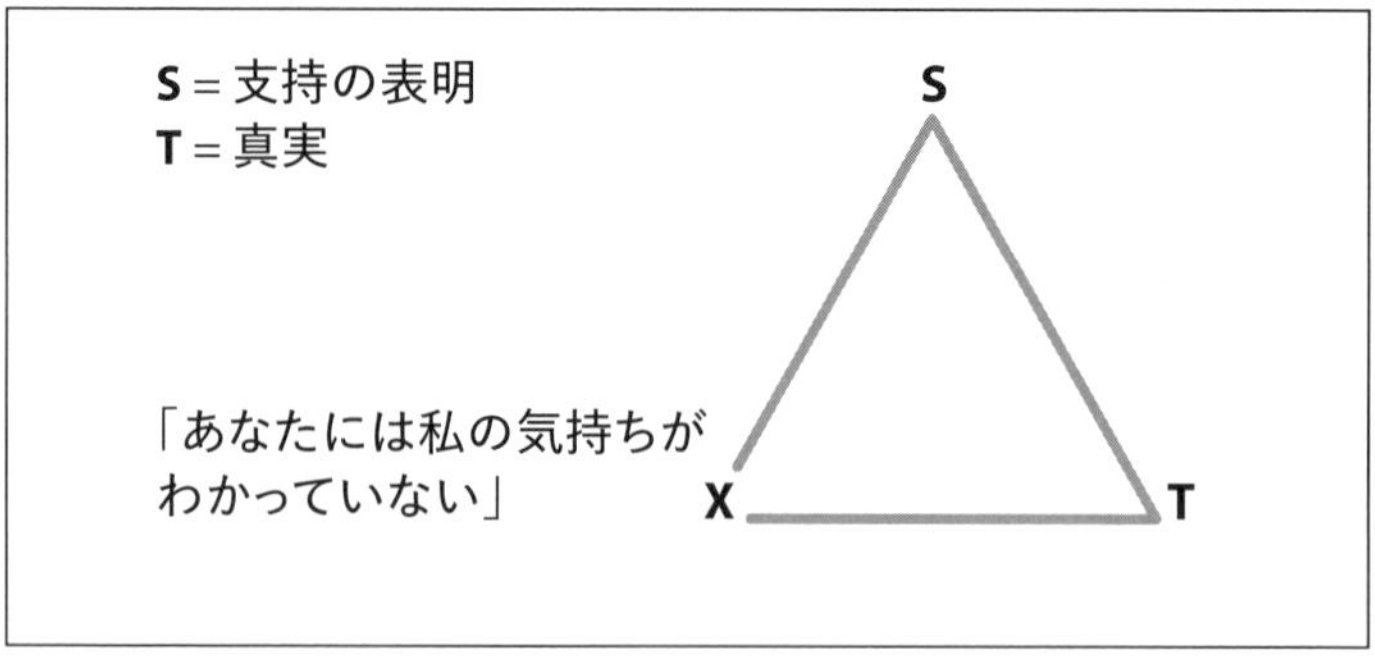

図5-3

がないという態度です。「支持」もしくは「共感」のメッセージが受け入れられなかったときには、それに続く言葉も聞き入れてもらえなくなってしまいます。私を心配していない、わかってくれないといった非難を向けられるとすれば、たいていの場合「支持」と「共感」を補足する必要があります。

「真実」の部分が明確に伝わらない場合には（図5－4参照）、さらに難しい状況が生じてきます。ＢＰＤの人は相手から示された容認を、自分には責任がもてないことを引き受けると請け合ってもらえたか、自分のものの見方が受け入れられて支持されているなどと、自分にとって最も都合のいいかたちで解釈するでしょう。

相手に融合してしまおうとするＢＰＤの人たちの脆弱な対人関係は、相手が非現実的な要求の重さに耐えられなくなった段階で崩壊してしまいます。「真実」を明快に伝え、それに向き合う過程を経ずにおくと、ＢＰＤの人は過剰に他者に絡みつく態度をいつまでもつづけていくのです。要求が尊重されている限り、どこにも問題はないと思うか、少

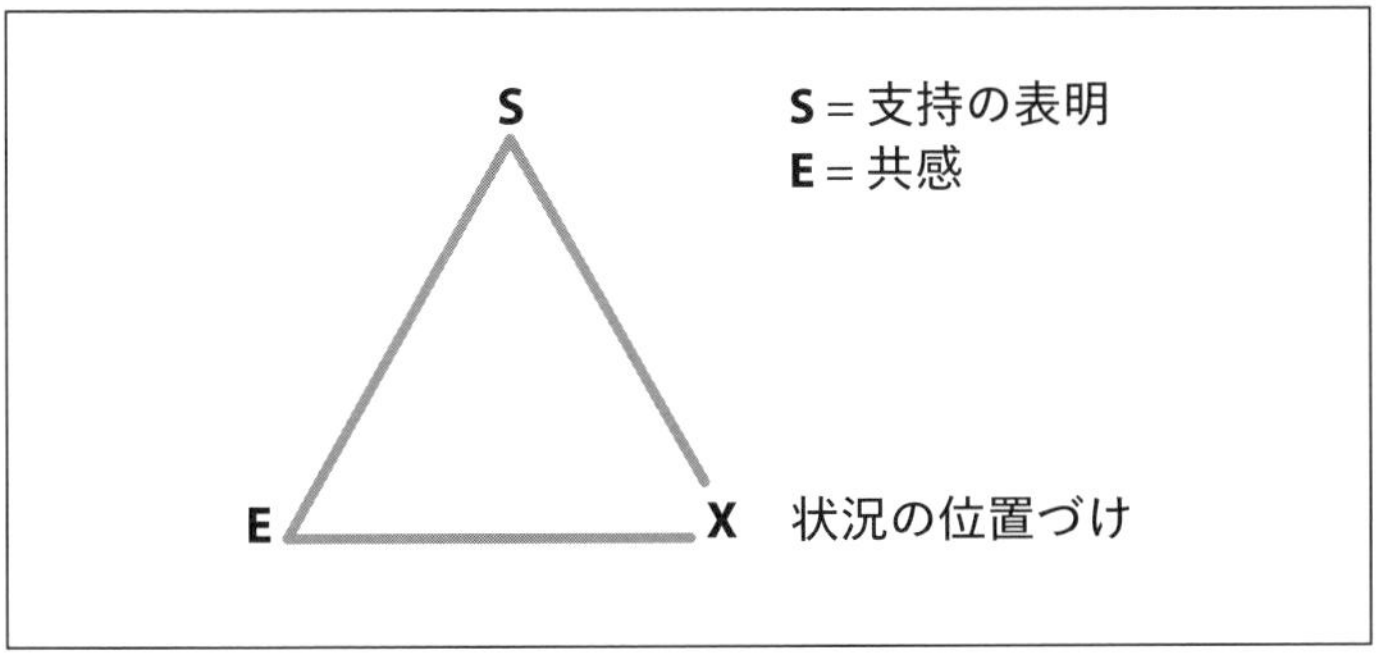

図5-4

なくとも自分は努力しなくてもいずれ物事が好転すると考えるでしょう。実際、そうした発想に陥っている状態は、一時的に争いが収まっていることの裏返しである場合が少なくありません。敵意や怒りが減少するでしょう。しかし非現実的な期待が落胆に変わりはじめると、そのような人間関係は怒りと失望の大渦にのみ込まれて崩れ去ってしまいます。

SET-UPの「UP」の部分は、対人関係でのアンダースタンディング（理解）とパーサビアランス（根気）を忘れないように加えられています。BPDの病理や症状の理解は、症状の改善をめざすための根気強さにつながります。疾病について知ることは、苦しんでいるから責任を問わないという考え方を意味するものではありません。変えていく必要があることを認識するということです。治療や人間関係で失望させられることはあっても、改善に向かうためには根気が大切なのです。多くの場合、BPDの人が回復に向かうための最も大事な要素は、本人を含め、周りの人々――医師、セラピスト、家族、友人や恋人――が、途中で

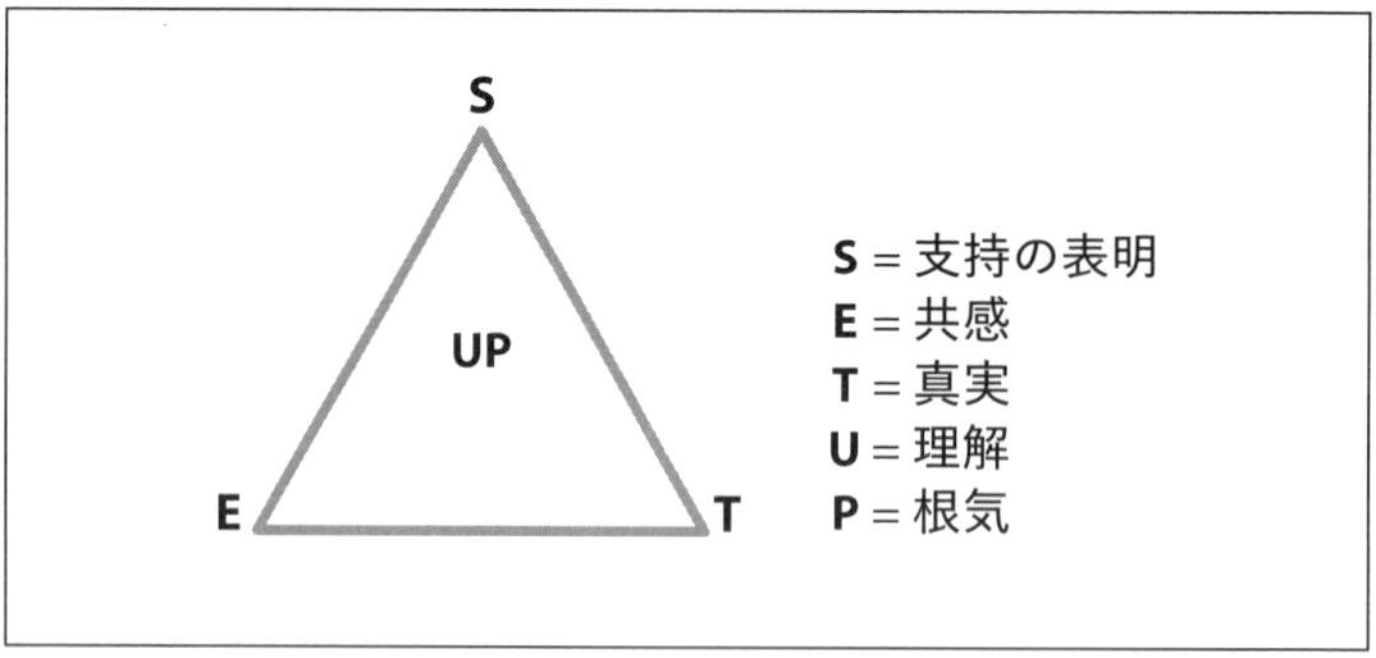

図5-5

挫折しても諦めずに粘ることです。言葉で、または暗黙のコミュニケーションを通し、かかわる人々全員がその気持ちを忘れずにいることが大切なのです（図5-5参照）。

BPDの人たちのジレンマ

SET-UPの原則は、不安定な状況を鎮める必要があるさまざまな場面で役に立ちます。BPDの人の対応に際する代表的な窮地には、以下のような場面が考えられます。

何をしても、何を言っても同じこと

BPDの人々の混乱は、多くの場合、相手に対する矛盾したメッセージから引き起こされているものです。口で言っていることが行動と矛盾することが少なくありません。本人には自覚がないかもしれませんが、「お父さん、どっちの服が太って見える？」と聞いておきながら、「なぜ怒ってるかわからない？」という展開になってしまうかたちで、友人や家族たちはどんな対応をしたとしても、徒労に終わってしまうような、振り回されるだけの状況に追い込まれてしまいがちです。

〈ケース1〉グロリアとアレックスの場合

グロリアは夫のアレックスに、どうしようもなく惨めで気持ちが沈んでしまうと訴えます。自殺したいとも言いますが、力になりたいという夫の申し出は受けつけようとしません。

このような状況におかれたアレックスは、二つの矛盾するメッセージに直面しています。(1)「私のことを大切に思うなら、自分の生き方を自分で決めたいという私の意志を尊重して口出しはできないはず。たとえその結論が死を選ぶことだったとしても」と伝えているグロリアのはっきりしたメッセージと、(2)口に出すことで証明されているもうひとつの、「お願いだから、私が心配なら助けて、死なせたりしないで」という正反対のメッセージです。

グロリアの言うことを無視すれば、無慈悲で冷たいと非難されますし、自殺などしてはいけないと理由を挙げて説得しようとすれば、いちいち反論された挙げ句に、私の苦しみをわかってくれないと言われ、やはり非難されることになるでしょう。医師や警察に助けを求めるのも、グロリアのメッセージを両方とも拒否することになり、思ったとおり信頼できない人だったと証明するようなものになってしまいます。

気持ちが沈んでいるグロリアは自分の生き方に責任がもてず、その重荷をアレックスに肩代わりさせようとしているのです。うつ状態で無力感にさいなまれている彼女は、自分のドラマにアレックスを引き入れ、まだ結末のわからない筋書きをアレックスに考えてもらおうとしています。自殺に対する自分の曖昧な態度について、アレックスに責任を転嫁しているのです。

グロリアはそれに加え、考えられる選択肢の中から否定的な部分を抜きだしてそれをアレックスに投影しています。自己矛盾の肯定的な側面は、自分の側にとってあるのです。アレックスはどんな対応をしても、非難を受けることは避けられません。積極的にかかわろうとしないなら、「絶望的に理解してもらえない」薄情な人でなしになりますし、自殺を阻止しようとすれば、自尊心がもてずにいるグロリアを無神経にコントロールする相手になってしまいます。

グロリアにとってはアレックスがどのような対応をするにせよ、自分はアレックスに可能性をはく奪されているかわいそうな犠牲者であることに変わりはありません。そしてアレックスにしてみれば、何をしても、何を言っても同じことなのです。

このような難しい局面において、SET‐UPが役に立つでしょう。アレックスには、「SET」の三領域をすべて満たした対応が求められます。アレックスは「君が苦しんでいるのをとても心配している。愛しているから、助けたい」と、グロリアを案じ、力になりたいと、はっきりした「支持」を表明しなくてはいけません。グロリアを苦しめている理由が特定できるようなら、「この問題には、上司との摩擦がかかわっているんじゃないのか。そうだとすれば、どうすればいいかを考えてみよう。異動を申し出ることもできるだろう。それとも、本当に仕事がつらいのなら、辞めてべつの職場をあたってみたらどうだろう」というように、具体的な解決策を提案し、協力する意思を伝えることもできます。

「共感」では、グロリアの苦しみはよく承知していること、せっぱつまった心境になって自殺を考えてしまう気持ちも理解できることを伝えます。「これまで何ヵ月もプレッシャーを受けてきて、我慢が限界にきたんだね。追いつめられて、これ以上頑張る気力をなくしてしまったんだろう」

というような言い方になるでしょう。

最も大切な「真実」の内容は、アレックスにとって「なにを言っても同じこと」のジレンマを伝えるメッセージになります。死にたいと言っていながら、救いを求めている部分ももっているグロリア自身の気持ちの矛盾についても指摘する必要があります。したがってアレックスの「真実」は、このような表現になるでしょう。「君が苦しみのあまり自殺したいと思う気持ちはわかる。僕が君を大切に思うならそっとしておいてほしいと言うが、君を本当に大切に思っている僕に、どうして死のうとしている君を何もせずに見ていることができるだろう。僕に自殺の意思を伝えてくれたのも、君のどこかに死にたくないと思う気持ちがあるからだ。その部分に対して、僕はなんとかしたいと思う。僕と一緒に医者に会って、この問題を相談してみないか」

状況の緊急性に応じて、アレックスは一刻も早く精神科医の診断を受けるようグロリアを説得し、差し迫った危険が見られるようなら、救急治療室へ連れていくか、警察の助けを求めなければいけません。

そのような事態に至ったときは、グロリアは強制的に自分を病院に連れていくアレックスに対して激しい怒りを向けてくるかもしれません。それでもアレックスは、そこでも「真実」の伝達を通じて、そのような行動に出ているのは彼自身の意思ではなく自殺の脅しがそうさせているのだということを、グロリアに思い起こしてもらう必要があります。BPDの人たちに対しては、自分に向けられている対応は基本的に「自分」がしたことにもとづいていること、またそのような展開になったことに対して、相手の対応を責めるのではなく、責任は「自分」にあるのだということを、たびたび思い出してもらうことが大切です。

当面の危機を脱した後の「真実」は、前向きな結果につながらないストレスへの対応パターンを指摘し、もっと望ましいかたちで人生に向かっていく方法を開拓する必要性をグロリアに伝える内容になります。「真実」で取り上げることがらには、互いの行動がいかに影響を与え合っているか、そして結婚生活に影響しているかという点にも触れる必要があります。二人もやがては、それぞれの努力やセラピーの力を借りて、共に満足する対応の体系を築き上げていけるようになるでしょう。

ここに紹介したケースは、自己破壊的な行動が目立つBPDの人々の家庭で特によく見られるものです。非行や危険な行動に走る思春期の若者や、アルコール依存症、拒食症の人たちなども、家族を同じような対応のしようがないジレンマに陥れているかもしれません。そのような人たちは、明らかに自己破壊的な行為をしながら、決して助けを受けつけようとしないのです。たいていの場合、彼らを救う方法は、そうした不穏な行動を引き起こしている問題について面と向かって立ち向かうかたち以外にありません。アルコール依存症者の自助グループは、中毒性の行為に対しては家族や友人、同僚たちで力を合わせ、多くの場合はカウンセラーも交えて本人と対決し、中毒症状の治療を受けるように説得するよう奨励しています。

自立支援の団体は、本当の力添えとは対象者を望ましくない行為から遠ざけようとすることではなく、そうした行為が招く結果に向き合わせることであると唱えています。例えば、ティーンエージャーの両親を対象にするそのような〝愛のむち〟のグループは、思春期の薬物乱用者は家から追い出すか入院させるべきであると主張します。しかし、このようなかたちのアプローチは、SET-UPの「真実」は強調しているかもしれませんが、「支持」と「共感」の領域を見すごしているかもしれません。したがって、こうした方法は、「真実」に直面することで変化を促されるBPDの人々に対しては、部分的に効果を上げることがあるとしても、「支持」と「共感」による励ましと信頼感なくしては、長期にわたって持続する変化へ向けて本気で取り組む意欲をそいでしまうでしょう。

不快な気持ちを不快に思う

BPDの人たちには、抑うつや不安、欲求不満、怒りなどについて、同じ感情を何層にも重ねていく特徴も見られます。完璧主義で、ものごとを白か黒のどちらかで捉えようとする性向をもつBPDの人たちは、不快な感情に対しては、それを受け止めたりうまく適応したりする代わりに、消し去ってしまおうとします。しかし簡単に消し去ることができないとわかると、いっそうフラストレーションや罪悪感を覚えてしまい、不快な感情にとらわれていたくないため、そうした不快な感情に対してさらに不快感を覚えます。その結果ますます不快感が増していくという負のスパイラルから抜け出せなくなってしまうのです。

BPDの人々の治療にあたるセラピストや周りの近しい人たちがめざすべき目標のひとつは、この幾重にも積み重ねられた感情の層を打ち破り、彼らの本当の気持ちを掘り起こして、それが自分の一部であることを受け入れるように導くことです。ＢＰＤの人たちは、「不快な感情」を否定したり拒絶したり非難したりせずに受け止めることの心地よさを学ぶ必要があるのです。

〈ケース2〉ニールと友人たちの場合

銀行に勤める五十三歳のニールは、人生の半分以上でうつの症状を体験してきました。幼いころに両親を亡くし、それからはもっぱら自分よりはるかに年上の、冷たくてヒステリックな未婚の姉に育てられてきました。異常な熱心さで宗教に傾倒していた姉は、毎日礼拝に出ることを強要し、四六時中ニールの罪深い行動を責めていました。

成人したニールは、奥さんの言いなりになる消極的な男性になっていました。怒りを抱くのはいけないことだと教えられてきたために、誰かに怒りを感じてもいつもそれを打ち消してきたのです。職場では尊敬されるまじめな働き者でしたが、妻からはほとんど優しさを示してもらえませんでした。セックスも拒否する妻に、ニールは苛立ち、落ち込みました。自分を拒絶する妻に最初は怒りを覚えても、怒っている自分への怒りと罪悪感に駆られ、やがて沈みこんでしまうのでした。同じことが、生活のあらゆる面に及んでいました。不当な扱いを受けるたびに、そんな目に遭うのは当然なのだと思い、恨みなどの否定的な感情を抱いたときは、自分を抑えつけて断ち切ろうとしてきました。それでも内面で生じる感情をコントロールすることはできず、ニールはますます自分に失望し、フラストレーションを募らせて、うつ状態がひどくなっていきました。

友人たちは彼を慰めようと、自分たちがついているからなんでも相談してくれと言って励ましました。職場の苦労や妻との問題も取り上げて「君は、不愉快な気持ちになっている自分自身が嫌なんじゃないのか」と指摘し、しっかりするように力づけてくれたのでしたが、ニールには忠告は何の役にも立ちませんでした。それどころか、今では友人たちまで失望させている自分が何にも増して耐えられず、いっそう気持ちが暗くなりました。否定的な感情を打ち消そうとすればするほど自分が不甲斐なく思われて、ますます落ち込んでいくのでした。

友人たちへのニールのジレンマにも、SET-UPが助けになるでしょう。ニールは友人たちから「支持」と「共感」は十分に提供してもらいましたが、彼らの「真実」のメッセージは役に立ちませんでした。「全か無か」で不愉快な感情を打ち消そうとするのではなく、ニールはそうした感情を批判せずに自分の正当な気持ちとして受け入れなくてはいけないことを、理解する必要があります。自責の念を募らせて「災いのもとは自分だ」と考える泥沼にはまらず、批判に向き合い、変化に向けて努力すべきなのです。

「真実」のメッセージは、それに加えて、自分の消極的な態度、妻の態度、ほかの人たちの態度について、何が原因でそうなっているのかを考えることをニールに促す内容になるでしょう。ニールは、周りからつらい目に遭わされているのも、ある程度までは自分でそうした状況を招いているせいであることに気がつかなくてはいけません。ニールはそのような自分のあり方自体を変えていく努力をすることもできますが、今の段階では、現状をどうするかが先決問題になります。すなわち、怒りを自覚し、自分は怒っていることを認めて、それは少なくともすぐに消し去ることはできないことから、怒りを受け入れる以外にないと認識することです。望ましくない感情を抱くのは不愉快であるとしても、ニールにはそれを変える力はないのです（アルコール依存症者の自助グループなどの組織もそのように主張しています）。不愉快な感情を受け入れるのは、コントロールできないものをコントロールしようとする幻想を手放し、完全ではあり得ない人間として自分を受け入れることを意味します。ニールが自分の怒りや悲しみなどの不快な感情を受け入れることができるようになれば、「嫌な感情のせいで自分が嫌になる」現象はなくなります。ニールは人生のべつな側面に目を向けて先へ進んでいけるのです。

ニールの仕事上の成功は、たゆまぬ努力のたまものでした。一生懸命勉強すれば、成績も上がるものです。練習を積めば積むほど、パフォーマンスが向上します。しかしその逆が必要な場面もあるのです。歯を食いしばり、拳を握り締めて眠ろうとすれば、一晩中眠れないかもしれません。リラックスしようと努力すればするほど、緊張が高まってしまうでしょう。不安になるまいとして頑張るほど、不安が大きくなってしまいます。

このようなジレンマにとらわれた人は、自分では思いもよらないとき、例えばリラックスして、強迫的な意識に悩まされず、自分に寛大になり、自分を受け入れられる心境になったときに、それまでの問題から突然解放されることがめずらしくありません。健全な恋愛関係を築きたいと願うＢＰＤの人々が、せっぱつまった気持ちを忘れて自己達成感の得られるほかのことに取り組んでいるときに、思いがけないかたちで望んでいた関係に恵まれることになるのは、偶然ではありません。実はそのような状態でいるときこそ、孤独に結びつくだけの藁にもすがりたい気持ちの圧力から解き放たれて、周りにも魅力的に映るからなのです。

ずっと被害者でいたい

ＢＰＤの人は、自分が被害者になるような苦境に巻き込まれがちです。例えばニールは、自分は他者の言いなりになる惨めな存在なのだと自分を認識していました。ＢＰＤの人のしばしば挑発的で危険な行動は、何らかのかたちでいじめられる結果を招いてしまう場合があります。自分を虐待する男性ばかりを選んでしまう女性は、自分が同じパターンを繰り返していることに気づいていないのが普通です。ＢＰＤの人の分裂した自己像には、自分だけの特別な一面と、怒りを抱き、懲罰を受けて当然と自虐的に考えている無価値な一面とが両方入っているのです。実際、自ら「招き寄せる」かたちで被害者になるパターンは、ＢＰＤの病理を表す確実な指標であることがめずらしくありません。

被害者になるのは不愉快なものですが、逆に魅力的な役柄にもなり得ます。そして、そのような役割を手放したくないと思う気持ちすら抱くこともあります。「よくなること」に無意識に抵抗し、自己破壊的な行為を繰り返すのはその表れです。不公平な世の中の荒波に翻弄される自分という役まわりに惹きつけられる人たちもいるのです。何もできない哀れな乙女と、気の毒な人を救い出して守ってやらねばという強い衝動がある人との組み合わせは、双方の必要を満たすものになるでしょう。ＢＰＤのアイデンティティは確実に安全を保証してもらえる「親切な誰か」を見いだし、パートナーのほうも、強くて頼りがいのある、必要とされる大事な自分――「すべてから救い出してやれる唯一の相手」になる願望が満たされるのです。

そのような状況では、ヒーローと哀れな漂流者はお互いに補完的な役割を担うことができます。ヒーローは守る相手を得て目的意識と力強さを手にし、虐げられたBPDの女性は、安心感を得て責任を回避することができます。二人は自分たちの役回りを手放そうとせず、彼は彼女が自立しそうに見えると脅威を感じ、彼女も彼の弱い面を見ると不安を感じるかもしれません。

〈ケース3〉アネットの場合

アネットは、貧しい黒人家庭の生まれでした。父親は幼いころに家を出ていき、それからは、「父の椅子」を、入れ代わり立ち代わりいろいろな男たちが占めていきました。やがて母親は再婚しましたが、二人目の夫も大酒飲みでした。姉と自分に対する義父の性的虐待が始まったのは、アネットが八歳のころでした。アネットは、やっと家族が経済的な安定が得られたことを喜んでいる母親にそのことを告げられず、母のために、義父の虐待を自分の胸にしまいつづけていました。

十七歳で妊娠し、赤ん坊の父親と結婚しました。おおむね優秀な成績で無事に高校も卒業しましたが、それを除いてはひどい状態でした。酒びたりの夫は、あちこちで浮気もしていたのです。しばらくして、アネットに暴力をふるうようになりました。アネットは抗議しながらも、子どもを産み、それに耐えていきました——子どもたちのために。

六年間で三人の子どもが生まれ、夫はそれから家を出ていきました。夫がいなくなったことで、アネットは奇妙な安堵感を覚えました。ついに嵐のような日々が終わったのです。それと同時に、これからどうすればいいのかという不安が浮かび上がってきました。

アネットは子どもたちと力を合わせて奮闘しながら、今にも押しつぶされてしまいそうに感じつづけていました。ジョンに出会ったのは、ちょうどそんな状態にあったときで、二十五歳ほど年上の（本当の年齢は教えてくれませんでした）ジョンは、心から力になりたいと思ってくれているようでした。彼はアネットにはいなかった優しい父親のような存在になりました。自分を守り、励まし、服装から話し方まで忠告をしてくれるジョンのおかげで、アネットは自信を得て、新たな仕事にも就き、人生が楽しめるようになってきました。数ヵ月がたつころ、ジョンはアネットの住まいに引っ越してきました。週末はそこで暮らし、平日は「そのほうが仕事に好都合だから」という理由で、オフィスで過ごしていました。

心の奥では、アネットにもジョンが結婚していることはわかっていましたが、一度も口に出しては尋ねませんでした。ジョンを頼ることができないとき、つまりジョンが長く家に戻らず、よそよそしくなったときは、怒りを内に抑えこんでいたのです。それでも怒りは職場で顔を出し、何度も昇進の機会を棒にふりました。上司たちは学歴の問題や粗暴な態度を理由にしましたが、アネットはそんな言い訳は受けつけず、人種差別のせいだと激昂しました。だんだん気持ちが沈んでゆき、やがて入院することになったのでした。

アネットは病院で人種差別に対する怒りを爆発させました。医師の大部分、看護師やほかの入院患者たちは、たいてい白人でした。病院の内装も「白」、食事も「白人用」でした。長年の間に蓄積されてきたアネットの怒りは、社会の黒人差別に向かうことになったのです。社会問題に関心をそそぐことで、アネットは自分の苦悩の原因から目をそむけていたのでした。

病院で誰よりも挑戦しがいのある相手は、音楽療法のセラピストだったハリーでした。白人のハリーは「白人の」音楽ばかり押しつけているように思われ、服装から振る舞い方に至るまで、何もかもが「白人意識」を象徴しているようでした。アネットはこのセラピストに怒りをぶつけ、音楽セラピーのセッションの途中で席を蹴って出ていくのでした。

ハリーはそんなアネットの爆発にたじろぎながらも、アネットの後を追い、「支持」のメッセージを使って、病院の治療プログラムで苦労している様子を心配していると伝えました。また「共感」で、差別がどんなに不愉快か理解できると言い、自分も学生時代に数少ないユダヤ人として同じ思いをしてきたことを話しました。ハリーはさらに、現実にかかわる問題の「真実」を取り上げ、社会や会社での人種差別への怒りは正当で大切なことに違いないが、変えなくてはならないという欲求が彼女自身を圧倒するまでになっているとアネットに指摘しました。犠牲者でいようとする態度は、人生で負うべき責任を回避させている、社会を非難するよりも周りに利用されつづける自分はどうすべきかを考えたほうがいいと話しました。正義の怒りというベールをまとうことで、アネットは直面したくない自己分析や、自分を変えざるを得ない問題の直視を避け、何もできないという無力感を引きずりつづけていたのです。そのせいで「自分のため」の変化に向かうことができずにいたのでした。

次の音楽セラピーのセッションでは、アネットは席を蹴って出て行く代わりにハリーと仲間の患者に文句を言い、ほかの曲も選んでほしいと抗議しました。その次の集まりでは、グループのメンバーはアネットが勧めるゴスペルソングを使うことに賛同しました。ハリーはその後、自分が言ったこと（「真実」）を素直に受け入れてくれ、これからも一緒に頑張っていく意欲をもっていること（「根気」）が嬉しいとアネットにねぎらいの言葉をかけたのでした。

SET‐UPの原則を踏まえたハリーの対応は、アネットの上司や友人たちのような定期的に激しい怒りの爆発にさらされている人々にも、役に立ちます。

SET‐UPにもとづくコミュニケーションは、犠牲者でありつづけることの利点（気遣ってもらえる、結果が悪くても悪者にならずにすむ、責任を回避できる）と、その欠点（自律性の放棄、依存への執着、最悪の状況下での頑固なしがみつきなど）を指摘することによって、犠牲者の役にとらわれた人たちを自由にします。しかしそのためには、「犠牲者」だと思っているBPDである相手に、メッセージの三つの領域すべてを聞き入れてもらわなくてはなりません。さもなければ、メッセージには力がなくなってしまいます。「真実を知ることであなたは解放される」というのであれば、それを確実に伝えるための「支持」と「共感」の支えが必要なのです。

意義を探し求める

BPDの人たちの過激な行動の大部分は、絶え間なく襲ってくる虚しさを埋め合わせてくれる〝何か〟の果てしない探求に結びついています。破壊的な人間関係、過食、自傷行為、薬物などは、孤独と戦い、現実感のある世界に存在している感覚が欲しいBPDの人が使うメカニズムの一部です。

〈ケースその4〉リッチの場合

「相手を愛しすぎてしまうのがいけないんです」。ガールフレンドとの関係に悩むリッチはそう説明しました。離婚歴のある三十歳のリッチは、恋人たちとの関係がいつも悲惨な結果に終わっていました。交際している相手にのめりこみ、愛情と贈り物をふんだんにつぎこんで、生きている充実感と自分の存在感を味わってきましたが、同時に、相手や友人たちにも、徹底した服従を求めてきたのでした。コントロールをすることで、相手だけでなく、自分自身をコントロールしている実感が得られたのです。

恋人が自主的に行動すると、当惑して、おだてたり、すかしたり、脅したりしました。いつもつきまとう虚しさを打ち払うために他者をコントロールしようとし、それを拒絶されると、深く沈みこんで自分を見失ってしまいました。そんなときは、自分の存在感、本当の自分を感じるためにアルコールや薬に溺れ、感情も感覚も失くしてしまいそうな不安に駆られて、ガールフレンドにつっかかっていったり、勝ち目がないことがわかっていながら赤の他人にまでくってかかったりすることもありました。あおり運転で警察沙汰になったり、感覚や感情が希薄になってしまったように感じて自分を傷つけたりもしました。怒りや苦痛が何の変化ももたらさなくなると、新しい女性や、リッチのことを「誰にも理解されない、優しい女性の愛情を必要としている人間」と思ってくれる相手を探し、また一から同じことを繰り返すのでした。

「あの女がいけないんだ」と言うばかりのリッチには、自分のジレンマに対する洞察が欠けていました。彼は理解も思いやりもないと言って友人たちを退けました――彼らが「支持」と「共感」

を伝えられなかったからです。交際してきた女性たちも最初は好意を寄せてくれたのですが、彼女たちには「真実」の要素が欠けていました。リッチは、三つの領域すべてを合わせた対応を必要としていたのです。

「SET」の本質的な側面がひとつも通じていなかったこのような場合においても、「支持」はリッチに対する気遣いを表す言葉になることに変わりはありません。「共感」の領域は、リッチの「愛しすぎてしまう」気持ちを批判せずに受け止め、リッチの抱いている空虚感とそれを埋め合わせたいという欲求に理解を示す内容になります。

「真実」のメッセージは、リッチの生き方に見られる、いつまでも繰り返されるパターンをとり上げるものになるでしょう。そこでは、リッチが薬や自傷行為と同じ目的で女性たちを利用していること——自分の全体感を得るための対象もしくは手段として扱ってきたことも認識してもらう必要があります。自分自身をコントロールするのと同じようには外的状況を、ましてやほかの人々をコントロールすることはできないので、内的な充足を自分以外の対象に求めつづける限り、リッチは永遠に不満と失望を抱えつづけることになるでしょう。例えば、恋人を期待する枠に当てはめようといかに全力で努力しても、彼女はリッチのコントロールの及ばないところで自主性を保ちつづけることでしょう。自分にはどうすることもできない経済的な理由で行われる人員削減のために、仕事を失うかもしれません。リッチにはそのような状況を制御することができないのです。しかし自分の創造性や知的好奇心などはコントロールすることができます。書物、趣味、芸術、スポーツ、運動など、自分だけの関心の対象であれば簡単には消え去らず、信頼できる永続的な充足感を与えてくれるでしょう。

不変の安心を求めつづける

常に矛盾に満ちてあてにならない現実の世界に適応していくのは、一定のパターンや予測性を欠く世界にいるＢＰＤの人々にとっては、なにより困難な課題です。友人や仕事、技能などに信頼を置くことができず、すべての側面を試して確かめつづけなくては気が休まらないのです。信用していた人や状況ががらりと変わり、完全に裏切られることを常に恐れています。ヒーローが悪魔に変わり、申し分のない職場が地獄に変わってしまうかもしれないと恐れるのです。ＢＰＤの人は、人間や状況などの対象が恒常的に保持されるということを思い描くことができず（第二章を参照）、気の休まるときがありません。信用できる世界に生きていることを自分で確かめてみなくてはならないため、毎日が新しいはじまりです。太陽が何千年も東から昇っているからといって、今日もそうなるとは限らないと思い、その日その日に確認せずにはいられません。

〈ケースその５〉パットとジェイクの場合

パットは二度目の夫と離婚係争中の、二十九歳の魅力的な女性でした。最初のときも同じ理由でしたが、夫のアルコール依存症と虐待を理由に離婚を提訴していました。顧問弁護士のジェイクは、保護が必要な気の毒な犠牲者と見えるパットに、たびたび電話をしては様子を尋ねていました。二人はやがて昼食を共にするようになり、恋人どうしになりました。ジェイクは妻と息子二人との家庭を捨て、まだ離婚の成立していないパットと一緒に住むようになりました。

初めのうちは、パットはジェイクの知性と経験を尊敬していました。自分にはなにもできないと弱気になっているときなど、ジェイクは「強くてたくましい」頼りがいのある男性でした。ところがパットはそのうちだんだんとわがままになってきました。ジェイクがなんでも受け止めてくれる間はしおらしかったのですが、彼が自分の欲求を口にするようになると、それを攻撃するようになってきたのです。パットはジェイクが仕事に出かけていくことや、とりわけほかの人の離婚訴訟を扱うことを嫌がりました。子どもたちに会いに行くときも、自分より息子たちのほうが大切なのかと彼を責めました。そうして彼を激しい議論に巻きこんだ挙げ句に、家を飛びだし、「プラトニック」な関係の男友だちのところで一晩を過ごすのでした。

パットには、対象恒常性（第二章を参照）が欠けていたのです。どんな人とも安心できる関係を築くことができずに、友人や恋人を試しつづけずにはいられませんでした。はっきりした保証を求めるパットの要求はとどまるところを知らず、初めのうちは助けを必要としている純真な女性と見えながら、そのうちに途方もない要求をつきつけては恋人を試しつづけるようになるのです。そんな関係が数え切れないほどありました。すべて、相手に見捨てられるというパットの最も恐れるかたちで終わりを迎え、次の恋愛でも同じことが繰り返されてきたのです。

ジェイクを頼りになる安心できる相手と考えていた最初のころ、パットは二人の関係を理想化していました。ところがジェイクが自分の欲求にもとづく行動をとろうとすると憤慨して彼を責め、ののしるようになりました。「私を忘れてしまわないように」と、出勤しているジェイクのオフィスにひっきりなしに電話をしました。パットの話を聞いた友人たちには、まるでジェイクが二人いるように思われましたが、パットにとってはまさにそのとおりだったのです。

このような対象恒常性の欠如に対処する場合の「SET」は、まずなにより、BPDの人のジレンマに対する理解を伝える内容が求められます。「支持」の表明は、相手を大切に思う気持ちは、何があってもずっと変わらないことを伝えるものでなくてはなりません。残念なことに、パットのようなBPDの人には、自分を受け入れてもらっていることを四六時中保証してもらう必要はないことが、なかなか理解できません。そのため飽くことなく安心を追い求めずにはいられないのです。

「共感」のメッセージはジェイクが安心してもらえるように不断の努力をつづけていることが、パットには伝わっていないことを踏まえる内容になります。ジェイクは、パットがどれほど不安を感じ、独りで苦しむのがどんなに恐ろしいかがわかることも伝えなくてはいけないでしょう。「真実」では、分裂した部分をまとめる言い方をする必要があります。ジェイクは、たとえ腹を立てていたとしても、自分の気持ちはいつも変わらないことをパットに伝え、攻撃的な対応を受け入れるつもりはないことも知らせておかなくてはなりません。パットの要求に屈していれば、要求が増大するばかりです。パットはどこまでもそれ以上を求めつづけ、新たな不安も生じてきます。パットに満足してもらうのは不可能なことなのです。二人が関係の継続を望むのであれば、「真実」を伝えることは、そのときどきに双方にとってのセラピーになるかもしれません。

無邪気な怒り

BPDの人たちは唐突に激しい怒りをあらわにし、周囲を驚かせることがあります。和やかにやり取りをしていた最中に、怒りを爆発させる場合があるでしょう。怒りはそれまで大切にしていた人たちにも向けられます。怒りには、暴力が伴うこともめずらしくありません。このような特徴は、BPDの人の激怒を一般の怒りとは大きく異なるものにしています。

パットも、おとなしくて頼りない無邪気な女性から、声高に要求を主張する手に負えない女性に一変していました。二人でロマンチックなランチを楽しまない？　とジェイクを誘ったときに、その前にオフィスに顔を出す必要があると言ってジェイクが断ると、ちっとも望みを聞いてくれないと大声を上げながら、ジェイクに向かって顔を突き合わせ、あなたは男性として頼りないし、夫としても父親としてもなっていない、仕事だってまともにできていないと口を極めてののしり、弁護士協会に訴えるとまで言ってジェイクを脅しました。なだめようとしても埒《らち》が明かないとわかると、ジェイクは黙って出て行くのでしたが、パットはそのせいでますます怒りを募らせるのでした。ところがジェイクが仕事から帰ってくると、互いになにごともなかったかのように振舞っていました。

SET-UPは、最初に安心にかかわるテーマを取り上げ、興奮を収めてもらう必要があります。先に挙げたケースでは、ジェイクはまず「支持」と「共感」を伝えなくてはいけません。パットは不誠実な言葉とみなして受けつけないかもしれませんが、不愉快になるのはわかる、しかし君への気持ちは変わらないと、いつまでも伝えつづけるのは、思慮に欠ける対応になります。そんなときは直ちに「真実」の領域に移り、まず、どちらも暴力を振るうようなことがあってはならないのをはっきりさせましょう。もう少し離れて距離をおくようにきっぱりとパットに伝えた上で、穏やかに話し合う用意があると告げることができます。それも聞き入れてもらえないようなら、気分が落ち着いたら改めて話し合おうと提案するのもいいでしょう。ジェイクはパットの挑発に乗って暴力を振るう対立になるのを避けなくてはいけません。パットは無意識にそうなることを期待しているかもしれませんが、それは過去の不健全な体験から生じている欲求です。パットにそれを利用されたら、ジェイクは後でいっそう責められることになるでしょう。

怒りに支配された状況で口にする「真実」の内容は、衝突にかかわる具体的なことがらより、その根底の力学を取り上げるほうがいいでしょう。仕事へ出かけることと一緒に食事をすることのどちらを優先すべきかについてパットにわかってもらおうと議論をつづけるのは、生産的な対応とは言えません。ジェイクはそうする代わりに、パットのけんかに引きずりこみ、自分を打ち負かして傷つけてほしいという欲求を取り上げられます。ジェイクはまた、パットが拒絶されることを期待している行動をとっていると示唆することもできるでしょう。パットは拒絶を恐れるあまりに、「先に片づけてしまおう」としてそのような振る舞いに及んではいないでしょうか？「真実」で伝達すべき最も大切なメッセージは、バットのそういう態度はジェイクを遠ざける結果を招くだけであるのをわかってもらうことです。ジェイクはパットに、そうなることを本当に望んでいるのかを尋ねることもできます。

一貫性をもたせ、制限を設ける

「真実」の内容は、文字どおりに真実を伝えなくてはなりません。矛盾に満ちた世界に生きているBPDの人たちに対しては、不適切な行動を容認してそれがつづいてしまうことよりも、中途半端な脅しをかけることのほうが、はるかによくない結果を招きます。例えば、一九八七年のよく知られる映画、『危険な情事』でグレン・クローズが演じたアレックス・フォレストは、教科書的なBPDの特徴を強烈に備えた登場人物として描かれ、〝コミカル〟に対する〝ドラマチック〟なキャラクターとして、その後何十年も「クレイジーな元妻」の原型とみなされてきました。アレックスは、マイケル・ダグラスが扮する妻子のいる安定した既婚男性のダン・ギャラガーと不倫の関係になり、ダンは離婚など考えていないことを承知していながら、彼を手放そうとしなくなります。人を操るのが朝飯前のアレックスに対し、はっきりしない態度で関係を終わらせようと告げたダンは、破壊的な展開に導かれてしまいます。アレックスには、親密な関係であれば「ただの友だち」になるなど考えられないのを、ダンは知りようがなかったのでした。彼女の性格はあやふやな関係を受け入れることができないのです。

BPDの人は曖昧な表現が苦手なので、意図することをきっぱりした行動によって裏づける必要があります。例えば、何かを禁じると言って思春期の子どもを叱っておきながら、そのとおりの行動をとらないとすれば、問題をいっそう悪化させてしまいます。セラピーの内容に制限を設ける――例えば料金を定める、電話の回数を制約するなどと口にしたセラピストがそのとおりのことを実行しない場合には、ますますBPDの人の挑戦的な振る舞いを促すことになるでしょう。

BPDの人たちは、多くの場合、脅しや過激な行動に訴える以外に自分の要求を満たすことのできなかった環境で育ってきています。受容されても条件がつきものと考えていますが、拒絶についても同じです。望むものを手に入れるには、少なくとも十分な魅力か知性、財産、自己主張などを備えている必要があると思っています。相手を試す行動を許容すればするほど、操作的な態度をとるようになるでしょう。

〈ケースその6〉ケビンの場合

ホプキンズ夫妻は、これ以上どうすれば息子のケビンを支えることができるのかがわからず、行きづまっていました。二十九歳になるケビンは、地元の大学に通っていた間は断続的に近くの寮に入っていましたが、それ以外はずっと実家暮らしをつづけていました。勉強がよくでき、先生や上司から好かれていたものの、ケビンはいつも単独で行動し、友だちもほとんどいませんでした。家族の集まりにも顔を出さず、ストレスが溜まると癇癪を破裂させるのです。ホプキンズ夫妻は機嫌を損ねないよう、腫れ物に触るように扱っていました。

またもや仕事を辞めてしまってからは、部屋にこもってテレビを観るかビデオゲームにふけっているばかりで、誰かに相談してみるか職探しをするか、進学を考えてはどうかと勧める両親の言葉にも耳を貸さないのです。両親と顔を合わせないように食事も自分で作り、部屋に持ち帰って食べていました。ときどき部屋から自分自身をののしる大声が響いてきても、息子をそっとしておこうと気遣うだけで、両親にはどうすることもできませんでした。

夫妻は懇願、命令、脅しとあらゆる手段を試してみましたが、まったく効果がありません。テレビを取り上げようとしたこともありましたが、それしか楽しみがないケビンは暴力をふるい、自殺してやると言ってそれを許しませんでした。部屋は散らかり放題、家事もいっさい手伝おうとしません。たまに友人から誘いを受けると遊び代をせびり、夫妻は部屋を出てくれるのを喜んで小遣いを渡していました。毎日午後まで寝ていて、外出すると夜更けまで帰宅せず、ケビンの部屋には酒瓶の山ができていました。

夫妻の間では口げんかがふえてきました。ご主人はケビンを家から追い出せと言い張り、夫人はそんなことをしたらあの子は生きていけないと言って聞き入れないのです。そんなときに、一家は次々に不幸に見舞われてしまいました。夫人に乳がんが見つかり、ご主人のビジネスも経営難に陥ってしまったので、ストレスに後押しされた夫妻の溝はますます深まっていきました。ホプキンズ氏の怒りは収まってはいませんでしたが、今のところは息子の生活態度に耐えるほうが無難だろうと、夫妻は暗黙の了解を交わしていました。それでも、自分たちがいなくなったら息子はどうなるのかと心配は尽きませんでした。

ある日の午後、ケビンは母親にアスピリンを大量に飲んだと告げました。救急車を呼ぶことには抵抗したものの、おとなしく病院に運ばれ、抗うつ薬を処方されて数日後に退院してから、セラピストにかかることを承諾したのでした。

それから数ヵ月間、状況は好転に向かいました。ケビンはまんざらでもない補助教員の仕事につき、家事を手伝ったり両親と食卓を囲んだりするようになりました。友人と会う時間もふえました。ところがしばらくすると元の状態に逆戻りしてしまいました。処方された薬をきちんと服用せず、セラピーの約束をすっぽかして、部屋にこもる時間がふえていったのです。

ケビンのセラピストに家族全員で一緒に話しましょうと言われ、面会に赴いた夫妻は、最初の日にケビンが現れなかったことに特に驚いてはいないようでした。夫婦の意見は分かれるところもあったものの、夫妻とセラピストがまとめあげた了解事項はこのような内容になりました。

・現状は両親の関係に支障をきたしている。
・家庭が耐えがたい環境になっている。
・この状態がつづけば、ケビンの問題はこの先ふえるばかりになる。
・現在の均衡が崩れれば、衝動的に自己破壊的行為に走るなど、収拾がつかない事態になると予想される（しかし早急に対応しなければ、事態はいっそう悪化する）。
・ホプキンズ夫妻は、息子に何を要求し、どんな制約を設けるかについて合意を交わす必要がある。
・制約をかけたとしても、ケビンがそれを受け入れない場合は成り行きに対応する覚悟を決める。

セラピストに会ったとき、ホプキンズ夫妻は意見が大きく食い違っていましたが、やがて互いが納得する妥協点にたどり着くことができました。四人全員で顔を合わせたときに、ケビンは三人から書面で約定書を手渡されました。これからの二ヵ月間について両親の要望をまとめたもので、そこにはケビンが毎週家でしなくてはならない特定の仕事、今の仕事をつづけるか、べつの仕事を見つけるか、何らかの教育プログラムを受講すること、これらが守れなければ家を出なくてはならないことが記されていました。そうなった場合には一時的に身を寄せることのできる避難所や、受け入れを承知してもらえた家族の友人たちの連絡先と、書き出してある必要なことがらに対しては、両親から特定期間の経済的支援が継続されることも書いてありました。

夫妻は話し合いの中で、自分たちがどれほどケビンを愛しているか、力になるのを願っているかを息子に伝え、仕事をつづけていることを褒めました（支持にあたります）。幸せそうに見えないし、今の状況はつらいでしょうねと慰めてから（共感です）、家族全員の健康が心配なので、このままの状態をつづけるわけにはいかないことを説明しました。この問題に向き合わずにいるのは、ケビンを不幸に追い込むことと変わらないという気持ちも伝えました。そして、以前にも家族で同じ内容の話し合いをしたことがあったが、言っていることを貫かなかったのは自分たちの落ち度だったことを認めました。要求していることを実行するのは難しいだろう、それはわかっている、家を出るときは力を貸す、とも言いました（真実）。両親はケビンが苦しんでいるBPDの症状を受け入れ、ケビンが過去数ヵ月にわたり自分の健康と将来のために見せた取り組みについても言葉をかけました。これらはSET-UPコミュニケーションの「UP」の部分を表すものでした。

穏やかに切り出された両親の提案に対し、ケビンは感情を高ぶらせていましたが、怒りながらも約定書に署名をしました。それからの一ヵ月は約束どおりの行動をとっていたケビンは、二ヵ月目になると仕事に不満が募りはじめ、欠勤がふえてまた引きこもるようになりました。やんわりと忠告を受けていたのですが、二ヵ月目が終わる日に、家を出るように告げられたのでした。ケビンのとんでもない、という気持ち（「冗談だろう」）は哀願（「後生だからやめてくれ」）になり、それから怒りに変わりました（「勝手にしろ、出て行けてせいせいする、くそくらえだ」）。

それからの数ヵ月をケビンは友人の家からいとこの家、叔母の家へと渡り歩いて暮らしました。死んじまったほうがましだと漏らしたことで、びっくりした叔母に救急室へ連れて行かれたこともありましたが、ケビンは自殺などするつもりはない、今の状態が耐えられないだけなんだと説明したのでした。継続していた両親とのやり取りでは、少しずつ敵対的な態度が収まっていきました。やがてべつの補助教員の仕事に就いてから、ケビンは自分の人生を変えたいと思えるようになり、実家に戻してもらいたいと両親に頼んだのです。ケビンはその後一年も経たずに家を出て職場で出会ったルームメイトと暮らし、自分で生活を支えることができるようになりました。

今の私はだれ？

ＢＰＤの人は粘土のように自分をさまざまなかたちに作り変えることができます。小麦粘土は水と塩とホウ酸と鉱物油でできていますが、ＢＰＤの人のアイデンティティは不安と恐れと自信のなさでできています。このカメレオンのような側面には、他者に対する驚くべき感受性が反映されているのです。そのため相手が望んでいるように思われる人物像のとおりに振る舞うことができます。抗議集団がバリケードをはさんで衝突していれば、するりとどちらの側にもつくことができますし、それぞれの立場から言い合いに参加することもできます。しかしほかの人々という文脈がないところでは、独立したスタンスを築くことができません。ダリのシュルレアリスムの作品が精神疾患を表現しているとすれば、目の錯覚にだまされてしまうだまし絵のトロンプルイユのように、ＢＰＤの人も作られた人物と実在の人物の区別をつけることができません。ウディ・アレンの映画『カメレオンマン』に登場するゼリクのように、自分をなりたいと思った人物に変えられるのです。しかしそうすることによって、本当の自分は誰であるのかがわからなくなってしまうかもしれません。

〈ケースその７〉クリスティとマーティンの場合

マーティンは毎週、教会でクリスティの姿に目が吸い寄せられるのを自覚していました。神学校の学生だった彼は、勉強にも礼拝の手伝いにも熱心に取り組んでいました。それで、日曜日の礼拝にひとりでやってきては、後ろの方にそっと座り、最後の祝福の祈りが終わるとすぐに出ていくかわいい娘が目にとまったのでした。何度か声をかけようとしていたのですが、自分も後ろの方に席をとったある日、出ていったクリスティが階段を下りようとしているところで追いつき、ついに話しかけることができました。

クリスティは柔らかい声でうつむきがちに、牧師の説教がとても良かったと答えてくれました。それからは礼拝のあとでクリスティに話しかけることにしたマーティンは、何週間か経つころに勇気を奮い起こし、やっと軽い昼食に誘うことができました。はにかんでいたクリスティは二人で話すうちに打ち解けてきて、投資会社で秘書をしていることやネコを飼っていること、映画が好きなことなどを打ち明けました。

クリスティは自分に好意を持っているとマーティンは思っていたのですが、土曜日のデートに誘うと、金曜日と土曜日は外国との取引で上司の仕事が多いから、週末は忙しいの、と言って断られてしまうのです。彼女との関係を諦めかけたころ、クリスティから木曜日に封切られる映画を一緒に見ない？　と誘われました。それからは、日曜日に一緒に食べる軽食のほかに、木曜日とたまの火曜日がデートの日になりました。恋に落ちたマーティンは何ヵ月もそうしてデートを重ねました。魅力的で控えめで物腰が柔らかく、その上賢いクリスティは、聖職者をめざす自分にとって申し分のない伴侶に違いないと思っていたのです。

ところがある日々すべてが変わってしまいました。近所の人の結婚前夜を祝う男だけのバチェラー・パーティーに参加していたときのことでした。警官の制服をまとってやってきた二人の女性が、制服を脱ぎ捨てるなり肌もあらわなランジェリー姿になり、私たちはバチェラーを逮捕しにきたのよと宣言したのです。二人は主役のバチェラーの膝にまたがり、ヘビーメタルのリズムに合わせて妖艶に腰を振り始めました。マーティンは自分の目を疑いました。そのひとりがクリスティにうり二つだったのです。クリスティよりだいぶ髪が長く、厚い化粧をしていましたが、クリスティに違いありません。凝視しているマーティンと目があったとき、彼女はぎょっとしたように目を見開き、すぐに元の表情に戻って目をそらせました。三十分ほど艶めかしいダンスを披露して男性たちと戯れてから、唐突に帰る時間だわと言って、警官の制服と音楽の機材をまとめ、帰っていったのでした。

その後、マーティンとクリスティは教会で互いを避け合うようになりました。クリスティを盗み見たときは、大切に思っていた女性を恋しく思う痛みがマーティンの心に刺さりました。しかし脳裏にはバチェラー・パーティーで見た恥知らずなクリスティの忘れられないイメージが浮かんできます。脳の海馬に刻みつけられたぞっとするイメージと、扁桃体で生じている情熱とがせめぎ合うなかで、前頭前野の理性が彼女から距離を取らせていました。しかし、それから何ヵ月も経ってから、マーティンはクリスティのかけ離れた二つのイメージを何とかしなくてはならないと思うようになりました。

礼拝を終えて階段を下りていくクリスティに追いつき、ついに立ち止まって話をするように仕向けたマーティンに、どれほど彼を大切に思っているか、パーティーで顔を合わせたのがどんなにつらかったかを、彼女は泣きながら打ち明けました。そして二人だけで会うことを承知しました。時間と共に、クリスティは過去の問題や心の中の葛藤を語るようになりました。マーティンは彼女が、両親が亡くなってから親権者になった叔父から、発達障害のある妹と性的虐待を受けてきたことを知りました。彼女は自分自身と施設に入っている妹を支えるために奮闘していたのでした。

クリスティは自分と妹の生活を支えるためにいくつもの人格を使い分けるようになったと話し、投資会社の仕事では積極的で力強く、バチェラー・パーティの副業では妖艶で魅惑的に振る舞っていても、宗教には心に深いつながりを感じていると説明しました。「そんなべつの自分は切り離しておきたかったの。だから週末には会えなかった——ほかの仕事があったから。その間は違う自分になっていて、あなたが知っているクリスティとは別人だったのよ」

マーティンは二人の関係をつづけようと決心しました。そして彼女を大切に思い、これからも一緒にいたいと、「支持」（サポート）の気持ちを伝えました。「共感」では、幼いころからつらいことに耐えて、彼女自身と妹のために頑張ってきたことを褒めました。クリスティの本当の姿は、自分が知っている愛情深くて優しい女性であるのを疑っていないと「真実」の言葉をかけました。そして週末の仕事について安全を心配していること、その仕事が品位を落とすことを話し、もっと無理をせずに収入になるほかの方法を探すことができるんじゃないかと言って、それをつづけていくとすれば君とは一緒にいられないと告げました。

クリスティは最初、怒って反発しました。マーティンが自分をコントロールしようとしていることに憤慨し、「私にどうなってほしいの？　みんなの期待に沿うための自分になるのはもううんざりよ。妹と自分のために、すべきことをしなくちゃいけないのよ、私は私なのよ！」と語気を強めました。

クリスティは「共感」の部分を耳に入れていなかったことがわかり、マーティンはもう一度、君がストレスを感じる理由はよく理解していると伝えて、もう少し話しができるようにブランチに誘いました。クリスティはそのカフェで、週末の仕事は「自分が誰にも操られずにいられる時間なの。他人にコントロールされるのでなくて、私が他人をコントロールできるたったひとつの時間なのよ」と態度を和らげました。

クリスティはしばらくして、私は自分の人生に閉じ込められているんだわとつぶやき、つづけてこう言いました。「今の自分は好きじゃないけど、適応するための私なりのやり方なの。あなたはとてもいい人よ、マーティン。どうなりたいかがわかっているし、そうなる資格がある。私はまだそこまでになっていない。あなたには自分にふさわしい女性がわかっている。自分がどういう人間なのか、私にはわからないけれども、今の自分があなたにふさわしくないことだけはわかるわ。そういう人になれるのかどうかもわからない」。言い終えると席を立ち、マーティンの人生から去って自分の暮らしに戻っていったのでした。ＢＰＤの人は適応することでしか生きていけない場合もあるのです。

嘘の塗り重ねと妄想

ＢＰＤの九つの診断基準の中で最も目立ちにくい症状は、ストレスに関係する一過性の妄想的な思考や解離の症状でしょう。多くの人が、そのようなちょっとした体験をしているものです。通りの向こう側でくすくす笑いをしている見ず知らずの二人が、自分を笑っているのではないかと不安になったり、通い慣れたいつもの道で仕事から帰宅し、自宅に到着したときに、途中の意識が飛んでいてどうやって戻ってきたのかが思い出せなかったりしたことがあるかもしれません。ＢＰＤの人は体験の程度がそれよりも強く、一瞬や短時間よりも長く続きますが、たいていは一両日のうちに収まり、驚くほど早く回復するのが普通です。いきなり疑念を募らせたり、非現実感に襲われたりする場面に居合わせた人は、心臓が縮み上がるかもしれません。そのような危うい状態になったときは、専門家の助けを求めなくてはなりません。

〈ケースその8〉マーニーとロビンの場合

マーニーとロビンは、すぐに意気投合しました。法律事務所のパラリーガルにほぼ同時期に採用された二人は、どちらも二十代後半で、二人ともすてきな彼氏を持っていました。ロビンはやや内向的でしたがマーニーは外交的で、性格も互いを補い合う関係でした。ロビンの賃貸契約が終わりそうなころ、マーニーは私のところへいらっしゃいとロビンを誘いました。マーニーの住まいは十分なスペースがあり、通勤も二人でできるのです。

一緒に暮らすようになると、仕事が猛烈に忙しいときなどは特に、ときどきいらいらして不機嫌になることなど、ロビンにはマーニーのほかの側面が見えてきました。マーニーの恋人のギャビンは楽しそうにしていましたが、電話で彼に向かってわめいている声が聞こえてくることもありました。マーニーが気分屋であることは知っていましたが、神経衰弱で二度入院したことがあり、今も断続的に精神科医の治療を受けているという話は初耳でした。冷蔵庫に貼ってあった電話番号はその連絡先だったのです。「先生にバッテリーを充電してもらっているの。それに行くのを止めたら寂しがるでしょうし」とマーニーは冗談めかして言ったのでした。

マーニーが法律事務所で最も厄介な事件を補佐することになったため、ロビンは心配になりました。夜遅くまでの残業がふえて、夜中にタクシーで帰ってくるのです。そしてほんの数時間の睡眠をとってから出勤するという毎日でした。ギャビンと電話でまた口論をしていたマーニーは、泣きながら部屋から出てきて、私たちはおしまいになったの、と告げました。慰めようとしたロビンに、「いいのよ、あんなやつ。私にはどっさり仕事があるんだから」と吐き出してから、自分の机に戻っていきました。マーニーはそれから数日、悲しみに暮れるときと仕事に没頭しているときの間で揺れ動いていました。

その日から数日後、ロビンが仕事から戻ると、マーニーはドアの脇に立ち尽くして虚ろな目で宙を見つめていました。

大丈夫？　と聞くと、「あいつが私をめちゃめちゃにしようとしてるのよ！」と言います。

ギャビンの声が聞こえてくるの、うんざりする破壊的なマーニーの邪悪な本性を言いふらしてやるんだっていう声が。自分がこの世にいないみたいな気がする。マーニーはそう言って、「彼は、私は偽物だってみんなに触れまわっている。みんなだって偽物よ。どうだっていい、だれも気になんかしないんだから」とすすり泣きました。

あっけにとられてうろたえながら、ロビンは放心した顔で部屋の中をうろついているマーニーに、精神科医に電話をかけることを勧め、マーニーにこくりとうなずいて同意してもらいました。折り返しの電話を待つ間、「友だちだから心配だわ、あなたの力にならせて」と、ロビンは不安を抑えて「支持」の言葉をかけました。

医師の電話はすぐにかかってきました。ロビンはほっとして、起きていることを説明し、電話をスピーカーモードにしてマーニーに医師の言葉を聞いてもらいました。「報せてくれてよかった、私もあれから心配していたんですよ」と、医師は「支持」を示し、「最後の面談では、仕事が忙しいのと彼氏と別れたことが大きなストレスになっていると言っていたね。そういう事情が重なったなかで、そのストレスに耐えていたのだから、周りのすべてが攻め寄せてくるような気持ちになるのは、無理もないことですよ」と「共感」を伝えました。

「でも私には何も残っていない、もう遅すぎるんです。みんな、見せかけを繕っているだけ。私を破滅させようとしているんです」マーニーは泣きながら、「先生は信じてくれないんですか」と訴えました。

医師は「真実」で答えました。「あなたが言うことを信じます。それにとても苦しんでいて、助けを必要としていることも」。それからロビンにマーニーを病院に連れて来るように指示し、入院させました。

二日間入院をして、マーニーは帰ってきました。それほど早くすっかり元気になるとは、ロビンが予想していなかったことでした。「この辺でちょっとチューンアップする必要があったのね。薬を調整してもらって、少し睡眠をとって、ちゃんと食事をしてきたおかげで元通り。あんなに錯乱しちゃって悪かったわ、驚いたでしょう？　友だちでいてくれてありがとう、ロビン」。今はきちんと通院しているし、仕事もストレスを減らせるように調整してもらったのだと説明し、「ストレスがかかり過ぎているときや、助けを求めるべきときを自覚できるように努めているところ」とマーニーは言ったのでした。

SET‐UPの原則はもともとBPDの患者に用いるために開発されたものですが、それ以外の人たちに対しても有効です。対人関係でコミュニケーションが行きづまってしまったような状況でも、SET‐UPは、真意の伝わらなかったメッセージを効果的に伝達する手段になるでしょう。協力や尊敬が得られない、あるいは誤解されていると感じている人や、現実的な問題を考えようとしない人に対しても、「SET」は問題のある領域を補う役に立ちます。今日の複雑な社会でBPDの人の荒れ狂う状況を乗り越えていくためには、理性と愛情の両面を兼ね備えるしっかりしたコミュニケーションが求められているのです。豊かな人間関係を築くためには、「理解」と「根気」も大切にしなくてはなりません。コミュニケーションの根底をなす力学と相手のニーズが理解できれば、「ＳＥＴ」の原則が強化されます。そして長期にわたる変化をもたらすためには、根気が求められます。隣人であれ友人であれ、あるいはセラピストでも、一貫してぶれない人物の支えをもつことは、ＢＰＤの多くの人にとって治療の一番大切な要素になるでしょう。そのような人は治療に貢献するところがないように見えても、たびたび挑発を受けるなかで変わらない受容の姿勢を保っている人は、ＢＰＤの人の混沌とした世界に安定というものの模範例を示してくれることでしょう。

第六章

BPDの人たちに対応する

「だけど、あのひとは人間です。いまあのひとに、恐ろしいことが起ころうとしているのです。だから、大事にしてあげなければ。年老いた犬のようにのたれ死にさせるわけにはいきません。ああいう人には結局は、思いやりが、やさしい親切が必要なんです」

——アーサー・ミラー『セールスマンの死』（倉橋 健訳）

レイにはどう対応すればいいのか、誰もが途方にくれていました。レイは何度も病院に入退院を繰り返し、何人もの医師に診てもらってきましたが、すぐに途中で治療を投げだしてしまうのでした。つづかないのは仕事についても同じでした。歯科医院に勤める妻のデニスは、自由時間のほとんどを友人たちと過ごし、レイの頭痛、胸や背中の痛み、憂うつな気分の訴えにはまじめに取りあいませんでした。

レイは、裕福で子煩悩な両親の一人息子として大切に育てられてきました。九歳のときに、父の弟にあたる叔父が自殺しました。さほど親しくはない叔父でしたが、その事件が両親に大きな影響を与えたことはわかりました。そのことがあってから、両親はいっそう過保護になり、少しでも体調がすぐれないときは、学校を休むように命じるのでした。十二歳のとき、レイは初めてうつを訴え、それからは次から次へと、セラピストのオンパレードになりました。

彼は漫然と大学へ進み、そこでデニスに出会いました。デニスはレイに関心を示してくれたただ一人の女性で、短い交際を経て、二人は結婚しました。結婚と同時にそろって大学を中退し、夫婦で働きに出ましたが、生活費もレイのセラピーのための費用も、レイの両親の援助に頼っていました。

二人は頻繁に引っ越しを重ね、デニスが仕事や住む場所に飽きてくると、べつの土地へ移り住むという暮らしぶりでした。デニスはすぐに仕事を見つけて新しい友人をつくりましたが、レイにはそれができず、仕事もせずに何ヵ月も過ごすのでした。

やがて二人は酒量がふえはじめ、それに伴なってけんかもひどくなってきました。衝突の後は、レイが家を出て両親のもとへ帰ってしまうこともたびたびでした。そして実家で悶着が始まると、再びデニスのいる家へ戻ってくるのです。

気分のむらが激しく、身体の不調を訴えてばかりいるレイに、デニスや両親はいいかげんにして欲しいと頼みましたが、レイに自殺をほのめかされると、両親はパニックに陥ってしまうのでした。二人は新しい医師を探しだしてきてはレイにぜひとも診察を受けるように勧め、息子を全国各地の名医のもとへ送りだしました。そうして名前の知られた施設のあちこちに入院手続きを整えるのでしたが、どこへ行っても、レイは医師の忠告に逆らって勝手に退院してしまうため、父と母はそのたびに帰りの飛行機代を送るはめになりました。両親はこんりんざい援助を打ち切ると脅しましたが、それが実行されたためしはありませんでした。

レイは友人にも仕事にも、すべてに対して満足ができず、新しい友人や新たな仕事に少しでも失望させられると、たちまち背を向けてしまうのです。両親は悲嘆にくれ、デニスは基本的に無関心を保ち、誰にも止められないレイは自分でも制御できない暴走をつづけていくのでした。

友人や知人の中のBPDの人たち

内面には激しい感情の渦を抱えているにもかかわらず、ＢＰＤの人はその外観からはそうと知ることが難しいものです。統合失調症、双極性障害、アルコール依存症、摂食障害などのほかの障害に苦しむ人たちと違って、ＢＰＤの人々は職場でも社会においても、ことさら病気を感じさせずに極めて円滑な機能を果たしているのが普通です。ごく普通に見えていた人が「出し抜けに」怒りを爆発させたり、極端な疑念を抱いたり、自殺を考えるほどのうつに襲われたりする行動は、ＢＰＤの顕著な特徴のひとつなのです。

唐突に起こる感情の爆発は、ＢＰＤの本人にとっても近しい人たちにとっても、わけのわからない恐ろしいものです。突然に極端なかたちで現れる顕著な症状であるために、周囲の人はこのような症状がべつの原疾患によるものではなく、ＢＰＤの一般的な症状であることに気づかないかもしれません。例えば薬剤の過剰摂取やリストカットで自殺を図ろうとした人は、うつ病と診断され、抗うつ薬を処方されて短期間の支持的精神療法が適用される可能性があります。うつ病の診断を受けて苦しんでいるだけの人であれば、そのような治療法で状態が改善し、比較的短時間で全快するでしょう。しかし破壊的な行動がＢＰＤの症状であった場合には、そうした治療を受けても自傷行為は継続してしまいます。よくあるケースですが、その人がうつ病とＢＰＤの両方を患っている場合には、このような対処のしかたは症状を部分的に改善するだけで、問題は解消されずに残されます。ＢＰＤの特徴が認識されない場合には、治療を施しているにもかかわらず自殺の試みや破壊的な行動が続くため、本人も医師も、それに周りの人たちも、全員が困惑とフラストレーションに悩まされることになるのです。

ファッションモデルをしている二十三歳のアビーは、病院の薬物依存症治療科でアルコール中毒症の治療を受けました。治療は順調に進みましたが、アルコールを断ってしばらくすると、抑制の利かない強迫的な過食に悩まされるようになりました。そこでアビーは引き続き摂食障害治療科に移り、そこでも順調に回復を果たしました。

ところがそれから数週間が経過するころ、今度は仕事中や買い物をしているとき、また車を運転している最中に襲ってくる激しい不安発作に苦しむようになりました。だんだん恐ろしさで家の外へ出られなくなり、気分の落ち込みもますますひどくなってきました。ついに恐怖症のクリニックに入院を検討するまでになり、精神科のコンサルタントに相談をしたところ、それはBPDを特徴づける症状であると判断されて、代わりにBPDを扱う精神科へ行くように勧められたのでした。それまでの治療はアルコール依存症と過食症に絞られたものでしたが、今度の入院では心身の両面を包括的に捉える治療を受けることになったのです。

アビーはそれから少しずつ、自分の問題が、分離して成熟を遂げ、自立しようとすることを妨げてきた両親との不安定な関係にかかわっていることが見えてくるようになりました。それまでのさまざまな病気は、罪悪感を抱かずに両親の要求から避難する手段だったことがわかってきました。過食やアルコールや恐怖心にエネルギーを注ぎ込み、両親との衝突を避けてきたのです。さらに、そうして「病人」役を務めるのは、両親との対決を避けるための都合のいい口実でもあっただけでなく、皮肉なことに両親とのつながりを保つことにも役立っていました。結婚生活に深刻な問題を抱えていた両親（母親は鎮静剤中毒、父親は慢性的な抑うつ状態でした）の病的な部分を再演するかたちで、絆が保たれていたのです。

短期間の入院の後、通院して個人心理療法の治療をつづけるうちに、アビーの気分は快方に向かい、不安や恐怖は大幅に解消されました。アルコールや下剤にも二度と手を出さなくなりました。

アビーのケースは、顕著な激しい行動が実はＢＰＤの症状であり、ＢＰＤをカモフラージュしていたことを表す一例です。このような場合には、ひとつもしくは複数の特徴――不安定な対人関係、衝動性、気分の変動、強い怒り、自殺念慮、自己同一性の障害、空虚感、見捨てられないための切実な努力など――が不完全な診断や、ときには誤診に結びつく場合すらあるかもしれません。

対処と支援

ＢＰＤの人の言動は自分に注目を集めるための故意の振る舞いではなく、疾病であることを忘れないようにしなくてはなりません。ＢＰＤの人たちは、靴ひもどころか靴そのものがないために、自分の足で歩くことができずにいるのです。ＢＰＤの人たちに対して脅したり、すかしたり、懇願したりしても、手助けをして変わるための動機づけがなくては、簡単には行動は変わりません。

しかしだからといって、行動に責任を問われない無力な人々なのではありません。むしろその反対です。最初は自分を変えることなどできないと思っても、守られたりかばわれたりせずに、自分の行動の結果をしっかり受け止めていかなくてはならないのです。その意味では障害のある人と同じです。車いすの人は同情を寄せられますが、訪問先が車いすに対応しているか、移動に用いる乗り物で車いすが利用できるか、といったことを自分で確認しなくてはなりません。

BPDの人たちの極端な行動は、「この役立たずめ、しっかりしろ!」と叱りつけるか、さもなければ「かわいそうに、なにもできないのね、私が助けてあげる」と言いくるめるかのどちらかの反応を引き起こすことになりがちです。BPDの人々に接する人たちは、自分の対応が彼らの行動をどのように刺激するか、あるいは抑制するのかを認識しておく必要があります。一方ではBPDの人を励まして支え、もう一方ではすべきことをはっきり伝える姿勢で、細い線の上を歩くような接し方を心がけなくてはいけません。支持を伝えることは大切ですが、過剰な反応を控える対応が求められます。手を握る、肩を抱くといった身体的な接触や愛情表現は、相手を大切に思う気持ちを伝えますが、押しつけがましい場合には信頼を損ねてしまいます。思いやりが過保護の域に達すると、彼らは自分に対する責任を放棄してしまうのです。理想のアプローチは、「支持」と「共感」にほど良いバランスをとり、「真実」を加えた対応をすることです（第五章参照）。

たいていの状況は、SET-UPの原則の「真実」の領域を重視することで合理的な行動指針を得ることができます。しかし、自殺が口にされるようになれば、精神保健の専門家や自殺防止に取り組む団体などに助けを求める段階に至ったと考える必要があります。自殺の予告を、友人や関係者を操って要求を通すための「脅迫」として受け入れるのは、非常に危険なことです。脅しは真剣に受け止め、その場で現実的に対応することが大切です。例えば専門家に助けを求めるように勧めるのもいいでしょう（「真実」にもとづく対応です）。

四十一歳になる独身のジャックは、パートタイムの仕事をしながら、復学して勉強をつづける機会を探っていました。夫を先に亡くした母親がずっと経済的に支えてくれてきたのですが、ジャックが仕事や試験や恋愛で失敗をするたびに、目標を達成することなどおまえには無理だからと家に戻ってくるように言っては、母は息子の無力感をあおるのでした。ジャックに対するセラピーは、無力でありつづけたいという欲求と、なにもできないままでいることのメリットに甘んじようとしている自分に気づいてもらい、息子を依存させたいがための母親のコントロールの問題にも向き合ってもらうことをめざす内容になりました。

このような状態にあるBPDの人に変化を促すことができる人物は一人で十分です。この場合は、ジャックの母親がSET-UPの原則を用いるかたちで、息子への愛情（「支持」）、理解（「共感」）、それにジャックがもっと自分の行動に責任を負う必要があるという現実の認識（「真実」）を伝えることによって、息子の依存性に対応することができるでしょう。ジャックの母親がこれまでの態度を変えようとしない場合には、ジャック自身が自分の問題に母が及ぼしている影響を理解し、母親から距離をおくようにしなくてはいけません。ジャックと母親のどちらかが行動することで、より健全な関係に向かっていけるでしょう。

育児にかかわる特殊な問題

ＢＰＤの人たちが話す子ども時代には、特徴的な側面が認められます。情緒的虐待、身体的虐待、性的虐待などを受けた過去を持つ人が多いのです。両親のどちらかが不在だったかほとんど家にいなかった、仕事や私用、趣味などで長時間外に出ていた、あるいはアルコールや薬物に依存していたという人が少なくありません。

両親がそろって家にいた場合でも、夫婦仲が悪かったケースが多く、子育てに対する協調性を欠き、どちらか一方、通常は母親が一人で親の基本的な努めを果たしてきた場合が多く見られます。そのような両親は、子どもに対して統一された見解を示してみせることができません。そうしたかたちで育てられる子どもの世界は、拒絶と矛盾にあふれたものになります。秩序だった構造を必要としていても矛盾しか受け取れず、揺るがないものを求めていても不安しか返ってきません。成人してＢＰＤを発症した人たちは、安定した自立的なコア・アイデンティティを築く機会を奪われてしまったのです。

彼らの母親は明らかに精神を病んでいるのかもしれませんが、多くの場合は微妙な病理で、子どものために全面的に〝尽くす〟ような場合には、はた目には完璧な母親とすら映る可能性もあります。それでもよく観察してみれば、そこには子どもの生活に対する過干渉、母子の依存関係を促す態度、子どもの自然な成熟と分離を妨げる姿勢などが浮かび上がってきます。ＢＰＤの母親には、ＢＰＤの子どもがいることが多い傾向が観察されています。

わけても難しいのは、別居や離婚ののちに安定した育児環境を保つことです。両親、継父や継母など、保護者の全員が同じひとつの方針を共有することは、一貫性をもつ育児のために何よりも大切な側面になります。しかし不和に陥っているＢＰＤの親は、意識的にせよ無意識にせよ、子どもをだしにして相手を攻撃しつづけてしまいます。もう片方の親はそれに扇動されないように、攻撃的になるのを必要最小限に抑えるように努めなくてはいけません。非難に反論したり議論したりしてもわだかまりは解消しませんし、子どもを混乱させてしまうだけです。相手を言い負かしたりおとしめたりするのは、混乱をいっそう拡大させます。多くの場合、最善の方法は、互いの子どもに尽くす姿勢を認め合い、やり取りを子どもにとって一番良いことだけに集中する方向に向け変えるアプローチです。双方が合意できる着地点が見つかり、不要な対立を避けることができるでしょう。

保護者からの早期の分離

ＢＰＤの人たちの経歴には、両親からの分離がかかわっていることがめずらしくありません。特に、幼少のころに親との分離を経験したケースが目立ちます。表面的にはたいしたことではないように見えるとしても、そのような体験は大変深い影響を及ぼしています。例えば、弟や妹が生まれるときに数週間ほど家を空けていた母親は、戻ってきたときには、以前のように上の子をかまってはくれません――上の子からみればそれまでの母親は消えてしまい、そこにいるのは幼いきょうだいの世話に追われるべつの母親なのです。健全な環境に恵まれた健全な子どもであれば、こうしたトラウマは簡単に乗り越えていけますが、ＢＰＤの特質を助長する環境で育つＢＰＤ予備軍の子どもにとっては、それは自分が見捨てられたように感じられるいくつもの喪失体験のひとつになります。親の長期にわたる病気や、頻繁な旅行、離婚、死去なども、発達過程の子どもにとって大切なときに母親との安定した交流を失わせ、子どもがその不安定であてにならない世界に信頼感や恒常性を築いていく妨げになることがあります。

児童虐待のトラウマ

激しい情緒的虐待、身体的虐待、性的虐待などの体験は、ＢＰＤの人々の過去によく見られるトラウマです。ある研究では、ＢＰＤを患う人の七十一パーセントが過去に虐待によるトラウマ体験を持っていることが明らかにされています。九十七編の論文を集めて分析したこの研究によると、ＢＰＤの人は、非臨床群（患者でない人々）の対照被験者にくらべて十四倍近くが子ども時代に逆境を経験していることが示されます。虐待のかたちは物理的な育児放棄が最も多く、次に精神的虐待が続いています。そのようなＢＰＤの人々は、三分の一が身体的または性的な虐待を受けていたのです。[1]

虐待された子どもは例外なく、悪いのは自分のほうだと考えます。なぜなら、意識してそう判断する場合もそうでない場合も、そうすることがその子にとって最も都合のいい選択肢だからです。そこで大人を責めるとすれば、自分を大切にしてくれない無能な大人たちを頼りにする恐ろしさを味わうことになってしまいます。誰も悪くないと考えるのも、いつ襲ってくるかわからない、コントロールのかなわない突発的な苦しみにさらされて、さらに恐ろしい結果を引き起こすでしょう。代わりに自分を責めることにすれば、虐待を受け止めやすくなり、状況をコントロールすることが容易になります。なんらかのかたちで自分が虐待を招いているのであれば、それを終わらせる方法を探ることもできるはずで、さもなければ自分を「悪い子」にして諦めてしまうこともできるのです。

　虐待を受けた子どもが、人生の早い段階で自分は悪いことを引き起こす悪い子なのだと考えるようになると、罰せられることを当然だと思うようになり、罰を受けることでしか安心感が得られなくなるかもしれません。慣れ親しんできた、安心できる懲罰の感覚を、やがて自傷行為を通じて思い出そうとするようになることもあります。虐待を愛情の一種と捉えるようになり、自分の子どもたちにも同じ行為を繰り返すかもしれません。そうして大人になったＢＰＤの人は、愛と憎しみが絡み合い、すべてが善と悪に分けられ、中間の存在しない、矛盾のみが恒常的な安定要素になっている混乱した子どもの世界にとらわれたままでいるのです。

　児童虐待は、身体的な暴力や逸脱したセクシュアリティのようなあからさまなかたちをとらない場合もあります。情緒の虐待――嫌がらせや当てこすり、侮辱、冷ややかな沈黙など、言葉を通じて表現される虐待もまた、同じように破壊的な力をもっています。例えば、決して父親に気に入られることのなかったステファニーの例があります。

父は小さいころの彼女を「おデブさん」と呼び、スポーツで喜んでもらおうとおてんばぶりを発揮すれば、その不器用さを笑いました。試験で満点がとれなかったり、キッチンでうっかり皿を割ってしまったりしたときは、「うすのろ」と言われました。卒業パーティーで着た肩を出したドレスを嘲笑され、卒業式の当日には、おまえはどうせたいした者にはなれないと決めつけられたのでした。

成人してからも、ステファニーは常に自分に不安を抱きつづけ、褒めてもらってもそれを信じることができず、自分を受け入れてくれない人たちに好かれようと努力しつづけました。そしていくつも痛ましい恋愛を重ねた末に、ようやく思いやりのある頼もしいテッドに出会いました。それでも、大切に思う人が自分を尊重してくれることなど考えられないと思い込んでいるステファニーは、すぐに別れを口にしては、テッドが誠実に自分と交際するつもりがあるのかどうかを試さずにはいられませんでした。

テッドはそんなステファニーのこれまでを知り、本当の信頼を築くためには長い時間をかけなければならないことがわかりました。誰もがそのように待ってくれるわけではありませんが、テッドがそうすることを決めたおかげで、互いを支え合う長い交際がつづくことになったのでした。

ライフサイクルを通してのＢＰＤ

アメリカとイギリスによる大規模な共同研究により、十二歳までに認められたＢＰＤの主な症状は、成人期に移行する十八歳に達すると広範性機能障害を発症する予測因子であることが明らかになりました。[2] 小児科医の中には小児期の行動から将来ＢＰＤを発症する子どもを見分けることができると言う人もいますが、通常は青年期または成人期前期に入ってから障害が顕在化してきます。

青年期のＢＰＤ

青年期の人とＢＰＤの人が葛藤することは非常に似かよっています。ＢＰＤの若者も典型的な青年期の若者たちも、自己のアイデンティティを形成して親から分離することに葛藤し、友情の絆と集団との同一性を求め、一人になることを避けようとし、激しい気分の変化に見舞われがちで、怒りを爆発させ、衝動的な行動に走りやすいという共通の特徴を示します。ティーンエージャーの気が散りやすく空想にふけりやすい傾向は、ＢＰＤの人が目標に向かい最後までやり遂げるのを苦手としていることや、解離性体験を経験することによく似ています。若い人の奇抜な服装、考えられないような食習慣、強烈な音楽などは、通常独自のアイデンティティを築いて仲間集団にかかわろうとする試みですが、これもBPDのティーンエージャーの振る舞いに大変似ています。

青年期の普通の若者は、陰気な音楽に惹かれ、厭世《えんせい》的な詩を書いて、自殺する有名人を美化したり、泣いたり叫んだり脅したりするかもしれませんが、手首を切りつけたり、一日に何度も暴飲暴食をしたり、薬物中毒になったり、母親を攻撃したりはしません。こうした極端な行動は、BPDが発症する前兆と考えられます。薬物乱用などの問題を偶発的なものとして片づけたり、ティーンエージャー特有の注意を引くための行動とみなしたりし、深刻に受け止めない親もいます。ティーンエージャーはしばしば劇的な方法で注意を引こうとしますが、自殺の試みや自己破壊的な行動は「普通」ではありません。それらはBPDそのほかのパーソナリティ障害の可能性を示唆する行為ですから、専門家による評価が必要です。ほかの精神疾患を持っているティーンエージャーと比較して、青年期のBPDの人には程度が重い症状や機能障害が示されています。BPDの若者は性感染症や医学的な問題の生涯感染率がほかの精神疾患を患う若者より高く、タバコ、アルコールや薬物を乱用する傾向が見られます。[3]

正常なティーンエージャーがBPDの振る舞いへと境界を踏み越えた場合には、本人より早く周りの人たち――両親、教師、上司や友人たち――がそれに気づくのが普通です。継続的な薬物乱用、混乱した対人関係の連続、拒食などは、根の深い問題がかかわっている可能性を示しています。これらを別々の破壊的行動とみなした治療を行う誘惑を退け、診断の際には個別の症状にとらわれずに、機能スタイル全体に目を向けなくてはいけません。潜在的な自殺の危険性を考えた場合に、これは特に重要です。

自殺はティーンエージャーの主要な死亡原因になっています。なかでも特に、BPDの特徴であるうつ状態にあったり、薬物乱用をしたり、衝動的な行動や暴力的な行動をとったりし、支援体制をもたない若者の自殺率の高さが目立っています。[4, 5] 自傷行為は常に深刻に受け止める必要があります。注意を引くための自傷であっても、予想もしなかった悲劇的な結果を招きかねません。「本気の自殺」と「注意を引くための行為」を分けて考えようとする親たちは、肝心な部分を理解していません。どちらも治療が必要な深刻な病的行動であり、多くの場合は入院が求められます。

破壊的行動をとるBPDの若者は、両親の離婚や継父または継母が親権者になることで、いっそう対応が難しくなります。別れた夫婦には不和が生じていても、子どもに対しては協力し合わなくてはなりません。「本当のお父さん（本当のお母さん）じゃない」などと反抗する子どもにルールを教えるために、両親や保護者は力を合わせて行動する必要があります。

成人前期のBPD

二十代のBPDの成人は、一人前の大人になるという課題に直面しています。将来を見据えた仕事や長期的にかかわるパートナーなどについて、また、どのような人になりたいのかを考えます。保護者や教育制度の監督下から離れ、自律的に自由を行使する方向へと向かわざるを得なくなったのです。人間の脳は二十代半ばまで成熟が進むため、人生を変えるような決断をする際には青年期の衝動性、不安定な精神状態や不安が引き続き頭をもたげてくるかもしれません。

円熟していくBPDの成人

ＢＰＤと診断されたほとんどの人は、治療を受けているか否かにかかわらず、時間の経過と共に症状が改善し、多くの人が完全に回復します。比較的機能に問題がないＢＰＤの成人は、完全には回復していなくても順調にキャリアを積み、家庭人としての務めを果たし、友人などの支援体制にも恵まれているかもしれません。そのような人々は、自分自身や周りの人たちにたびたびフラストレーションを感じながらも、自分の存在空間の中で概して充足した生き方をしています。

それに対し機能性が低いＢＰＤの人たちは、仕事や友人を維持することが難しく、家族などの支援体制に恵まれずに、自分の宇宙に孤独感や絶望感のブラックホールを抱えているかもしれません。

予測不可能な行動や不適切な行動をとる要素は長く残るかもしれません。これらは孤独で孤立した人の場合は目につきやすくなりますが、充実しているように見える家庭人の男性にも、その人をよく知る人々は理性的な態度の中で矛盾した行動が見え隠れしていることに気がつくでしょう。成功している実業家や専門家の場合にも、職場の近しい人々はアンバランスな雰囲気を感じ、どこが違うのかは説明できないかもしれませんが、どこかが変わっていると思っている可能性があります。あるいは、やり手の実業家として職場ではまったく普通に振る舞っていても、家庭で無分別な虐待的行動をとっているかもしれません。

ＢＰＤの成人の多くは、年齢を重ねるにつれて「まろやかになる」と考えられます。衝動性、気分のむら、自己破壊的な行動がいちじるしく減少するようです。アイデンティティとつながりの感覚がある程度確立されてくるのです。こうしたパターンは、本人が実際に変化を認めている場合もあれば、家庭や職場でＢＰＤの人と親しく接する人たちの評価を反映しているのかもしれません。ＢＰＤの人の恋人や友人たちは、長年の間にとっぴな行動にも慣れ親しみ、特異な振る舞いに反応を示さなくなるとも考えられます。

そのような変化は、ことによると、安定した生活習慣に落ち着けるようになり、アルコールに溺れたり、自殺を口にしたりする極端な行動を通して欲求を満たす必要がなくなったことを表すものかもしれません。または、歳をとるにつれて、体力や激しい生き方をつづけていくエネルギーが枯渇してくることがその理由なのかもしれません。もしくは、成熟に伴なって自然に治癒が促されるとも考えられます。いずれにせよ、ＢＰＤの人の多くは、治療の有無にかかわらず、時間と共に快方に向かいます。大部分の人は九つの診断基準（第一章参照）のうちの五つを満たさなくなり、「治癒」したとみなされるでしょう。厄介な疾病ではあるものの、長期的な予後は明るいことを心に留めておくことが大切です（第七章参照）。

ＢＰＤの愛する人と人生を共にしている人々は、時間が経つにつれて許容できる行動になってくることを期待することができます。以前には予測し得なかった反応が予測可能になってくるために対応が容易になり、ＢＰＤの人も、より健全に愛し愛されることを学べるようになるのです。

齢《よわい》を重ねるBPDの親

むら気や怒り、見捨てられ不安、貧しい人間関係といったBPDの症状が高齢期まで続く場合、許容できる範囲で付き合いをつづけることが難しくなってきます。BPDの人が親であればなおさらです。子どもはそうした難しい状況にあっても、ことあるごとに気持ちをかき乱されたりしないかたちで、なんとかして大人としての付き合いを繋げようとするでしょう。その人は自分の母親なのですから。

BPDの親は、自分の欲求が満たされないと相手に罪悪感を抱かせるかもしれません。ほかの人々を遠ざけてしまった場合は、子どもたちとしか社会との接点を持たないことも考えられます。そのような状況にあるとすれば、支援できることについてきちんとした基準を設け、なし崩しにしないことが大切です。BPDの親がそれに従うとは限りませんが、打ち込める活動や連絡が取れる人を紹介することも役に立ちます。

ルイズの母親は、しょっちゅう娘に電話をかけては、激しい頭痛や、孤独感や、人生全般に対する不満を訴えていました。夫を何年も前に亡くし、子どもたちとも疎遠になってしまった母にとって、ルイズは自分を案じて連絡してくれるたった一人の「いい子」だったのです。

ルイズは、一人暮らしの母親がそうして苦痛を訴えるたびに、罪の意識を抱いていました。それでも、母親への愛情と母に対する罪悪感にもかかわらず、自分をおろそかにして頼りなくなるばかりの母を見ているうちに、だんだん怒りを覚えるようになってきました。自分が、母の強くなる一方の依存心を向けられる好都合な相手にされていることがわかってきたのです。ところがその怒りをぶつけると、母はいっそう弱々しくなって泣きだしてしまい、そのためにルイズの罪の意識はさらに大きくなって、いつも堂々巡りになってしまうのでした。ルイズがこの錯綜した状態から自分を解き放ち、ほどよい距離感を保ちながら連絡を絶やさないようにしたことで、ようやく母親も健全な自足の道へ向わざるを得なくなったのです。

職場のＢＰＤの人たち

職場環境でのＢＰＤの人は、同僚から奇妙な人または風変りな人と思われていることが少なくありません。ＢＰＤの人は個人的なかかわりを避けて孤立しがちで、不愛想な態度や人を信用しない雰囲気、どこか変わった空気を漂わせて他者を遠ざけてしまう傾向があります。常に体調や個人的な問題を訴え、おりおりに妄想や激怒に駆られる人たちもいます。そのほか、職場においてはまったく正常に振る舞っているにもかかわらず、それ以外の場面で変わった行動を見せて同僚に怪訝に思われる人たちもいるでしょう。オランダの研究では、ＢＰＤの就業者は仕事のパフォーマンスがいちじるしく低いことが示されています。正式な診断基準のすべてを満たさないが、ＢＰＤの症状を持っている就業者にも同様の傾向が認められました。そうした人々はほかの就業者にくらべ、仕事への不安が高く、意思決定に関する問題が多く、同僚からのサポートが得られにくく、ストレスの度合いが大きかったのです。[6]

雇用者の多くは、組織の中にカウンセラーや相談室を置く従業員援助プログラム（ＥＡＰ）を設けるようになりました。ＥＡＰは、本来は従業員のアルコールや薬物乱用の問題に対応するために考案された制度ですが、今日ではそのほかにも、従業員の気分障害、法律問題や経済問題なども対象にするＥＡＰの福利厚生プログラムがふえてきました。

ＥＡＰのカウンセラーはたいていアルコール依存症や薬物乱用、またうつ病や精神疾患など、精神障害に顕著な特徴を識別する力量を備えていますが、ＢＰＤの複雑な症状を見分けることは難しいかもしれません。上司や同僚、カウンセラー、それに当人ですら行動の支障や機能障害を察していても、一般に認識されている障害と関連づけて明確に見極めることが難しいため、治療を受けるように勧められないこともあります。

新たな人材の採用を考えている雇用者は、応募者に転職歴が多い場合にはＢＰＤの特徴を考えてみる必要があるかもしれません。その場合の退職の理由には、たいてい「性格の不一致」（実際、そのとおりであることが少なくありません）と記されているでしょう。そのほか、上司の交代、新しいコンピューターシステムの導入、職務規程の変更など、それまでの体系化されていた（それとも決まりきった単調な）仕事の内容に生じた大きな変化が転職のきっかけになっていることも考えられます。

ＢＰＤの社員や従業員には創造性に優れた仕事熱心な人が少なくないため、職場で貴重な戦力になる場合もあります。そのように高い機能性を発揮する人は、精彩に富み、周りを刺激して啓発します。ＢＰＤの人の大部分は、自分のすべきことが明確に規定され、体系化された環境において最も力を発揮します。規制のない環境でイマジネーションや創造性を発揮できる立場にある人も、仕事で活躍しています。

職場の仕事仲間は、二項対立的な考え方をし、しっかりした枠組みを希求するＢＰＤの人の性向がわかれば、円滑な関係が築けるでしょう。指示が的確で、期待される結果が明確であれば、ＢＰＤの人がさほどストレスを感じずに対応することができます。ＢＰＤの人は言葉の意味を誤解しやすいので、悪意のない冗談やからかいは慎まなくてはいけません。からかいの対象になっているときは仲裁に入るのも有益です。仕事ぶりがよければ頻繁に褒め、ミスに対しては批判や感情を交えずに、改善できる点の提案を含めて冷静に伝えることは、ＢＰＤの人たちの職場での機能を生かす助けになります。

同様に、役職についているＢＰＤの人たちに対しては、部下はその二者択一的な考え方を理解し、それに対応する方法を学んでいくことが大切です。上司の変わりやすい性向を承知した上で、理解をもってフラストレーションを起こさずに受け止められるように努めなければいけません。一貫性が保てない場合があるため、ささいなことで論争することも避ける必要があります。みんなで結束すれば、上司と重要な問題が話しやすくなるでしょう。またＢＰＤの人は、組織の協力者を大切にし、信頼のおける評価やフィードバックを提供してもらいましょう。

娯楽の中のＢＰＤの人

娯楽の場面におけるＢＰＤの人は、どのような行動に出るか予測がつかず、周囲の人々がしばしば困惑させられます。ＢＰＤの人はリラックスすることを大変苦手としているために、遊びやゲームにも、本来の息抜きの目的とはかけ離れた真剣さで取り組むことがあります。例えば、初めてテニスでペアを組む相手であれば、最初は息が合っていたのが、ゲームが進行するにつれ、いらいらして怒りっぽくなってくるかもしれません。「ただのゲームさ」ととりなしても、足を踏み鳴らして自分をののしっては、ラケットを放りなげ、二度とテニスはしないと言い捨てるかもしれません。息子の野球チームのコーチであれば、子どもたちとはうまくやっているのですが、ティーンエージャーのアンパイアに猛然とくってかかったり、満塁のチャンスを三振で棒にふった自分の息子――自分の分身と見なしている――を、口を極めてののしったりするかもしれません。ここに挙げたような例は、ＢＰＤでない人たちのＢＰＤ的な性向を示すものにすぎない場合もありますが、それが極端なかたちで繰り返し見られるのであれば、紛れもないボーダーライン・パーソナリティのしるしであると考えられます。

こうした激しさはＢＰＤの人がリラックスして楽しむことを難しくしてしまいます。ユーモアで笑わせようとしたつもりが、かえって不快感を与えて怒りを買うこともあります。ＢＰＤの人を「冗談で楽しませる」ことは、まず不可能なのです。ＢＰＤのパートナーとテニスをつづけよ

う と思う場合には、SET-UPの原則を賢明に活用すれば状況がしのぎやすくなるでしょう（第五章参照）。

自分の感情を理解する

BPDの人のジェットコースターに同乗する人たちは、罪悪感、恐れ、怒りをはじめとするさまざまな感情を体験することになるのを承知しておかなければなりません。自己破壊的な状態にあるときのBPDの人たちは、自分ではどうすることもできないように見え、自分の行動をほかの人に責任転嫁して、そうされた人たちも無抵抗にそれを受け入れてしまいます。そのような罪悪感は、誠実な対応を疎外する要因になります。同様にBPDの人が自分自身や周囲の人に身体的な暴力を振るう危険も、交流を妨げる大きな障害になり得ます。それに加え、BPDの人たちに操られていると感じたり、行動が理解できなかったり、反発を感じたりする場合に怒りを覚えるのも、よく見られる反応です。

「理解」と「根気」（第五章で示したSET-UPコミュニケーションの「UP」に相当する部分）は、関係を維持する上での重要な要素になります。BPDの人と上手に付き合うには、特にそれを大切にしなくてはなりません。「SET」を中心としたコミュニケーションの技法は、振り回される状況でかじ取りをする助けになります。また、自分の感情も把握している必要があります。苛立たしさは思いやりで和らげ、時間の力を借りることで、健全な関係を維持することができるでしょう。

BPDの個々の症状への対応策

BPDにかかわる九項目の診断基準については第二章と本書の筆者によるべつの本『BPD（境界性パーソナリティ障害）を生きる七つの物語』[7]で考察しています。BPDとして知られているパーソナリティ障害には、さまざまな顔があります。診断基準九項目のうち五つ以上に該当すると、BPDであると正式に診断されますが、五つの診断基準には二百五十六通りの組み合わせが考えられます。つまりBPDには、二百五十六種類の症状が発現する可能性があるのです。怒り、激しい気分のむら、自己破壊的な衝動性が顕著なBPDの人は、見捨てられる不安、空虚感、不安定な自己観が主な症状であるBPDの人とはかなり異なるでしょう。SET-UPテクニックは、ボーダーラインの人とのコミュニケーションに大変役に立ちますが、BPDの特定の症状に対応する効果的な方法をひとつにまとめるのは、不可能に近いと言えます。以下にBPDの具体的な症状に応じた対応策を紹介します。この内容の一部は、先に述べたべつの本でも解説しています。[8]

見捨てられ不安への対応策〈診断基準その1〉

ＢＰＤの怒りはほかの人を遠ざけることがありますが、怒りと合わせ鏡の関係にあるのが、見捨てられ不安です（本書の英文タイトルになっている「あなたなんか大嫌い、でも捨てないで」は、このことを表しているのです）。周囲の人から見捨てられる恐怖は、困難な対人関係、自己像の混乱、空虚感などのべつの症状にもつながります。ＢＰＤの人は大切な相手に見捨てられないように、しがみつくように絶え間なく安心感を求めるかもしれません。

移行対象を使用する

ダイアナ妃（第三章参照）がよく旅行に持ち歩いた、お気に入りのぬいぐるみのようなつながりを表すものは、離れているときに役に立ちます。写真や衣類などは、独りでいるのがつらくなったＢＰＤの人を慰め、心強さを与えるでしょう。「特別な曲」を聴いたり、セーターなどを貸して着ていてもらうのも、安心感を与えます。

準備する

ＢＰＤの人は将来のこと、特に好ましくないことを意識の外に押し出すことが少なくありません。短い出張で配偶者をひとりにするときなど、かっかりさせることがわかっていても、それについて話すことを避けないようにしましょう。例えば「出張に出る前の晩は一緒にナイトクラブで楽しもう」などと、楽しみにすることをつけ加えて、ときどきその予定を口にして思い出してもらいましょう。

あなたが不在の間は、その時間を利用して友人と会ったり、会合に参加したり、ワークアウトセッションを楽しんだりするように勧めると良いでしょう。

バランスのとれた規律ある境界線を設定する

要求の多い大切なボーダーラインの人に完全に満足してもらうことは、おそらくできないでしょう。ここまでなら着実に実行できると言えることについて、しっかりした線引きを設定してください。べつの言い方をすれば、確実に維持できることをはっきりさせておくということです。「お父さん、もっと会いたいのはわかるけど、毎晩来ることはできないの。でも毎週木曜の晩には来られるようにするから、その日は一緒に夕食を食べましょう」というように。

対人関係の不安定さへの対応策〈診断基準その2〉

二項対立的な世界観を持っているＢＰＤの人は、円滑な対人関係を維持することが苦手です。あなたに対しても、ちょっとした発言で天使から悪魔へと評価がひっくり返るでしょう。世界や他者に対するこの不安定な見方は、自分は何者であるかについての不安定な自己像を反映しているのです〈診断基準その3〉。

ヒーローにならず、犠牲にもならない

「天使」と思われているのであれば、肯定的な理想化を素直に受け入れましょう。「私はそれほどすばらしい人間じゃないから」などと謙遜するのは、BPDの人の機嫌を損ねるだけです。かと言って、救世主役を担おうとしたり、悪役に甘んじたりすることも避けてください。

交際が始まって間もないころ、リンジーはしょっちゅうネルソンに、彼がどんなにすばらしいか、以前の嫌なボーイフレンドたちとは違って理解があるかを語っていました。リンジーから理想の男性と見られて得意になったネルソンは「君を苦しみから救い出して」守ってあげる、と約束しました。しかしリンジーの両親や上司に対して不遜な物言いをし、リンジーのずさんな金銭管理を自分で行い、ヘアスタイルや着るものにも口出しをするネルソンに、リンジーは嫌気がさしてきました。それは無理もない展開でした。最初は理想と思っていたのが、いつのまにか支配魔に変身してしまったネルソンに操られていることに、怒りが込み上げてきたのです。

責任は負っても、不当な中傷は受け入れない

態度を一変させるBPDのパートナーを理解することに努めましょう。あなたに腹を立てているという事実、その理由を受け止めてください。しかし悪魔呼ばわりされるのは言い過ぎであれ

ば、黙って受け入れてはいけません。たびたび攻撃されるようなら、「空港に迎えに行けなかったことで怒っているのはよくわかる。今まで何度も迎えに行ったのは、君も知っているだろう。今回は仕事から抜けられなかったんだ」と伝えましょう。

何度も迎えに行ったことを指摘したのちに自己弁護に努めるのは避けてください。説明が長引くと、さらに怒りを買う結果になりかねません。「期待に沿えなくて悪かった」と言うだけにし、その一件は終わりにするのが最善のアプローチかもしれません。

準備する

対立を想定して対策を考えておくことも有益です。BPDのパートナーがどのように反応するかを予測し、どうするかを考えておけば、感情を抑えることができます。予想されるやり取りを予行演習することにより、「SET」の技法などを用いる対応がしやすくなるでしょう。

不安定な自己像または自己感覚への対応策〈診断基準その3〉

BPDの人はよく、「自分が誰なのかよくわからない」と口にします。安定した信頼できるアイデンティティの形成がうまくいきません。ほかの人とかかわるときに、自分が仮面をつけているように感じることが少なくありません。カメレオンのように民主党員の中では民主党員に、共和党員の中では共和党員になりきることができるのです。しかし夜中にひとりでいると、自分は何を信じているのかがわからなくなります。目標や興味を持続させることが難しく、仕事、学業、人間関係などに責任をもって向き合うことができない場合があります。これは空虚感〈診断基準その7〉に関係しているのかもしれません。スペクトルの対極では、虚ろなアイデンティティを埋め合わせるために、考え方、感じ方や行動のしかたの教条が定められているカルト的な団体などに傾倒するかもしれません。

八方ふさがりのジレンマに陥っていることをわかってもらう

自己像や求めるものが激しく揺れ動く状況にあるBPDの人にとって、一定して抱いている感情は苛立ちと敵意しかないかもしれません。そのようなときは、何を言っても同じです。言っても言わなくても、してもしなくても、変わらないのです。そうした勝ち目のない苦境には打開の余地がありません。

「SET」を用いて状況の筋道を説明しましょう。「男友だちと出かけると言ったときに怒っていたね。それで、それなら家にいることにしよう、と言ったら、私を悪者にする態度だと言ってまた怒ったんだったね。君が僕にとって大事な存在だというのはわかっているはずだ（支持）。このところお父さんのことで大変な思いをしているのはよく知っている（共感）。僕が何をしようとすまいと、君は気持ちが収まらないだろう。出かけるのはやめるが、君が思っているように、君のせいでそうするわけじゃないんだ（真実）。君には今いろいろあって、君を大切に思っているからなんだ（支持と共感）」。

話をそらす

勝ち目のない状況に進むことが予想される場合は、パートナーの真意を探りましょう。「どうだろうな。君はどう思う？」

パラドックスを使う

二十二歳のノーラは、大学を三回中退しました。一学期間は良い成績を収めても、そのうちにやる気をなくして徐々に欠席がふえ、不合格の成績をつけられてしまうのです。そのつど両親に迫られて復学してきましたが、今回は父親が意識的にべつのアプローチをとりました。「おまえには、大学は向いていないんだろう。いい仕事を見つけたほうがいいんじゃないのか」ノーラはそう言われて腹を立てました。私は頭が悪いわけじゃないし、大学を出ていなければいい仕事にだってつけないじゃないの。父親の言葉で「見返してやる」という気持ちに火がつきました。数週間後、「大学に戻ることに決めたわよ。それに奨学金にも申し込んだから、最後までやり抜くしかないでしょ」とノーラはふてくされた顔で、父親が待ち望んでいた言葉を告げたのでした。

集団活動に参加する

スポーツのグループ、教会活動、慈善キャンペーン、地域のプロジェクトなどにＢＰＤのパートナーと一緒に参加しましょう。こうした活動の場は、社会的な交流を促進し、興味を引き出してアイデンティティの形成を助けます。

一貫性のある前向きな態度で見守る

不安定なアイデンティティは、経験の中での矛盾から生じています。ＢＰＤの人は過去の経験に照らして、あなたが口で言ったとおりに行動するのかどうかを疑っているかもしれません。あなたがポジティブな側面を重視し、改めるべきネガティブな面も黙殺せずに信頼がおける態度を貫くことは、ＢＰＤのパートナーにとってとても大切です。

衝動性への対応策〈診断基準その4〉

ＢＰＤは、自己破壊的な衝動性によって部分的に定義される唯一の臨床診断です。ＢＰＤの人の衝動的な行動は、自己破壊的な行為であればなおさらですが、友人や家族たちにとって大変なフラストレーションを引き起こします。それまでは落ち着いて見えた状態が続いたあとに衝動的な性向が現れたときは（そうなることがめずらしくありませんが）、ことさら苛立たしい思いをさせられるものです。実際のところ、生活が落ち着き、危機感のない状態に居心地の悪さを感じているからこそ、自己破滅的な行動に走ることがあるのです。

結婚生活が平和な倦怠期を迎えていたラリーの場合を例に挙げてみましょう。結婚して二十年になるラリーは、妻のフィリスとはほとんど接触のない毎日でした。フィリスは息子たちの世話に追われ、大きな会社に勤めるラリーのほうは、仕事に専念してきたのです。ラリーの日常生活は、決められた習慣とそうしなくては気のすまない行動でがんじがらめになっていました。毎朝、服を選び身支度を整えるために何時間もかけ、夜もまた、衣装ダンスの扉の開け方に始まって、洗面台を磨きたてて洗面用具の類を定位置にそろえるといったところまで決まった手順を踏んで、すべてを自分の管理下に置かずにはいられませんでした。

しかし、厳しく自分を律する生活の中で、ラリーは自分でも自分を抑えられずに、酔ってけんかをしたり、ふらりと遠出をして一日中戻らなかったりするのでした。「どんな感じになるか」を試してみようと、衝動的に心臓の持薬を大量に飲んでしまったこともありました。フィリスに怒りをぶつけられたときは、むっつり黙りこんでしまうのがいつもの態度でしたが、〝家から逃げ出して〟、〝どうでもいいようなことでけんかをするはめになるのは君のせいだと、彼女を責めるときもありました。

何ヵ月もアルコールを口にせずにいたかと思えば、そんな自分に褒美を与えるかのように、突然浴びるように酒を飲んでは醜態をさらすのでした。妻や友人たちやカウンセラーは、彼に振舞いを慎むように、脅したり、頼みこんだりしましたが、ラリーの行動を変えることはできませんでした。

予想する

例えばフィリスは、禁酒が続いているラリーにさらりとした口調で、以前はものごとが順調に進んでいる間に鬱積《うっせき》がたまり、それがアルコールに走るかたちで爆発していたことを思い出してもらうのもいいかもしれません。親しい友人や関係者は、破壊的な衝動性を予知させる感情に本人が気づくのを助けることができます。「またそれを言っているのか」と批判的な反応を返されないように、「支持」の言葉を添えると良いでしょう。混とんとして予測不可能と思えていた自分の行動が、実際には予想し、理解して制御が可能なものであったとＢＰＤの人が知るための役に立ちます。本人はそのような助言を非難されていると感じるかもしれませんが、「見返してやる」という反骨心を刺激され、破壊的なパターンを断ち切る動機づけが得られる可能性もあります。

ＢＰＤの人に今の行動がどんな結果をもたらすかを伝えることで、予想される事態が軽減できる場合があります。逆上した十五歳の娘が、付き合いを禁じているボーイフレンドとまた家出するとわめいたとき、テリーは自然な調子でこう答えました。「そうなのか。そんなことはしないでもらいたいと思うよ。お父さんたちは警察に連絡することになるからね。そうなれば二人とも警察に見つかって、ジョーダンはまた逮捕されることになってしまう。おまえだって、大嫌いな病院に逆戻りすることになってしまうんだ。今度はすぐには退院させてもらえないだろうな。そんなことになるより、お父さんはここでもう少し話したほうがいいと思う」。

習慣を取り入れる

不安定な期間は、ヨガのレッスンや教育・宗教関係のクラス、断酒会などの健全な活動に一緒に参加する習慣を作りましょう。

怒りと自己嫌悪に目を向ける

大切なBPDの相手に対して、暴飲するために出かけるのはやめるように頼んでも、おそらく聞き入れてもらえないでしょう。けれどもなぜそうせずには気持ちが収まらないのか、自己破壊的な行動をとらずにはいられないのか、理由を聞いてみることには効果があるかもしれません。行為に走るのでなく話すように仕向けられれば、大きな進歩です。

セラピーを受けるようになったラリーには、衝動的な行動だと思っていた自分の振る舞いが、周りの人たちと主に自分自身に対する怒りの現れだったことが見えてきました。自分に対するフラストレーションが昂じてくると、妻に暴力をふるったり、アルコールに手を出したりしてきたことがわかりました。衝動的な行為に及んだあとは罪の意識に苛まれるのが常でしたが、罪悪感に打ちのめされることによって、罪の償いを果たしていたのです。ラリーが自分を尊重し、自分の理想や信念を大切にするようになってくると、破壊的な行動も減ってきたのでした。

自殺行動や自傷行為への対応策〈診断基準その5〉

自殺の脅しや自殺企図は深刻に受け止め、専門家に助けを求める必要があります。BPDの自殺のリスクは十パーセントに近く、一般集団の自殺率と比較して約一千倍に達しています。[9]症状の多くは年齢を重ねるにつれてよくなっていきますが（本章前段の「円熟していくBPDの成人」を参照）、自殺の危険性は生涯を通じて持続し、年齢と共に高まるとの報告もあります。[10]自殺へと導かれる最も重要な危険因子は、自傷行為の既往症です。

BPDの人の自殺企図は男女共に同程度の割合で見られますが、男性は女性にくらべ自殺既遂の割合が数倍高く、概して障害の度合いも高くなっています。[11,12]自殺念慮を持ち、既往歴に自殺未遂がある高齢の患者は、BPDの特性を持続的に示す傾向があります。また初めて自殺を試みた年配の患者は、顕著には症状が見られない傾向がありますが、強迫観念や自分で環境をコントロールしたいという欲求を示します。こうした特性は人生の早い段階で適応手段として習得されたものかもしれません。しかし後年にうつ症状やコントロールの喪失感が組み合わさると、絶望感や自殺念慮を増大させると考えられます。[13]

非自殺的な自傷行為（NSSI）とは、手首をカミソリで切る、皮膚を焼く、頭を打ちつけるなどの自傷行為を指します。こうした行為はBPDの人が求める緊張感の緩和、自己処罰、孤独感や解離感の解消、制御感の確立、危険な刺激といった欲求によるものです。家族や友人にとって、そのような自傷行為に立ち向かうのは簡単なことではありません。妊娠中に自傷的な妄想を抱くと、産後にうつ状態に陥りやすく、さらには母子関係が悪化しやすくなると考えられています。[14] 非自殺的な自傷行為は通常、青年期に始まり、世界全体で十八パーセントの有病率が報告されています。[15] これはBPDを定義する基準のひとつとされていますが、べつの障害と考えるべきであるとする意見もあり、DSM-5に記載されている「今後の研究のための病態」には、NSSIの症状には独自の診断基準を設けるよう提案がなされています（DSM-5と代替診断モデルに関する詳細については、巻末の補遺を参照）。

助けを求める

自殺の脅しや自殺試行は、いかなる場合も真剣に受け止める必要があります。医療専門家、緊急サービス、サポートホットラインなどに電話をかけて支援を要請してください。

生活環境から危険なものを取り除く

危険になり得るものを生活環境から取り除くか、最小限に抑えましょう。使わなくなった薬、処方されていない医薬品などを処分し、鋭利なものを置かないようにしてください。銃などの武器を持っていれば、取り上げてべつの場所に移してください。

自傷行為から気をそらせる行動を考える

激しい運動などで身体を動かすエクササイズに参加する、粘土をこねる、ピアノなど楽器を演奏するといった活動は、緊張感を和らげる役に立ちます。湯船に浸かったり、氷風呂に入ったりするのもいいでしょう。氷のかけらを手に持っているだけでも、危険を冒さずに刺激を得ることができるのです。ＢＰＤの多くの人は、血を眺めたいがために自傷をしています。赤い油性ペンで身体にしるしを描き込めば、それに代わる不快感を喚起することができるでしょう。

気分の変化への対応策〈診断基準その6〉

ＢＰＤの人は、周囲の人やものごとに非常に敏感です。感情の変化はたいていの場合、その場の状況に対する反応として生じ、ある感情とべつの感情を交互に行き来したりします。特に、ネガティブな反応は激しいものになりがちです。機能的磁気共鳴画像（ｆＭＲＩ）を用いてネガティブ刺激に対する脳の反応を調べた研究では、ＢＰＤの人は感度が増加する結果が示されました。ほかの被験者は繰り返される刺激に慣れていく傾向があるのに対し、ＢＰＤの人は感情的に反応し、脳のパターンにもストレス反応の継続が見られました[16]。

ＢＰＤの人たちのめまぐるしく移ろう気分は、周りの人たちだけでなく、当人にも大変なフラストレーションを引き起こします。メレディスは幼いころから、自分の気分の変わりやすさに気がついていました。ものごとが順調にいっているときは舞い上がるような喜びを感じましたが、なんの前触れもなく、一瞬にして絶望の谷底に落ち込んでいるのでした。そんな娘を気遣って、両親は決して刺激を与えないよう、腫れものに触るように接していました。学校の仲間たちは、メレディスの予測のつかない態度にうんざりして、仲よくなっても間もなく離れていきました。気分屋のメレディスを「躁うつ屋サン」と呼んでからかう者もいました。

夫のベンは、メレディスの「優しさ」と「面白がらせてくれるところ」に惹かれたのでした。メレディスは陽気にはしゃぐときと自暴自棄になるときが極端に入れ替わり、ベンに対しても、楽しそうに会話がはずんでいたかと思えばいきなり陰気に閉じこもってしまったりしていました。ベンは帰宅して顔を合わせるまではメレディスの対応が予測できず、ときどき、ドアのすき間からステッキで帽子を突き出してみて、自分の帰宅を歓迎してくれるのか、無視されるのか、それとも撃ち殺されることになるのかを確かめたい衝動に駆られるのでした。

いろいろな薬を処方されながらも一向に改善の見られない自分の気分の浮き沈みは、メレディス自身にとってもつらいものでした。セラピーでは、そうした気分の変化を認識して何がきっかけになっているのかを意識し、そういう感情にとらわれていることに責任を負った上で、その感情にうまく適応することをめざすように言われていました。気持ちが沈みこんでいるときは、そのような自分を自覚して、周りの人たちにそれを打ち明け、できるかぎり努力するつもりでいるのを説明することも考えられます。そうしたことを話しにくい顔ぶれであった場合には、みんなの期待にそむく態度をとるのを避けるように意識的に努力して、なるべく控えめに振る舞うこともできるでしょう。メレディスには、自分自身と周りの人たちに対して恒常性を確保すること――安定した、信頼のおける態度を築くこと――が大切な目標になるのです。

ベンはＢＰＤの人には「なにを言っても同じこと」の、お定まりのジレンマに落ち込んでいました。気分の移り変わりを指摘すれば、メレディスを怒らせていっそう内にこもらせてしまいますし、見ないふりをするのも、無関心を意味することになってしまいます。

絶望的と思える泥沼にいた夫のベンは、夫婦でかかりつけのセラピストから次のような有益な助言を与えられ、窮地から救われました。

八方ふさがりのジレンマを伝える

（「不安定な自己像または自己感覚への対応策〈診断基準その3〉」参照）

生産的に先延ばしにする

「今を生きる」ことは、ほとんどの人にとって望ましい心構えであると言われているものの、BPDの人が認識し知覚していることは、すべてが今現在の中にあります。その今現在は、文脈も比較の対象も持たずに刻一刻と変化するかもしれません。以前に起きたことやこれから起こるかもしれないことは、「今」の感情に何ら影響を与えません。

BPDの人は要求が激しく、せっかちに今すぐ返答するように言い張り、返答を返せば前言を取り消したり、否定したり、けなされたりするかもしれません。感情が高ぶっているようなときは、要求に応じるよりも時間稼ぎをするほうがいい場合があるでしょう。「心配する気持ちはわかるが、いつなら可能かまずスケジュールを確認してみるよ」、「少しでも早くそうしたいだろう。しかし、まずは予定を調整できるかを確かめてみよう」、「今は手が離せない状況だから、後で連絡する」というような応対が考えられます。

一貫性を高める

多くの場合、ＢＰＤの人は生活を難しくしている自分の一貫性のない態度に気づいていないものです。矛盾した態度をやんわりと指摘し、一貫性のあるものの考え方ができるように一緒に取り組むのは有益です。「私たちが雇ったテニスの特別コーチの話だけど、あなたは最初は乗り気だったわね。でも熱心に打ち込んだ日もあれば、大嫌いだ、もう行かないと言っていた日もあった。私はどっちでもかまわないけど、このままつづけたほうがいいのかどうかを話し合っておくべきだと思うわ」というように。

慢性的な空虚感への対応策〈診断基準その7〉

ボーダーラインの人が抱えている空虚感は非常に苦しいものです。目的意識や価値観を欠き、自分は人に与えられるものを持たず、愛や関心を受ける価値がないと感じています。ＢＰＤの診断基準の多くと同様に、疎外されたように感じられる空虚感は、曖昧な自己像〈診断基準その3〉、気分のむら〈診断基準その6〉、見捨てられる不安〈診断基準その1〉などに関連している可能性があります。激しい虚無感がＢＰＤの人を引きこもらせる場合もあります。交流の断絶や孤立を回避するように努めることが大切です。

身体を動かすように勧める

家の外に出るように勧めましょう。散歩やジョギング、エクササイズのクラスなどに一緒に参加すると良いでしょう。身体を動かしたり屋外で何かしたりすることは、ＢＰＤの人を引きずり込もうとするブラックホールから遠ざける役に立ちます。

新しい興味を持ってもらう

趣味、音楽や読書は空虚感の一部を埋める知的な刺激を与えてくれます。

社会的な交流を図るように勧める

地域や教会のグループやボランティア団体、同じ関心を持つ人々の社交クラブ、学習のクラスなどに参加すると、孤立感が和らぎます。

怒りへの対応策〈診断基準その8〉

怒りの爆発は何の前触れもなく唐突に起こります。それは状況に不釣り合いな度合いの怒りかもしれません。また、その頻度も予測することができません。ＢＰＤの人が少しずつ怒りをためていく様子はうかがい知ることができないのです。警笛が聞こえず、ヘッドライトにも気づかずにいるうちに、ごう音を上げて迫ってきた列車にはね飛ばされてしまうかもしれません。ささいな一言や行動がきっかけで、穏やかだった態度が瞬く間に憤怒に変わり、あなたを驚かせるだけでなく、本人もショックを受けます。売り言葉に買い言葉になるのを避けて冷静でいるのは難しいことでしょう。しかし非難し返せば、「私は怒っていないのに、怒っているのはあなたの方よ！」と、自分が関与していることは忘れてあなたに感情を投影する可能性があります。「あなたなんて大嫌い」と言われるのを辛抱するのは、ＢＰＤの人と関係を維持する上で一番難しいことかもしれません。

落ち着くのを待つ

言い返すのは控えて罵倒の攻撃が終わるのを待ちましょう。口を開く前に一呼吸置き、怒鳴り声に対して静けさの間合いを挟んでください。

エスカレートするのを抑える

相手が声を荒らげれば、あなたは声を下げましょう。身振り手振りが大きくなってくるときは、あなたはできるだけ平静な表情を保ちましょう。

焦点を合わせ直す

怒りの原因に目をつぶると状況はさらに悪化します。しかし対立を関係のある別のことがらにそらすことで、事態を収束することができるかもしれません。

アリソンはマイケルに向かい、仕事をふやして私も赤ちゃんもほったらかし、と荒々しく声を張り上げていました。赤ん坊が目を覚まして泣きだしました。マイケルはアリソンのわめき声が収まるのを待ち、「SET」を使って穏やかにこう答えました。「仕事の予定を調整してみるよ。君は母親としてよく尽くしているし、安らげる健全な家庭を築く努力をしている」と、アリソンの姿勢を褒めたのでした。マイケルはアリソンが夫婦の問題から母親という役割に意識を向けるように仕向けたのです。

フェアに応対する

相手を傷つけたり内輪の話で辱めたりする発言は慎みましょう。「お父さんみたいに私を殴るつもり?」怒りが込み上げてきても、病気やホルモンの問題に転嫁してはなりません。「今日の薬はきちんと飲んだの?」、「生理中なのか?」などと。

安全を考える

暴力を振るわれる危険があると感じた場合は、その場を去ってください。子どもなど、ほかの人たちも隔離しましょう。BPDの人は手がつけられない怒りに駆られることが少なくありません。議論しても怒りに油を注ぎ、状況を悪化させるだけになるでしょう。言い返すのではなく、意見の相違を認め、相違があることに同意することで対立を鎮めましょう。議論は雰囲気が落ち着いてからすればいいのです。

妄想性思考または解離症状への対応策〈診断基準その9〉

統合失調症などのほかの精神疾患に見られる精神的な症状とは異なり、ＢＰＤの認知の歪みは怒りの爆発や気分の変化に似たかたちで、ストレスが大きいときに突然現れることがよくあります。ＢＰＤを患っている人はたいてい、周囲から分離して見当識を失っているように見えます。現実から切り離されていると感じ、他者に現実感が持てないのです。妄想的な恐怖にとらわれることもあります。ＢＰＤという障害を危険視する意見もあるものの、ＢＰＤの人が他人に危険を及ぼすことはめったにありません。

安全で快適な環境を整える

信頼されている顔なじみの人々と接することのできる、落ち着いた親しみのある環境を整えてください。凶器になり得るものを置かず、身の危険を感じた場合にはすぐに出口に向かえる場所にいるようにしましょう。

安心してもらう

脅威を与えないように穏やかな声で話し、安心させましょう。症状が発現するのは強いストレスがきっかけとなる場合がほとんどですから、気持ちが休まるような態度を心がけてください。

攻撃しない

言い争いをしたり、言っていることがずれているなどと説きつけることは避けましょう。妄想を是認する必要はありませんが、何を主張しているにせよ、相手の立場を受け止めることはできるはずです。

助けを求める

状況を鎮めることができた場合にも、専門家に診てもらうようにしてください。

言わずにおくべきこと

ＢＰＤの人は言葉に敏感に反応することがあります。難しい状況ではどのように受け答えをすれば良いのか、これまでは「ＳＥＴ」などを使ったアプローチについて述べてきました。しかし口にしないほうが良いことや、状況を悪化させる言動についても承知しておく必要があります。

侮辱しない

ＢＰＤの人は「ばかなこと言わないで」、「それはおかしい」などのちょっとした一言にこだわり、「頭がおかしいと思っているのか」と、感情を爆発させるかもしれません。

尊厳を傷つけることや矛盾したことを言わない

言っていることに反対する対応は、事態をエスカレートさせるだけです。「それは事実じゃない」、「過剰反応しないで」などは、「ＳＥＴ」の「共感」に水を差し、衝突を激化させかねません。

責任を放棄しない

「誤解しないで」、「冗談のつもりだったのに」、「ジョークも通じないの？」といった伝え方をすると、言い逃れをしているように聞こえ、防衛の姿勢を強化させてしまうでしょう。筋の通った姿勢を貫きましょう。

嘘をつかない

真実は慎重に伝えましょう。しかし嘘をついてはいけません。矛盾と嘘はＢＰＤの人によく見られる特質ですが、嘘をついたことがわかれば、信用や信頼感を築くことができなくなってしまいます。

拘泥しない

いつまでもこだわらないようにしましょう。「ねえ、どうして」と言いつづける子どものように、ＢＰＤの人も、何度も同じことを言うかもしれません。自分もそうなっていることに気づいたときは、態度を改め、会話を先へ進めてください。「納得していないことはわかるが、これまでに何ことがあるんだ」

回も話し合ってきたことだから、今はその話はやめておこう。それより実は、ほかに相談したい

冗談に気をつける

冗談は避けたほうが無難です。BPDの人の過敏性は、軽い冗談をばかにしていると受け止めるかもしれません。軽口が潤滑油になるのは、軽妙にふざけ合う長年の関係が確立している場合に限られます。軽口を受け入れ合う関係で口にするユーモアは、一歩引いてみる余裕を生み、視点を広げる役に立ちます。そのような関係にあれば、直面している状況の痛ましさをユーモアに変えることで、その場の緊張が和らぐでしょう。「あなたの奥さんが離婚の話をとめどなくぐだぐだ言いつづけるのは、最悪の気分よね。ちょっとコメディドラマみたいじゃない？『アイ・ラブ・ルーシー』のルーシーがブチ切れるときみたいな」こんな事情でなかったら、一緒におなかを抱えて笑えそう」というように。

さてここまで、BPDをめぐる「何が」と「なぜ」を解説してきました。その中ではSET-UPコミュニケーションなどのモデル化された対処戦略もご紹介しました。続く章では、専門的な治療がどのように行われているか、治療法にはどのようなモダリティがあるかを取り上げます。

第七章

よりよい治療を求めて

「もう一年だけ彼に時間を与えてやって、それからルルドへ行ってみようと考えている」

——映画『アニー・ホール』で自分の精神科医について話す
ウディ・アレンのセリフ

以前、精神科医として有名なS博士から、うつ状態にある姪の精神分析を依頼されたことがありました。

面会日を決めるのは一苦労でした。クライアントであるジュリーと私の空き時間との折り合いがつかず、私のほうで四苦八苦して彼女の予定に支障をきたさない日程を組んだのでした。私は師であるS博士の信頼を裏切らないよう、親切で有能な医師であることを示さねばならないと緊張していました。この仕事についたばかりの私としては、ぜひとも腕を認めてもらいたいと思っていたのです。しかし、そのような気持ちはよくない徴候であることもわかっていました。私は神経質になっていたのです。

ジュリーは驚くほど魅力的な女性でした。ブロンドの髪とモデルにもなれそうなすらりとした体型をして、聡明で表現も豊かでした。法律を勉強中の二十五歳の彼女は、約束の時間を十分過ぎて現れましたが、謝罪の言葉もなければ、そのことに触れるそぶりも見せませんでした。近くで見ると、目元の化粧が若干濃すぎるようで、それはまるで内に抱える悲しみと虚しさを隠そうとしているかのようにも見えました。

ジュリーは、社会的な地位に恵まれた両親の一人娘として育ち、二人を大変頼りにしていましたが、両親はしょっちゅう旅行で家を空けていました。一人でいることには耐えられない彼女は、数多い男性遍歴を重ねてきました。相手が去ってしまうと、次の人に出会うまで深く沈みこんでしまうのですが、ちょうどそのときも、特定の相手がいない〝関係の谷間〟にあたる時期でした。最近まで交際していた男性が去ってしまって、「その後を埋め合わせる人」が見つからない状態だったのです。

ジュリーの治療に一定のパターンが定着してくるまで時間はかかりませんでした。セッションの時間が終わる間際になると、何か大切なことを言い出し、予定時間を超過することになりました。セッションの合間にかかってくる電話がふえ、話の内容もだんだん長くなっていきました。

最初の六週間は週に一度のセラピーでしたが、やがてそれを週二回にふやすことにしました。ジュリーは自分の孤独や恋人たちと別れるつらさや未来に希望がもてない心もとなさを話しました。診察室では慎み深い彼女からは想像しにくいことでしたが、よく友人たちに向かって怒りを爆発させていることも打ち明けました。夜も眠れないというジュリーは、食欲が失せて、だんだん体重も減ってきました。そのうち自殺を口にするようになりました。そこで抗うつ薬を処方しましたが、気持ちはますます沈んでいくばかりで、勉強にも集中できなくなってきました。治療を開始して三ヵ月たったころ、死んでしまいたい、首を吊るだけでいいと考えてしまうと言い出しました。私は彼女に入院を勧め、ジュリーも不承不承それを受け入れました。いつまでも続くうつに対して、さらに集中的な治療が必要とされているのは明らかだったのです。

初めてジュリーの怒りに接したのは、入院の初日に、入院を決意した気持ちを聞かせてもらっているときでした。ジュリーは静かに涙を流しながら、父親に入院を告げることがいかに怖かったかを話していました。

そのうち急に、顔をひきつらせて、「あいつが私に何をしたかご存じ?」と言ったのです。それが彼女の入院手続きを担当した看護師のアイリーンを指していることがわかるまで、少し時間がかかりました。それからアイリーンの不注意について、血圧を測るときの不手際について、ランチのトレーの混乱について激昂して話すジュリーは、いつもの優美な顔立ちが憤怒の形相に変わっていました。テーブルに拳を叩きつけたときは、私は驚きで飛び上がったほどでした。

それから数日たつころには、ジュリーは周囲に要求と非難を浴びせて病棟全体を大恐慌に陥れていました。看護師や患者の中には彼女をなだめて落ち着かせようと努力した者もいましたが、ほとんどの人たちは、ジュリーの癇癪が始まった（そして物を投げつけはじめた）とたんに、急いでグループセラピーから逃げだしました。

「先生、あなたの患者が今朝何をしでかしたか、ご存じですか？」ジュリーの入院しているフロアーに行くと、そう声をかけてきた看護師がいました。明白に「あなたの」を強調したその言い方は、まるでジュリーの行動についての全責任は私にあって、その監督を怠ったのであれば非難されても当然というような口ぶりでした。「先生は甘すぎます。彼女に操られているんです。彼女に必要なのは、はっきり対決する姿勢です」と言います。

私はすぐに自分を取り戻し、自分と、そしてジュリーの弁護に努めました。「彼女が必要としているのは支えと愛情だ。もう一度親の愛情を体験することだ。信頼を学ばなくてはいけないんだよ」と。この私の判断に疑問をさしはさむとは！　しかし、私にしてみても、それが正しいと断言できるでしょうか？

最初の数日間、ジュリーは看護師や患者や医師たちに文句の言いどおしでしたが、先生は理解があって優しい、これまでに見てきたセラピストの誰よりも知識と洞察力があると言ってくれました。

それから三日後、ジュリーは退院させて欲しいと頼んできました。彼女の症状を判断しかねている看護師たちは、許可を与えることには懐疑的でした。個人的にもグループセラピーでも、ジュリーはあまり自分のことを話さなかったのです。話をする相手は医師の私だけだったのですが、死にたいとはもう思っていないし、自分の生活を取り戻したいと言い張るので、結局、私はそれを承認しました。

次の日、ジュリーは手首にいくつも切り傷を作り、酔って救急室に現れました。再入院してもらうしかありません。「だから言ったのに」とはっきり口にはしませんでしたが、私に向けられる看護師たちのさげすむような視線は、いたたまれないものでした。私はそれまで以上に彼女たちを避けるようになり、ジュリーのセラピーを個人療法の形式に戻し、グループセラピーのほうは打ち切りました。

その二日後に、ジュリーは再び退院許可を要求しました。断ると、感情を爆発させました。「私は信頼されている、わかってもらえていると思っていたのに。先生にとって大事なのは権力だけ、人をコントロールするのを楽しんでいるだけなのよ！」

彼女の言っていることは正しいのかもしれない。私は自信がなさすぎ、コントロールしすぎなのかもしれない。さもなければ、彼女は私の弱いところ、理解のある信頼できる人と思われたいという欲求を突いてきているのだろうか？　私の罪悪感とマゾヒズムが彼女のせいで増幅されているだけなのか？　ここでの被害者は彼女なのか、それとも私のほうなのだろうか。

「先生だけは違うと思っていたのに。先生は特別で、私を本当に心配してくれていると」。ジュリーはそう言いました。問題は、私も自分でそう思っていたことでした。

その週の後半には毎日保険会社から、なぜまだ退院できないのかと理由を尋ねる電話がかかってきました。看護記録には、もう破壊的な行動はとっていないと記されていましたし、ジュリーは退院許可を得るために四方八方手を尽くしていたので、私たちはデイホスピタルでの日帰り入院のプログラムに参加して治療を継続するという条件で、退院を認めることにしました。昼間だけ外来治療プラグラムに参加し、午後には家に帰ることができるのです。外来プログラムに通い始めて二日目、二日酔いのだらしない格好で遅れてやってきたジュリーは、すすり泣きながら、バーで出会った見ず知らずの男性との堕落した一夜のことを話したのでした。私の中で状況が明確になってきました。ジュリーは制約や規制が設けられた枠組みが欲しいと訴えているのでしたが、そのような依存性を持っている自分を認めたくないのです。過激な行動をとることで制御してもらえる状況をつくり出しておきながら、怒りを覚えるかたちで自分の欲求を否定していたのでした。

私はそのことに気がつきましたが、ジュリーには見えていませんでした。私は彼女と顔を合わせることにだんだん気が進まなくなってきました。ジュリーとセッションで顔を合わせるたびに自分の失敗を思わされ、早くよくなって退院してくれるか、いっそ消え去ってくれることを望んでいる自分の気持ちに気づかされるのです。ジュリーが、私には同室の患者のべつの担当医のほうが合っているかもしれないと意見を口にしたりすると、自分の直面している現実の課題から逃げようとしているだけだと思ってしまうのでした。今の段階でやり方を変えるのはジュリーにとって逆効果でしかないことはわかっていましたが、担当医を替えてくれるならありがたいと密かに思っていました。相変わらず自殺を口にする彼女の言葉を聞きながら、罪の意識を覚えつつも、本当にそうなれば楽になるかもしれないと想像することを抑えられませんでした。ジュリーの変化は、私をマゾヒストからサディストに変えてしまったのでした。

ジュリーがデイホスピタルに通い始めて三週間目に、患者仲間の男性が週末に首を吊って自殺する事件がありました。ジュリーは震えながら、いきり立って叫びました。「先生もスタッフも、なぜ自殺しようとしているのがわからなかったの？　どうしてそんなことをさせたの！　なぜとめなかったの！」

ジュリーは打ちのめされて見えました。誰が彼女を守ってやれるのか？　誰に彼女の苦痛を取り除いてやることができるのだろうか？　私はようやく、それはジュリー自身にほかならないことを悟りました。彼女の肉体の中には、ほかに棲む人はいないのです。彼女を完全に理解し、守ることのできる人は、彼女自身のほかにはいないのです。私に、それにジュリーにも、少しずつ何かが見えてきました。

ジュリーもまた、自分の感情から逃げ去ろうとどれほど努力をしてみても、自分自身であることから逃れることはかなわないことはわかっていました。いやな自分から逃げてしまいたいと思っても、欠点も含めた自分をまるごと受け入れていくしかないのです。私は私、それでいいのだと思える日がくるまで。

スタッフに向けられたジュリーの怒りは、しだいに「自分自身を見放してしまった」自殺した男性のほうへ向かうようになりました。その男性の自らに対する責任というものを考えはじめたことで、自分のそれにも気づくことになったのです。本当に自分を思ってくれる人たちは、両親もそうだったように、何もかもを許してくれるわけではないこと、愛情とはときにはそうして制約を課するものであることがわかったのでした。それは聞きたくないことを聞かされることでもあり、自分の行いへの責任を問われることでもありました。

それからは、ジュリー、スタッフ、それに私の全員が力を合わせて取り組みはじめるのに時間はかかりませんでした。私はそれまでとらわれていた、聡明で感じのいい、決して間違いをしないイメージへの執着を捨てました。安定した信頼のおける存在としてそこにいることのほうが大切であることがわかったのです。

ジュリーは何週間かして外来通院プログラムを終了し、その後は診療室でセラピーを受ける治療形態になりました。孤独感も不安もなくなってはいませんでしたが、もう自分を傷つける必要はなくなったのです。なにより、孤独感や不安を抱きながらも自分を大切にすることはできるということが、ジュリーにはわかるようになったのでした。

その後しばらくして、ジュリーは今度は本当に彼女を思ってくれる男性と出会いました。また、私自身もいくつか大切なことを学びました。望ましくない感情というものは自分を自分たらしめている大部分を占めるものであって、自分の中にあるそうした不愉快な部分を受け入れたことによって、患者に対する理解が深まったのでした。

治療の開始

ＢＰＤの治療にあたるセラピストたちは、治療に伴う困難のせいで、専門家としての自分の能力や忍耐力を試されるような緊張を強いられることが少なくありません。治療のセッションは、嵐のように気の休まらない、何が起こるか予想のできないものになるかもしれません。治療の進行もカタツムリのように遅々として、有効な結果が得られるまで何年もかかる可能性があります。治療を受けるＢＰＤの患者の大部分は、最初の数ヵ月で挫折しているのです。

ＢＰＤの治療が困難を伴うのは、患者がほかの対人関係における対応と同じ振る舞いをセラピストに対しても見せるからです。あるときはセラピストを親身で思いやりがあると思っていても、べつのときは不誠実で威圧的と考えてしまいます。

セラピーの場面では、ＢＰＤの人々は極めて要求の多い、依存的、操作的な態度をとることがあります。ＢＰＤの患者には、ほかの患者のセッションの時間中にしょっちゅう電話をかけてきたりメールを送りつけたりし、いきなりセラピストのオフィスに現れて、すぐに会ってもらえないなら自傷する、などと言って脅す人もめずらしくありません。セラピーの過程でセラピストを激しく非難するのも、よくある態度です。ＢＰＤの人たちはセラピストの傷つきやすい領域を敏感に感じ取り、ほかの人に接するときと同じように、怒りやフラストレーション、自信喪失、絶望感を引き起こす方向へ誘導しようとするかもしれません。

BPDの原因になり得ると考えられることがらは広範囲にわたり、行動も極端なかたちをとることから、治療法は以下のように、幅広い領域にわたる形態が考えられます。アメリカ精神医学会による『境界性パーソナリティ障害治療のための診療ガイドライン』には、「境界性パーソナリティ障害に対しては一次治療として精神療法を行い、補完的に症状に応じた薬物療法を用いる」と記載されています。[1] 心理療法は、個人療法、グループ療法、家族療法のいずれかのかたちで、病院またはほかの施設で行われます。個人療法と集団療法を併用するなど、アプローチを組み合わせることもあります。過去の経験や無意識の感情が現在の行動に与える影響を重視する力動的心理療法に近いアプローチや、無意識の領域よりも現在の行動を改めることに照準を合わせた、より認知的・指示的なアプローチがあります。期間に制限を設けたセラピーもありますが、ほとんどは終結時期を定めていません。

一部の療法は通常、利用が回避されています。厳密な行動修正療法はほとんど使用されません。構造化されていない環境で、カウチに横たわって自由連想法を用いる古典的な精神分析療法は、基本的な防衛機制に過剰な負担をかける可能性があることから、BPDの人には破壊的に作用するかもしれません。催眠療法も、なじみのないトランス状態を引き起こし、パニックや悪くすれば精神障害をもたらす恐れがあるため、治療技法として避けられるのが通例です。

治療がめざすもの

治療のアプローチは、すべてが同じ目標をめざしています。混乱したり傷ついたりする状態を減らし、もっと喜びの感じられる世界で、今より円滑に機能していけるようにすることです。通常、治療の過程には、現在の行動が自分にとって生産的でないことを患者に認識してもらう作業がありますが、これは難しくありません。自分について理解できたことをもってそれまでの反射的な言動を改め、ストレスに対する新しい対応様式を身につけることのほうが、それよりも難しい部分になります。

どのような治療法についても共通して言える大切なことは、患者とセラピストの関係です。この両者の関係が、信頼感、対象恒常性、感情的な親密感の基盤になります。セラピストは、患者の安定化していくアイデンティティを鏡のように映し出す、信頼される対象にならなくてはいけません。BPDの人たちはこの信頼関係から出発して、期待に応える適切な対応と信頼感をほかの人々に対しても向けることを学んでいくのです。

セラピストにとっての最終目標は、患者を維持するのでなく手放すことで、それを達成するためには、検討すべき領域に向けて、コントロールのかたちをとらずに患者の関心を誘導していく必要があります。セラピストは、観賞に値する景観を指し示したり、悪天候の際に航路を変更したりする、いわばナビゲーターの役を務めますが、飛行機の操縦かんを握るパイロットは患者自身です。家族や大切な人たちもこの旅に同行する場合があります。この旅行の大切な目的は、その人たちが置き去りにされないように、患者に家に帰って周りの人たちとの関係を改善してもらうことなのです。

中には、精神医療や心理療法とは、ひげをたくわえた恐ろしい催眠術師が、無抵抗の患者を操り人形のように「マインドコントロール」し、その行動様式を改変しようとするものだと考えて不安を抱く人たちもいます。映画などの大衆文化で描かれる「精神科医」は、患者以上に問題がありそうな失敗ばかりしている愚か者か、頭脳明晰で悪質な犯罪者のどちらかになっています。催眠術とは自分の意思に反してかけられるものであると勘ちがいしている人たちがいるように、残念なことに、自分の意向にそぐわない心理療法が施されてしまうと考える人たちもいるのです。

「洗脳」にまつわる悪名高い事例の最たるものは、転換療法（コンバージョンセラピー）または修復療法と呼ばれる治療法がかかわるケースでしょう。疑似科学的な信用のおけないこの療法は、主にスピリチュアルな手法や苦痛を伴う行動療法を用いて同性愛的または両性愛的な行動を取ろうとする人を異性愛者に変えようとする療法です。公式の精神科関連諸団体は使用を認めておらず、アメリカの複数の州でも法律で施行を禁じられています。精神療法の目的は、患者の個人としての基礎づくりを支え、自由と自己の尊厳を拡大する手助けをすることです。治療に対するいわれのない不安は、自らをとらわれの身にしている状態から抜け出して自分を受け入れる機会を遠ざけてしまいます。

治療の長さ

精神分析療法は、何度も通う集中的な治療を数年間つづける必要があります。以前はこの療法が主流だったため、精神療法と聞くと、長期間に及ぶ費用のかかるものと多くの人が考えています。治療の一環として用いられる薬物療法や特定の治療法は、経済的、実際的な治療の求めに応えるものです。骨折や感染症はいずれ治癒しますが、精神にかかわる傷の回復には、それより長い治療期間が求められるかもしれません。

治療が短期間で終結すれば、うわべだけの治療ではなかったかと疑いが生じるかもしれませんし、その反対に何年も続くとすれば、助けを求める無知な患者を食いものにして精神科医をもうけさせる知的駆け引きにすぎないのではないのかと、怪しまれるかもしれません。

ＢＰＤの治療に関しては長期のセラピーを受けるほうが短期プログラムより効果があるというエビデンスは、現在のところありません。[2] 治療期間の適切な長さとは、どれほどの期間をいうのでしょうか。その答えは、めざす目標によって変わってきます。抑うつや強度の不安、感情の爆発などの特定の症状に焦点を絞る場合は、数週間あるいは数ヵ月間の比較的短期間で成果が得られるかもしれません。目標がそれよりも根本的な改変をめざす場合には、さらに長い時間が必要になるでしょう。ＢＰＤは通常、時間の経過と共に〝治癒〟します。つまり、厳密な定義では、ＤＳＭ－５の九つの診断基準のうち（第二章参照）、五つのすべてが満たされなくなるという意味です。しかし人によっては障害となるほかの症状を引きずり、治療の継続を必要とするでしょう。

治療は、途中で頓挫する場合もあります。BPDの人には、べつのセラピストや異なる方法を求めて、何通りもの治療を受けるケースもよく見られます。治療の中断は、考えをまとめたり、新たな視点を開拓したり、あるいは日常生活に戻ることで進歩と成熟を時の経過に委ねる意味で、有益かもしれません。経済的な事情や生活上の大きな変化、もしくは集中的な治療に休憩を求めるといった理由でも、治療の中断が余儀なくされるかもしれません。機能の実質的な変化を達成するには、何年にも及ぶ治療期間が必要となる場合もあります。変化がゆっくりとしか起こらない場合は、さらに取り組みをつづけるべきか、そこまで達成できたことで「よしとする」べきかが、難しい判断になるでしょう。セラピストは、患者が苦境に直面したときに不健全な行動で回避しようとする傾向と、セラピスト（やほかの人々）を頼ろうとする依存性の両方を考え合わせた上で判断を下す必要があります。

中には治療が終結に至らない人もいます。そのような人々は、断続的に信頼のおけるセラピストと接触することで大きな支えを得ています。相談する相手に依存しすぎるのでないかぎり、それはさらなる自立へ向かう途上の「燃料補給基地」のような意味をもつ治療であると言えるでしょう。

精神療法とは？

本章および次の章で後述するように、ＢＰＤの治療には確立された治療アプローチがいくつかあります。個人やグループ、家族を対象とする設定で行われるこれらの治療は、その大部分が力動的心理療法と認知行動療法（ＣＢＴ）の二通りの主要な方向性から派生したものです。力動的心理療法のアプローチではより良い将来へ向かうためのパターンを模索するために、過去と現在についての対話を利用します。この種の療法は集中的で、週に一回以上セッションが行われ、ある程度長期にわたってつづけられます。効果的な治療を行うためには、明確に目標を設定し、構造化された一貫した形式に従う必要がありますが、同時に、そのときどきの変化に対応する柔軟性も持ち合わせていなくてはなりません。認知行動療法のアプローチは、過去を重視せず、現在の思考プロセスと日常生活に支障をきたしている反復的行動を変えていくことに重点を置きます。治療は問題志向型に傾いており、通常は一定の治療期間が設定されています。これら二つの方向性を組み合わせるかたちの治療プログラムもあります。

どのような治療法を用いる場合にも、セラピストの役目は、自らの経験を吟味するように患者を導き、新たな行動を模索するにあたっての試金石となることです。一方、患者のほうは、最終的には自分でものごとの決断をくだせるようになり、あらがえない力に翻弄される操り人形のような自己像をつくり変えることになります。そこへ至る道のりの大部分は、基盤となる患者とセラピストの関係から生じてくるものです。セラピーの過程では、双方に「転移」と「逆転移」と呼ばれる強い感情が発生することがめずらしくありません。

転移

転移とは、患者が過去に大切な人物との間で体験した感情や振る舞いを、セラピストに対して非現実的に投影することです。医師に対して激しい怒りを覚えるのは、医師とのやり取りが原因ではなく、その医師が、怒りが込み上げてくるのがいつものことだったあの母親にそっくりだと感じるためかもしれません。それとも、頼りになる心強い父親の理想像をセラピストに重ね合わせ、恋に落ちるかもしれません。転移それ自体は、肯定的でも否定的でもありませんが、過去の感情を現在の対象に投射する歪曲であることは確かです。

ＢＰＤの人々の転移は、生活のさまざまな側面に見られる言動と同じように、極めて矛盾する内容になりがちです。今日はセラピストを誠実で優秀な親切な人と思っていても、べつの日には狡猾で信用ならない冷酷な人と見なしたりします。こうした歪曲はセラピストが患者との協力関係を結ぶことを大変難しくしますが、どのようなかたちの治療においても、なにより大切なのは、信頼関係を築き上げ、それを維持していくことです。

ＢＰＤの人たちはセラピーの最初の段階では、セラピストと仲よくなりたいという欲求と、親密になることへの不安を併せもっています。親身に気遣ってもらいたいと思いながら、圧倒され、コントロールされてしまうことを恐れてもいるのです。一方では自分を大切にしてもらえるように医師を誘惑しようとし、他方では「自分の生き方をコントロールしようとする」医師に抵抗を示します。セラピストがそのような挑発に動揺せず、安定した姿勢を保っていれば、やがて対象恒常性が育まれてきます（第三章参照）。医師は最後まで自分を見捨てないという信頼感が生まれてくるのです。彼らは、この信頼感を足がかりに、信頼に支えられた新たな対人関係の開拓に踏み出していけるようになるのです。しかし、新しい対人関係を築くことをある種の背信のように感じてきたBPDの人にとっては、最初のうちはそうした友好関係を維持していくことが難しいかもしれません。自分が社交関係を広げれば、パートナー、友人たち、セラピストが嫉妬して怒るのではないかと考え、尻ごみする場合さえあります。

セラピーが進展するにつれて信頼感が育まれ、より安定した依存関係を保つことができるようになってきます。しかし治療の終結が近づくころには、セラピストとの関係に再び波乱が生じてくるかもしれません。前のままでよかったと思い、先へ進みつづけなければならないことが恨めしい心境になるかもしれません。たとえて言えば、泳ぎつづけて湖の半分近くまで来ている疲れ果てた人のように、休むこともできずに向こう岸にたどり着くまで進むしかないのです。

そのような段階におけるBPDの人たちは、一人立ちに向き合い、ここまで成長したのは自分であってセラピストではないことを認識する必要に迫られます。空を飛べたのは「魔法の羽」のおかげだと思っていたダンボが、本当は自分の力でそうしていたことに気づいたように、BPDの人もまた、自分の力で自立して機能していけることに気づき、それを受け止めることができるようにならなければならないのです。そして、もはや役に立たないこれまでの方法に代わる新たな対応のメカニズムを開拓していかなければなりません。

快方に向かうにつれて、BPDの人たちの激しい転移は徐々に弱まり、怒り、衝動的な行動、気分の変化といった通常セラピストに向けて、あるいはセラピストへの当てつけとして示される態度が以前ほど激しいかたちをとらなくなります。必死でしがみつこうとする依存的な態度が徐々に落ち着いてだんだん自信がつき、怒りを爆発させることも少なくなって、自分の生き方を律していこうとする意思が現れてくるでしょう。また、誰かにすがりついて依存しなくても育んでいける自分だけのアイデンティティの意識も芽生えてくるため、短気やむら気も減ってきます。

逆転移

逆転移とは、セラピストが目の前の現実ではなく、過去の経験や欲求にもとづく情緒的な反応を患者に向けることです。例えば、患者を実際以上に頼りなく、力添えを必要としているように捉える医師の場合は、自分を親切な保護者の立場におきたい欲求や、思いやりを示すことで対立するのを避けたいという気持ちの現れが逆移転となるのです。

BPDの人たちは、一般的にセラピストも含めた他者に対して優れた洞察力を備えています。そうした感受性が、セラピストの未解決になっている感情を挑発することがあります。医師は自分の、感謝してもらいたい、好意をもってもらいたい、主導権を得たいという欲求を刺激され、不適切な行動に駆り立てられてしまうのです。患者を甘やかしすぎて依存性を強化してしまったり、逆に自分の提案に従うことを強要し、必要以上に患者をコントロールしてしまったりするかもしれません。利益目的で、あるいは単に興味半分に、患者から情報を引き出しているかもしれません。私的な問題を訴えて患者の同情を引くか、「親密さを教えるために」患者と性的関係を結ぶことすらあるかもしれません。セラピストはそうした自分の行動を「極めて病気の重い」患者のために必要な手段と考えているかもしれませんが、それらは実際には、自分の欲求を満たす振る舞いにすぎないのです。逆転移から生じるこうした感情は、信頼されている医師やセラピストに患者とのあいだで倫理にもとるような行動を引き起こさせる危険があります。

BPDの人たちの怒り、フラストレーション、自己疑念、絶望感に触発されて、セラピストが自分のそうした感情を鏡のように映し出してしまう場合もあります。セラピストは、患者に逆転移そのものによる憎しみを覚え、矜持をおびやかされて、治療不可能と見なしてしまうかもしれません。BPDの治療は苛立たしいものになる可能性があるため、ときに専門家たちは、不当に「ボーダーライン」という表現を極端に不愉快な患者や治療方針に従わない患者を揶揄する言葉として使用してきたほどです。そのような場合の「ボーダーライン」という言葉は、科学的根拠にもとづく診断というよりは、逆転移によるセラピストのフラストレーションを象徴しているのです。

患者とセラピストの相性

本章で紹介している治療法は、どれもがBPDの人たちに効果を上げると考えられるものですが、ほかの治療法にくらべて一貫して優れている治療法やすべての場合に有効性が示されている治療法は見つかっていません。患者の回復に貢献していると思われる唯一の共通要素は、患者とセラピストの互いを尊重しあう信頼関係です。

何人もの患者を治療した実績をもつ医師であっても、ほかの患者に対しても成果を上げられるという保証にはなりません。治療の成功にとっての主な決定要因は、通常、患者とセラピストが共有する前向きで肯定的な雰囲気――いわば患者とセラピストの〝相性〟なのです。

厳密に定義することは困難ですが、相性の良さとは、患者とセラピストが共に確かな協力関係を維持しながら、セラピーの過程で遭遇する難局を乗り越えていく能力を備えた関係でしょう。

セラピストの役割とは

BPDの治療には、個人療法、集団療法、家族療法、薬物療法、入院治療などの複数の治療法の併用が考えられるため、治療にかかわるセラピストの役割も、治療形態に応じてさまざまに異なってきます。医師は患者に対して対立的な態度をとることもあれば、非指示的に対応する場合もありますし、元気づけたり提案したりすることもあれば、やり取りを控え、治療の進展のために患者本人の努力を促す場合もあります。医師の個人的な姿勢や特定の治療法にも増して大切なのは、双方の信頼に支えられた患者とセラピストの円満な関係です。互いに相手を信用し、協力し合うしっかりした絆が感じられることが大事なのです。

そのような関係を結ぶためには、患者と医師が互いの了解にもとづく共通の目的をもつ必要があります。それを達成するための方法について双方が合意し、協調して進んでいく姿勢が求められるのです。加えて、それ以上に大切なのは、自分がＢＰＤの患者を相手にしていることに対する医師の認識です。

患者の過去の精神的な病歴に、矛盾する診断や、何回にも及ぶ入院体験、さまざまな投薬の経歴が見られる場合には、セラピストはＢＰＤを疑ってみる必要があります。そのような患者は、例えばこれまでの治療ではさじを投げられ、何度も緊急治療室に運びこまれる事件を起こしたせいで地元の救急室ではあだ名で、〝ヤク中のエディ〟と呼ばれるほど有名な存在で、ブラックリストに載せられている、というような報告をするかもしれません。

経験を積んだ医師であれば、患者に対する自分の逆転移を手がかりにすることもできるでしょう。一般にＢＰＤの人たちは、対する相手に強い感情的な反応を引き起こさせます。セラピストもその例外ではありません。セラピストが評価の初期段階で患者を助けたいと強く責任感を刺激されたり、あるいは患者に対して強い怒りを覚えたりする場合には、そうした激しい反応がＢＰＤの人に誘発された可能性があることを認識しなければいけません。自分の感情を自覚して制御し、患者を理解するために治療に役立てることが、セラピストの任務です。

セラピストを選ぶ

治療のスタイルはセラピストによって多種多様ですが、どのセラピストもＢＰＤの治療に同等の効果を上げると考えられます。逆に、ＢＰＤの治療に豊富な知識、経験や実績をもつような医師であっても、すべてのＢＰＤの人たちの治療に同じ成果が約束されるわけではありません。

患者には、さまざまなメンタルヘルスの専門家を検討する選択肢があります。精神科医は心理療法のテクニックについて総じて何年間も勉強を積んでいます（また、併存する医学的疾患に医師として薬を処方したり入院を手配したりする資格を持つ主要な専門家でもあります）。臨床心理士、ソーシャルワーカー、カウンセラー、精神医学分野の臨床看護師など、経験を積んだそのほかの専門家も、ＢＰＤの患者の心理療法に必要とされる技量を備えている可能性があります。

たいていの場合、ＢＰＤの扱いに長けたセラピストは、治療を受けようとしている人にも見て取ることのできるいくつかの特徴を備えています。そのようなセラピストは、ＢＰＤの治療経験を有し、患者の対象恒常性を育んでいく忍耐力と包容力を備えています。ＢＰＤの治療過程で生じてくる歪曲に対応するための、柔軟性と創造性にも恵まれているでしょう。ユーモアのセンス、あるいは少なくともしっかりしたバランス感覚を持ち、患者に手本を示すだけでなく、セラピーに伴う緊張感から自分を守ることもできるでしょう。

医師は初期の面接を通じて患者を評価しますが、患者のほうもまた、その医師と力を合わせて成果を期待することができそうかどうかを判断しなければいけません。

まず、そのセラピストの人格と治療スタイルが自分にとって好ましいものであるかどうかを考える必要があります。率直に気持ちを話すことができそうでしょうか。それとも、強引で威圧的、あるいは頼りなさそうな、もしくは挑発的にすぎる印象だったでしょうか。

第二に、セラピストの自分に対する評価とめざす目標は、自分のそれと一致しているでしょうか。治療は、双方が同じところをめざし、同じ了解にもとづく円滑な意思疎通を通じて行われるものでなくてはいけません。セラピーに求めるものは何でしょう？　目指す段階に到達したときは、どのようにしてそれと知ることができるのでしょう？　そしてそれまで、どれほどの期間が見込まれることになるのでしょう。

最後に、提案されている治療法は納得できる内容でしょうか。どのような心理療法を行うか、どれくらいの頻度でそうするかについての合意も必要です。医師と患者の一対一の対面方式で行うのでしょうか、それともほかの人たちを交えるかたちになるのでしょうか。もしくは、一週間ごとの個人面接に加えて、必要に応じて配偶者を交えた面接を行うというように、複数のアプローチを組み合わせた内容になるのでしょうか。治療の内容は、さまざまな療法を模索する探索療法が主体になるのでしょうか、それとも支持的なものになるのでしょうか。投薬や通院の可能性は？　その場合は、どんな薬を処方され、どんな病院に通うのでしょう。

最初の評価にあたっては、最低一回か、多くの場合は数回にわたる面接が行われます。患者と医師はそこでそれぞれに互いを評価し、一緒に取り組んでいく意思とその可能性を確認し合います。こうした評価の段階は、いずれの責任も問われない、いわば「無過失」の視点に立つものです。協力的な関係を築けなかったからといって患者もしくはセラピストをとがめるのは、馬鹿げているという以上に、考えられないことです。そこに求められるのは、共に治療に取り組んでいく関係を築けそうかどうかの判断だけです。しかし、面接を行ったあらゆる心理療法士を不適切と見なして退けている人の場合は、治療を受けたいと考えている自分の気持ちそのものを問い直してみる必要があります。自分の面倒をみてくれそうな、あるいは操ることができそうな「完璧」な医師を探してはいないでしょうか。それとも、治療は受けたくないと思っているため、よくなろうとしている体裁を取り繕うために、希望条件を満たしていないことが明らかな医師を選ぼうとしていないでしょうか。

べつの医師の所見を求める

セラピーが始まると、その後いったん治療が中断され、再び継続されることや、時間の経過と共にセラピーの形態が変わることがめずらしくありません。快方に向かうBPDの人の変化に合わせて、調整が求められることになるでしょう。

しかし、心理的な苦痛を伴う問題に取り組んでいるような状況においては、どの時点から治療の進展が滞っているのかを判断することが難しくなります。未解決の感情に向き合うという苦しい課題を乗り越えて先へ進んでいくことへの恐怖と、依存心とを、区別することが困難な場合があるのです。そのような状況に至った場合には、それまでどおりのやり方を継続するか、それとも一歩戻って再構成をはかるかの選択を求められることになるでしょう。治療は、家族の参加を求める段階に来ているのだろうか。集団療法も組み入れるほうが良いのか。セラピストと患者の間で薬物治療を再評価すべきだろうか。べつな医師に相談してセカンドオピニオンを求めることが考えられるのは、このようなときです。普通は治療にあたっているセラピストにそのように勧められますが、患者自身がそうすることを考えなければならない場合もあります。

セカンドオピニオンを受けたいと申し出るのは、担当の医師に失礼にあたらないかという心配もあるかもしれませんが、有能で自信のあるセラピストは、そのような申し出に怒ったり反対したりはしません。ただ、べつの診察を希望する患者の意図が、苦しい課題から逃避したいのか、あるいは無意識の怒りを表す非難ではないのかの判断は、セラピー自体の中で探索すべき領域になると言えます。

逆に、医師のほうからべつの関係者の評価を求めるように勧める場合もあるでしょう。そうしたケースでは、患者が拒絶されたように感じて気分を害するかもしれません。セラピストは、相談が終われば主治医に戻ることができ、すぐに新たなセラピストに引き継がれるような心配はいらないことを明快に伝えておく必要があります。セカンドオピニオンを求めることは治療の進展に新しい視点をもたらす意味でも、患者と医師の双方にとって有益です。

セラピーの最大効果を得るために

セラピーの効果を最大限に引き出すために最も大切なのは、治療を協同作業と捉えてそれに取り組む姿勢です。BPDの人たちは、しばしばこの基本原則を忘れてしまいがちで、医師を喜ばせたり、喧嘩をふっかけたり、かまってもらおうとしたり、何の問題もないふりを装ったりする態度で振る舞うことがあります。中には治療を逃避のためや埋め合わせのため、味方を得るためと考えている人もいますが、治療の本当の目標は、よくなることであるべきです。

BPDの人たちに対しては、たびたび治療の条件を思い出してもらう必要があるでしょう。例えば医師にとって対応可能なこととできないこと、治療にかけられる時間や資源的な制約、共通目標にかかわる合意事項などの基本的なルールを患者に理解してもらわなくてはなりません。

患者は、自分の意欲と時間と労力を傾けて、自分自身をよりよく理解し、生活パターンを変えるという困難な目標に携わっていることを、忘れないようにしなければなりません。治療に誠実な態度で臨むのは、患者「自身」のために、何にも増して大切なことなのです。自分を託したセラピストに対して、苦しい部分を隠そうとしたり、ゲームのように操ろうとしたりしてはなりません。セラピストをコントロールしたい、あるいは気に入ってもらいたいといった欲求は捨てなくてはいけません。自分の想定する役を演じきろうとするBPDの人たちは、自分に与えられた課題はパートナーとしてセラピストと力を合わせていくことであって、セラピストを喜ばせることではないという点を見失ってしまいがちなのです。

なにより、患者は常に積極的に治療にかかわっている実感をもちつづけていることが大切です。すべてを医師に委ねる完全な受け身の姿勢に甘んじたり、セラピストの助言に耳を貸さず、競い合うような対立的な態度をとったりする極端な姿勢に走るのを避けなくてはいけません。セラピストと発展的な関係を築いていくことは、精神の健康をめざす旅に出るＢＰＤの人にとっては、最優先すべき最も基本的な務めなのです。

適切なセラピストを探す

先に述べたように、精神科医、臨床心理士、ソーシャルワーカー、ナース・プラクティショナー（専門看護師）などのメンタルヘルスの専門家は、優れた治療を提供できる臨床医です。インターネット上の情報源で経歴や経験年数、資格の有無などを調べることができるでしょう。所在地へのアクセス、保険の適用範囲、料金なども簡単に確認できます。こうした専門職の全国組織は、ほとんどが所在地一覧を提供しています。個人による推薦状やインターネット上の推薦なども方向性を示してくれますが、患者とセラピストは個別に特別な関係にあるため、そうした情報よりも自分の判断を大切にしなくてはいけません。最終的には、本章の前半で解説したとおり、治療を受ける先に何度か足を運んで相性を確かめる必要があるでしょう。

治療のアプローチ

多くの臨床家は、治療の方向性を探索的治療と支持的治療のどちらかに分けています。これらには重なり合う部分もありますが、治療の密度と用いられる手法が異なります。詳細は次の章で説明しますが、ＢＰＤの治療にはさまざまな治療戦略が用いられています。どちらか一方のスタイルをとる治療法もあれば、両方の要素を組み合わせた治療法もあります。

探索型（表出型）心理療法

探索療法は、伝統的な精神分析療法に修正を加えた治療法です。通常週一回以上セッションが行われます。以下に解説する支持的療法にくらべて集中的で、支持的療法よりも意欲的な、パーソナリティの変容をめざすという目標が設定されます。セラピストは患者への直接的な助言を差し控え、直面化の技法を用いて特定の破壊的な行動を識別し、無意識の前提条件を読み解いてそれを取り除こうとします。

そのほかのさほど集中的ではない心理療法と同様に、基本的な焦点は、今現在の患者の問題にあてられています。小児期と発達過程における問題（第三章参照）を重視する観点から系統的な再構成を行うことも大切な側面ですが、従来の精神分析ほどには重んじられていません。治療の初期段階における第一目標は、自己破壊的な行動や治療に支障をきたす（治療の途中放棄も含む）問題行動を減らし、患者の治療に取り組む意欲を強化して、医師との間に安定した信頼関係を確立することです。その後の段階では、患者が自律したアイデンティティを育み、信頼を伴う安定した対人関係を築いて、孤独感やセラピストからの自立も含めた分離に耐えられる適応力を身につけるよう導いていくことが主体になります。[3,4]

また探索療法には、支持療法にくらべて強い転移が見られ、セラピストに対する理想化とこき下ろし化や、旧来の精神分析法に見られるものと同じような強い依存性が示されます。

支持的療法

支持的療法は通常、週一度かそれ以下の頻度で行われます。探索型療法では直面化の技法を用いたり、無意識にかかわる素材を解釈したりしますが、支持的療法は直接的な助言、教育と励ましを提供します。セラピストの多くはＢＰＤの診断について説明し、勉強をするように患者に勧めます。

支持療法のアプローチは、さほど集中的な方法によらずに、順応的な防衛機制の充実をめざします。医師は患者の未解決のつらい記憶を取り上げることを避け、抑制を強化する姿勢をとる場合があります。患者がとらわれている細かい問題の原因を追求する代わりに、セラピストはそうした問題を「趣味的なもの」、あるいは重視するには及ばない奇癖として捉えるように勧めます。

例えば、自分の部屋を完璧に磨きたてなければ気がすまない患者に対しては、その理由を追求するのではなく、それを気持ちの収拾がつかないときに自分をコントロールしている充足感を味わうために有益な手段と捉えるように提案するかもしれません。それは、防衛機制を排除するためにまずそれを分析することを重視する精神分析法とは対照的な姿勢です。

現実に即した実際的な問題に照準を絞る支持療法は、自殺をはじめとする自己破壊的な行動の問題を追求して明らかにしようとする代わりに、それを取り除こうとします。衝動的な行動や混乱した対人関係といった問題を識別してそれに対応しますが、その根底にある原因の解明は必ずしも必要とされません。

治療は定期的な頻度で一定期間つづけられ、そのあとは必要に応じた頻度に切り替わるのが普通です。セラピストとの接触はその後も半永久的に継続される場合があるため、常にセラピストに連絡をとることができるのも、大切な条件になるでしょう。

セラピーは、患者がほかに持続的な関係を築きはじめ、そのほかの充実した活動が患者にとって大事な位置を占めるようになってきた時点で徐々に終結します。

支持療法においては、患者はさほどセラピストに依存せず、転移もさほど強くありません。臨床家の中には、この治療法はＢＰＤの人たちに永続的な変化を根づかせることが難しいと唱える人もいますが、他方で支持療法は、彼らの行動の変容に注目に値する成果も上げています。

集団療法

集団療法にはさまざまな種類があります。集団討議法を用いるディスカッショングループや自助グループのアルコホリック・アノニマスなどは、セラピストを介さずに行われます。主に対処スキルを教えるために設定された治療グループや、対人関係の信頼感を育むことに焦点を定めるグループなどがあります。ＢＰＤの人を集団で治療する方法は、大変理にかなっています。集団心理療法は、セラピストなどの特定個人に向きがちな感情を拡散させる役に立つのです。また、ＢＰＤの人はグループの中にいるときのほうが、感情的な親密感と距離感の間で起こる絶え間ない葛藤をコントロールすることが容易になります。常にスポットライトが自分にあてられる個人療法の場合と異なり、注目を集めることもできれば、それを避けることもできるのです。さらに、「自分の苦しみをわかってくれる」と思われる集団の仲間に向き合うほうが、理想化もしくはこき下ろし化されたセラピストとの対面よりも受け入れやすいかもしれません。ＢＰＤの人たちの要求の厳しさ、自己中心性、孤立、人を苛立たせる振る舞い、逸脱した行動などについても、グループの仲間を通じて取り上げられたほうが効果的な刺激が得られるでしょう。加えて、希望や愛情、自己犠牲的な姿勢なども、ＢＰＤの人たちにとっては、グループの仲間によって示されるほうが受け入れやすいでしょう。[5~7]

グループのメンバーの進歩も前進の手本になります。目標を達成した人は、その歩みを見守りながら間接的に進歩を共有してきた仲間たちにとっても励みになるのです。BPDの人々の対人関係を特徴づける対抗意識や競争心は、集団の中ではいっそう顕著に現れるため、個人療法では望めないかたちでそれらを識別し、対応することが可能になります。BPDの機能レベルが高い人と低い人にBPDでない人々が加わる混合グループでは、参加者の全員が恩恵を受けます。より健康な人は適応的に振る舞うための手本になりますし、感情表現を苦手としている人に対し、BPDの人は豊かな感情を示してみせることができるのです。集団はいわば実験室のように、BPDの人たちが「外の世界」にとがめられることを気にせずに、自由にほかの人を相手にさまざまな行動様式を試みることのできる場所になります。

しかし、BPDの治療に集団療法が魅力的な治療法であると考えられる特徴は、逆に多くの人々を集団療法から遠ざける要因にもなっています。自分だけに注目してもらいたい欲求、ほかの人たちへの嫉妬と不信感、親密感を求める気持ちとそれを恐れる矛盾した感情、そうしたことがらのすべてが、多くのBPDの人たちに集団療法をためらわせる要素になっています。機能性が比較的高いBPDの人たちは、そのようなフラストレーションに耐え、集団治療を自分の対人関係の欠点を学ぶための生きた実験の場として生かすことができますが、機能性の低いBPDの人たちは概して集団治療への参加を拒み、参加した場合でも、最後までとどまらないことが多いようです。

BPDの人は、力動的集団心理療法でさまざまな障害に遭遇するかもしれません。自分のことしか考えない姿勢と他人に対する共感の欠如のせいで、ほかの人たちとは無関係な立場をとることもめずらしくありません。また抱えている問題が常識からかけ離れていたり、内容が過激であったりする場合には、周りから浮いて孤立しているように感じてしまうこともあり得ます。例えば、小児期の近親相姦や倒錯的な性的志向、激しい薬物乱用の問題を抱えるBPDの人は、それを取り上げることでほかのメンバーにショックを与えることを恐れるかもしれません。メンバーの中にはそのような刺激的なテーマは受けつけられない人もいるでしょう。複数の参加者同士で、セラピストが要求に応えてくれないという気持ちが共有される場合もあります。そのような状況においては、こうしてもらいたいと思い描いているかたちで患者同士が接し合うようになるようになるかもしれません。グループの枠を超えて互いを〝治療〟しようとする交流により、依存欲求が永続化する可能性があります。グループの仲間同士の恋愛やビジネスの取引などは、たいていは惨めな結末を迎えることになります。関係を発展させるにあたって当人たちが集団を客観的に捉えることができず、自分をケアしてもらうための非生産的な追求に終始してしまうのです。

二十九歳のイレインは、個人療法を二年間つづけた後に集団療法を勧められました。四人姉妹の長女だったイレインは、五歳のころに父親から性的虐待を受け、それが十年ほど続きました。イレインにとって、母親は何もしてくれない頼りにならない人で、父親は、いつも機嫌の悪いわがままな人でした。思春期になると、イレインが家族全員の世話をすることになりました。妹たちは結婚して母親になっていきましたが、大学を終えて大学院へ進んだイレインは独身のままで、同性の友人をほとんど持たず、デートの機会もまれでした。恋愛と呼べそうな経験といえば、職場の上司で、はるかに年上の既婚男性二人との関係しかありませんでした。病気の家族の面倒をみたり、家庭の問題を片づけたりで、仕事以外の時間はほとんど家のことに費やされていたのです。

孤独感とうつにとらわれたイレインは個人療法に助けを求めましたが、自分の社会的な機能の欠陥を考えて、やがて集団療法を試してみたいと医師に頼みました。イレインはそれからほどなく、グループのメンバーのヘルパー役を担うことになりました。自分の問題を後回しにし、仲間に十分誠意を尽くしていないと見えるセラピストに対して怒りを向けることもたびたびでした。

イレインはグループの仲間たちに励まされ、それまで向き合うことができずにきた自分の問題——常ににらみつけているような、相手を責めるような表情と、怒ったようなものの言い方——を見直すようになりました。その作業には何ヵ月もの苦しい時間を要しましたが、やがてイレインは、グループに参加して明らかになった、自分の抱いていた女性蔑視の感情が見えてくるようになりました。男性のセラピストに向ける怒りも、父親に対する怒りが転化されたもので、父との関係を衝動的に再現せずにはいられないために、ほかの男性にそのような態度をとっていたことがわかったのです。イレインはそれからグループの男性や女性たちに、これまでとは違う接し方を試みるようになりました。そしてそのように振る舞うようになってくると同時に、家族の問題に押しつぶされそうになっていた状態から抜け出すこともできたのでした。

標準化されたセラピー（第八章参照）のほとんとは、集団療法と個人療法を組み合わせています。メンタライゼーション療法（ＭＢＴ）のように、セラピストによる指示が少ない精神力動的、探索的なアプローチをとるものや、弁証法的行動療法（ＤＢＴ）、感情予測と問題解決のためのシステムズトレーニング（ＳＴＥＰＰＳ）のような、支持的、行動的、教育的なアプローチがあります。教育の構成要素はスキルの開発や講義、宿題、アドバイスなどで、非指示的なものとは正反対のアプローチです。

家族療法

家族療法は、持続的な葛藤を抱える親との問題のある親子関係の中で育った人が多く、その影響が自分の配偶者や子どもたちにも及ぶことになりがちな一部のＢＰＤの人たちに対して、理にかなったアプローチです。

治療は通院のかたちをとることもありますが、危機に直面したときや入院治療中に開始されるのが一般的です。そのようなタイミングにおいては、治療への参加に乗り気でなかった家族も抵抗を捨てやすいという側面があります。

ＢＰＤの人々の家族は、治療への参加に尻ごみすることが少なくありません。それにはいくつか理由があります。患者の抱える問題に対する自責の念から、それをとがめられることを恐れるせいかもしれません。また、ＢＰＤの人はたいてい家族とのつながりが硬直的で柔軟性を欠き、家族が外部の人を信用せず、変化を恐れていることが少なくありません。意識的にせよ無意識的にせよ、家族が結託してＢＰＤの人の行動を助長させている可能性もあります。そのような家族は、治療に対して「治してやってください。でも私たちのことは責めないでください。私たちを巻き込まず、なにより、私たちを変えないでください」という姿勢になりがちなのです。

とはいえ、治療に支障をきたさないために、家族による何らかの協力は欠かせません。青年期や青年期後期の若い人を対象にする家族療法は、通常はその両親、ときにはきょうだいを交えて行われます。結婚しているか関係が深いパートナーがいる成人は、必要に応じて子どもたちも交えるかたちで、配偶者やパートナーも対象になるのが普通です（残念ながら夫婦療法や家族療法と呼ばれる治療に対しては、多くの場合に医療保険が適用されません）。

BPDの人たちの家族との精神力動は、概して二通りの極端なかたちで示されます――錯綜した関係にあるか、互いに無関心であるかのどちらかです。家族の協力なしには患者が独立して治療を継続することができなくなる可能性があるため、前者の場合は、家族全員と連携を築くことが大切になります。家族同士が疎遠な関係にある場合は、セラピストは家族を介入させることがどのような影響を及ぼすと考えられるかを、慎重に見極める必要があります。健全な和睦が果たせる可能性があれば、それも大切な目標になるでしょう。しかし和睦をめざすことが有害であったり現実的に不可能と考えられる場合には、患者は家族と和睦する幻想を手放さなくてはならないでしょう。理想の家族関係という夢が壊れてしまったときの嘆きは、セラピーの過程における重要な節目になります。[8] 家族に探索的心理療法のアプローチへの抵抗感があっても、感情予測と問題解決のためのシステムズトレーニング（STEPPS）のような、心理教育的な形式のアプローチにはすすんで参加するかもしれません（STEPPSについては第八章を参照）。

二十六歳のデビーは、抑うつ、自傷行為、アルコール中毒、それに過食症の既往歴をもって入院してきました。家族を評価する面接を通じて、夫との関係はどっちつかずとはいえ、基本的には支持的なものであることがわかりました。治療はやがて、それまでは明らかにされていなかった、八歳のころに始まった近所の少年による性的虐待に焦点が絞られるようになってきました。虐待に加えて、この少年はデビーに無理やり一緒に酒を飲ませたり、瓶に入れた自分の尿を飲むよう強いたりもし、デビーはあとで吐いていたのでした。命令に従わないときは、暴力をふるうこともありました。

デビーの症状には、この過去の出来事がかかわっていたのです。徐々に記憶がよみがえってくるにしたがって、デビーは自分の抱いてきた、無能なアルコール中毒の父親と、娘を守ることもできない弱気で無関心な母親に対する長年の怒りが見えてきました。それまでは両親に距離をおいて表面的な関係を保ってきたデビーは、過去の痛みと二人に対する失望感を打ち明けるために、両親を交えた家族療法の設定を希望しました。

デビーが予想していたとおり、両親はデビーの告白に大変居心地が悪そうでした。それでもデビーは、はじめて父親のアルコール依存症と、母親の無関心に対するわだかまりを口にすることができたのです。それによって、家族は互いへの愛情とそれを表現することの難しさについても気づくことになりました。だからといってこれからの家族関係が大幅に改善するとは思えないことはデビーも承知していましたが、自分が大きな進歩を遂げ、家族との距離感や家族の欠点を受け入れられるようになったと感じることができたのでした。

家族療法における治療のアプローチは、個人療法によく似た内容です。患者のこれまでを詳しく知ることが大切で、そのためには家族歴の作成も必要になるでしょう。祖父母や名付け親のほか、名前をちなんでいる人やかかわりが深い親族などを含めた家族歴は、そうした人たちが世代を越えてどのような影響を及ぼしているかを探る手がかりになります。ホロコーストの生存者が第二世代、第三世代にも影響を与えたことは、学術的研究や大衆文学で取り上げられていますが、このこともその一例を表しているのです。[9]

個人療法の場合と同じように、家族療法の基本的なアプローチは主として支持・教育的か探索・再構成的なアプローチになると考えられます。前者の場合、セラピストの最大の目標は、家族と連携してそれぞれの葛藤や罪の意識や防御の姿勢をできるかぎり低減させ、家族が力を合わせて互いにとっての大切な目標に向かうように導くことです。探索的・再構成的な家族療法は、それよりさらに意欲的に、家族の構成員は互いに補完的な関係にあるという認識を促し、それぞれが担う役割を積極的に改善していくことをめざします。

イレイン（先の集団療法で触れた女性です）は、セラピーの過程で真剣に両親との関係に取り組みました。父と母に向き合い、父親から受けた性的虐待のことを打ち明けてからも、二人に対するわだかまりは消えませんでした。両親はそれ以降も虐待にかかわる話題を避け、イレインが治療をつづけることにも否定的だったのです。イレインには両親の態度が理解できませんでした——自分にしがみつくように寄りかかってくるかと思えば、幼いころのニックネームをしつこく繰り返すような具合に、小さな子どものように扱うのでした。イレインは家族を交える面接を希望し、両親もしかたなくそれを受け入れたのです。

家族と一緒の面接を通じて、やがて父親はイレインの非難が正しいことを認めましたが、自分の行為を詳しく思い出すことは拒みつづけました。母親は、自分にはさまざまな意味で夫や子どもたちに向ける愛情が不足していたことを知り、そのような虐待には自分にも間接的な責任があったことに気づきました。イレインもまた、父も子どものころに性的虐待を受けていたことを初めて知ったのでした。セラピーはそのようにして家族の秘密を明るみに出し、家庭のコミュニケーションの改善に貢献することになりました。イレインはそのあとでようやく、初めて両親と大人同士の会話ができるようになったのです。

芸術療法と表現療法

個人、集団、または家族療法のいずれの場合にも、患者は言葉を用いて考えや気持ちを伝えるように求められますが、言葉より行動を通じて気持ちを表現することの多いＢＰＤの人たちは、どちらかといえば、言葉による伝達を苦手とする傾向にあります。表現療法では、芸術、音楽、文学、身体表現、演劇などを通じて、言葉によらない非伝統的なかたちのコミュニケーションを用います。

芸術療法は、スケッチや絵画、コラージュ、自画像などの絵を描いたり、粘土の彫刻や人形を作ったりすることで患者の内的な感情を表現させます。参加者は例えば白紙の本をわたされ、秘められた感情や閉塞感、不安などを絵で表現するように勧められます。音楽療法は、さまざまなメロディーや歌を用いて、音楽を通じて喚起される感情を引きだそうとするものです。音楽は抑制された感情を解き放つ作用を果たすことが多く、穏やかな環境で瞑想する場合にも効果的です。身体表現とダンスは、身体を動かすことによって感情を表現します。そのほかの表現療法のひとつであるサイコドラマ（心理劇）と呼ばれる方法では、患者が「演出家を兼ねるセラピスト」と一緒に自分の問題を芝居に仕立てて演じます。また、文学、短編、戯曲、詩を読んだり、映画やビデオを鑑賞したりし、それについて話し合う読書療法もあります。エドワード・オールビーの戯曲『ヴァージニア・ウルフなんかこわくない』などは、黙読にとどまらずに声に出して読みあげることによって、怒りや失望のセリフが患者の問題を映し出すカタルシスの役割を果たすため、人気のある作品のひとつです。

ニコールの慢性的なうつには、最近になって記憶がよみがえってきた、幼いころに兄から受けた性的虐待がかかわっていました。一人暮らしをしている二十五歳のニコールは、洪水のように押し寄せてくる当時の記憶にますます激しいうつ状態に陥り、ついに入院することになったのです。罪悪感と自責の気持ちに押しつぶされそうになっていた彼女は、過去の体験を言葉にすることもできなければ、心の奥の怒りを表すことも自分に許しませんでした。

セラピストたちは、芸術と音楽を組み合わせた表現療法のプログラムを通じてニコールに自分の避けている怒りに目を向けてもらおうと、大音響のロックを流しながら、怒りの感情を絵に描くことを勧めました。そうして描き上げられた絵は、本人も驚くような内容でした。そこには醜く傷つけられたいくつもの男性性器が描き込まれていたのです。それを見て最初は戸惑い、恥ずかしがっていたニコールは、間もなく自分の抱えていた怒りと復讐の欲求に気づき、そうした気持ちを受け止められるようになってきました。

その絵に表現されている自分の感情を説明しながら、ニコールは過去の虐待とそれにまつわる気持ちをも語りはじめました。それからは、医師やグループの仲間たちと以前より打ち解けて話ができるようになり、忌まわしい記憶を自分の中で整理して、それを克服する力が得られたのです。

心理教育療法

医学の世界では、患っている病気を患者とその家族に教えることについて、長い伝統が受け継がれてきました。糖尿病であれ統合失調症であれ、病気に関する知識を得て、どのように対処し治療するのがいいかを知ることは、治療の重要な要件です。病気について学ぶための情報は、医療施設、書籍、ウェブサイトなどから得られます。マサチューセッツ州のマクレーン病院でイタリアの医師と協力して開発された心理教育グループプログラム（PEG）なども、BPDのために定式化された心理教育プログラムのひとつです。六週間で学べるこのプログラムでは、BPDの診断基準、遺伝的・環境的要因、うつ病などの関連する疾患、予後の考察、治療アプローチなどの情報を提供しています。この心理教育療法を受けたBPDの人は、測定尺度に照らして比較した支持的療法を受けた対照群よりも有意な改善が認められ、悪化の割合が低いことが示されています。[10]

入院治療

BPDの患者は、精神疾患で入院する患者の二十パーセントもの割合を占めています。BPDは病院環境で遭遇する最も一般的なパーソナリティ障害なのです。[11] BPDの人たちは、衝動的、自己破壊的な行動（自殺や薬物の過剰服用など）や短期的な精神病など、緊急を要するエピソードが入院のきっかけになっていることが少なくありません。

病院は、混乱しがちなBPDの人たちの世界を整理する助けになるような、体系的な保護された環境を提供します。ほかの患者やスタッフとの交流や支援を通じ、自分のものの捉え方を見直し、他者を尊重する姿勢を学ぶ機会も得られます。[11]

病院では、外の世界で体験する葛藤が最小限に抑えられるため、自分を見つめることが容易になります。それに加え、入院はセラピストも含めた外の世界での人間関係の緊張から少し離れ、周りのスタッフなどを通して緊張感を雲散させることができる環境をも与えてくれます。安全で中立的な環境の中で、患者は自分の目標や治療プログラムを見直すことができるのです。

入院したばかりのBPDの人たちは、大多数が最初は文句を言っていますが、退院するころまでにすっかり環境に慣れ、むしろ退院を不安に思うようになることがめずらしくありません。早急にケアを必要とする状態で入院していながら、ほかの患者を助けたり指示したりし、病棟のリーダー格になることさえもあります。自分の大変な問題に押しつぶされているように見えるときもあれば、すばらしい創造性や主導力をみせることもあるのです。

BPDの入院患者は、ほとんどの場合、スタッフに「分裂」と「投影性同一視」のみごとな二人踊りを披露するという特徴をもっています（第二章を参照）。あるスタッフの目には、哀れで魅力的な浮浪児のように見えても、別のスタッフには計算高いサディスティックな策略家と映ったりします。これほど印象が異なって見えるのは、患者がほかの対人関係で見せるのと同じように、スタッフを「完璧な善人」（理解と思いやりのある人）と「完璧な悪人」（不愉快で攻撃的な人）のどちらかに分けているからです。「私をわかってくれるのはあなただけ」の〝善人〟と、「私なんかどうでもよくて、お金のために働いているだけでしょ」の〝悪人〟という、自分に投影された役柄をスタッフがどちらも受け入れると、投影性同一視の円環が完成し、BPDの人には〝善いもの〟と〝悪いもの〟の葛藤が生じてきます。

そのような葛藤の中で、入院しているBPDの人は日ごろの対人関係のパターンを反すうし、守ってもらいたいという願望がやがて失望に終わり、それから見捨てられ感を抱き、ついには自己破壊的な行動をとって心を閉ざすという流れを見つめ直します。病院という環境の中ではこのような葛藤を解決する機会が得られるのです。

急性入院

一九九〇年代以降のアメリカでは、病院の治療費が上がり、保険会社の補償範囲が狭まっています。今日の入院のほとんどは、自殺未遂、激しい感情的発作、精神崩壊、自己破壊的エピソード（薬物乱用、無節操な拒食や過食など）といった、潜在的な危機的状況で起きているのです。保険会社は通常、補償を数日間の入院に制限しています。入院費の補償が受けられるのは、ほとんどの場合、「自己および／または他者への危険」が継続的に認められることが記録されているケースに限られているのです。

短期入院中には、身体的、神経学的な徹底した評価が行われます。病院では、システム化と制約を用いて患者を支援し、前向きなラポールを築くことに重きを置いています。治療は、患者個々の問題に対する実践的かつ順応的な対応を中心に行われ、専門能力や生活能力が評価されて、必要に応じて家族を交えた面接が開始されます。患者とスタッフの間で取り交わされる正式な契約は、双方に期待される役割とその範囲を確認する意味でも役に立ちます。契約に盛り込まれる内容には、例えば患者の参加が求められる毎日の治療プログラムの概要や、スタッフが共に取り組むことに合意する、入院にあたって患者の設定する具体的な目標などが考えられます。

短期入院治療では、当面の危機的な状況を解決し、破壊的な行動を収めることなどが主な目標になります。夫が銃で自殺したいと口走っているようなら、妻は家の中に拳銃を置かないように指導されるでしょう。患者個人と病院環境の強みが生かされて強化され、治療にかかわる大切な問題を明確化・再評価し、精神療法のアプローチを修正し、投薬も勧められるかもしれません。短期入院はそうした問題を掘り下げるうえで制約がありますが、外来受診の形態やより集中度の低い部分入院（後段で詳述）の形態ではそれよりも徹底した検討がなされます。入院患者をできるだけ早く外の世界に戻し、退行や病院への依存を回避することが重要であるため、入院と同時に、退院とアフターケアの検討が開始されます。

長期入院

短期入院は日数単位の期間になりますが、長期入院は通常数ヵ月に及びます。長期入院をする人は今日ではまれになり、経済的に極めて恵まれた人々か、精神疾患に高額の保険金が支給される人々に限られています。長期的な治療を受けながら二十四時間入院する必要がない多くのケースでは、部分入院などの制限が少ない環境で治療をつづけることができます。長期入院を推奨する専門家たちは、退行が強まるリスクを認識しつつ、パーソナリティが本格的な変化を遂げるためには、制御された環境で長期にわたる集中的な治療が必要であると唱えています。長期入院が必要と見なされる要件には、慢性的な無気力、不適切もしくは有害な家庭環境といった支援態勢の欠如、仕事の継続や生活に支障をきたすほどの機能障害がある場合や、通院や短期入院が繰り返し失敗に終わっている場合などが挙げられます。このようなことがらがかかわるときは、社会復帰をいたずらに急がずに治療に専念することが必要です。

長期入院の治療環境は、短期入院のそれほど体系化されていないものが多いようです。患者にも、共に治療に参加する責任が求められます。当面の実際的な問題のほかにも、患者はスタッフと共に過去の原型的な行動様式や転移を探る作業に取り組みます。病院は、BPDの人たちが問題点を認識し、スタッフやほかの患者との交流を通じてその解決策を探るための、いわばトレーニングルームの機能を果たすといえるでしょう。

第一章で紹介したジェニファーは、やがて長期入院をすることになりました。病院では、最初の半年間は物置部屋に閉じこもって——比喩的な意味でも文字どおりの意味でも——スタッフから隠れていることがたびたびでした。そのうちに、セラピストとのかかわりが深まってくると、セラピストに怒りをぶつけたり、わざと怒らせるように仕向けたりするようになってきました。強硬に退院を要求したり懇願したりを交互に繰り返していましたが、スタッフが態度を変えずにいると、少しずつ父親の話をするようになりました。夫がどれほどその父に似ているか、そして男性全般もいかに父に似ているかを話し、女性のスタッフとも徐々に打ち解けてきました。女性に対する不信感と軽蔑のせいで、それまでのジェニファーにとっては、女性と接するのは大変難しいことだったのです。入院してしばらくたつころには、夫と離婚することを決め、息子の親権も手放すことを決心しました。それはジェニファーにとってつらい決断でしたが、そうして自分で自分の面倒をみようと努力することこそ、「愛他的な利己主義」ともいうべき、愛する人たちに対して自分にできる最善のことであるとジェニファーは考えたのです。その後ジェニファーは学校に復学し、専門家の資格を取得する道を歩みました。

長期にわたる入院が目標とするのは、短期入院がめざすものをさらに補足する内容です——機能に支障をきたしている領域を明らかにし、そうした特性を修正していくというものです。衝動性のコントロール、情緒の安定化、他者に対する信頼の増大や対人様式の改善、より明確なアイデンティティの獲得、フラストレーションに対する耐性の強化などは、病院治療の成果を表すはっきりしたしるしです。長期入院中に学業や職業の目標も達成されるかもしれません。入院して変化を遂げる中で勉強や仕事に取り組み始める人も大勢います。家を出る、離婚するなど、不健全な生活環境が改善されることもあるでしょう。

長期入院に伴なう最大の潜在的な危険は、精神状態が逆戻りする退行です。患者に意欲を起こさせるスタッフの働きかけなしには、BPDの人たちはますます救いのない泥沼にはまり込み、他者への依存性をいっそう強くする結果になってしまうかもしれません。

精神科病院と聞けば、妄想にとらわれた白いナイトガウン姿の患者たちが薬で呆けたようになっているような場所、あるいは電気ショックを与えられるような場所（ケン・キージーの『カッコーの巣の上で』という小説に描かれています）を思い浮かべるかもしれませんが、これは時代遅れのイメージです。今日では病院は医療施設認定合同機構（JCAHO）などの連邦機関による定期的な検査と規制を受け、確立された医療基準を満たしています。

部分的ケア（デイケア）

病院の部分的ケアはデイケアとも呼ばれ、患者が日中の一部または大部分で行われるプログラムに参加し、その日が終われば帰宅するという治療アプローチです。部分的ケアのプログラムは、日中以外に行われる場合もあります。学校や仕事を終えてから夜間に参加するスタイルのナイトケアもありますが、そうしたプログラムには、やむを得ない場合には宿泊施設が用意されていることもあります。部分的ケアは、自分自身や他者に対する危険性がなく、積極的な監督を必要としない人たちに適したアプローチです。

これまでどおりの生活環境を維持しつつ、体系化された集中的なホスピタルケアを受ける機会を提供するアプローチで、長期入院にくらべて病院への依存性が低くなります。デイケアやナイトケアは、従来の入院治療にくらべ経費が大幅に安くなることから、経済的な観点から歓迎されています。

集中的な治療が望ましいとされながらも、二十四時間態勢でそうする必要のないBPDの人たちのほか、入院することで強い退行を示すおそれのある人や、退院して社会へ復帰する移行段階にある人々、勉強や仕事をつづけながら病院治療を受ける必要のある人、経済的に苦しい状況にある人たちなどにも、部分的入院は便利です。病院環境と治療の目標は、ほかの入院形態とほぼ同じです。

治療がもたらす成果

第八章と九章で詳細を説明しますが、ＢＰＤの治療は通常、標準化された精神療法的アプローチと、症状に応じた薬物療法を併用するかたちで行われます。ＢＰＤは絶望的な苛立たしい疾患であると考えられていた時代もありましたが、今では以前に考えられていたよりも、予後の見通しははるかに明るくなっています。ＢＰＤの大多数が混乱していた過去を後にして生産的な生活を送っていることは、私たちがよく知っているとおりです。

治療の過程は苦しいかもしれません。それでも道の終わりには新たな視界が開けてきます。

あるＢＰＤの人は、セラピストにこのように言っています。「無条件に受け入れなさい、といつも言われていたことが、ようやく少しわかってきた気がします。すばらしい気分です。（中略）先生は私に、心を解きほぐしてさらけ出せるような、安全な場所を与えてくださったんですね。これまで、心の中で迷子になっていたみたい。本当の自分を引き出して来られるように、先生が私を受け止めて、自由をくださったからです」

第八章

精神療法のさまざまなアプローチ

「私の中に化け物が住んでいる……恐ろしい化け物が。揺さぶりをかけてくるそいつが憎い。いなくなってくれなければ、このまま死んでしまうだろう」

——ＢＰＤの人の日記より

「人は小さな変化のなかでこそ、真に生きることができる」

——レフ・トルストイ

ＢＰＤは主要な精神疾患の中では唯一、根拠にもとづく研究において、薬理学的治療（薬物療法）よりも心理社会療法が有効であると報告されている精神疾患です。そのため多くの疾患と異なり、薬物療法は心理療法の副次的手段と考えられています。いくつかの精神療法（心理療法）について有効性が示されているだけではありません。困難で努力を要し、長期にわたることもある精神療法は、パーソナリティ障害の治療にとって費用対効果が高いことも示されているのです。[1]

本書の初版と改訂版が刊行されてから、ＢＰＤの治療法としての心理療法は大きな進歩を遂げてきました。慎重かつ徹底した研究や臨床家のたゆまぬ改良努力に支えられ、心理療法の分野では変種を伴なう二通りの代表的な治療学派が誕生しました。認知行動療法と力動的心理療法です。どちらの学派にも、いくつもの治療戦略が備わっており、戦略のそれぞれが各々の理論原理と技法を用いています。それらの多くは集団療法と個人療法を組み合わせた技法を活用し、力動的療法寄りか、認知行動療法寄りかという個々の違いはあるものの、治療戦略のほとんどはいずれの要素も併せもっています。また、すべての治療法が第五章で詳細を解説したＳＥＴ－ＵＰコミュニケーション技法の要点を取り入れています。言い換えれば、サポート（Support）で支持し、エンパシー（Empathy）で葛藤に対する共感を示し、トゥルース（Truth）で真実に目を向けて現実に向き合い、アンダースタンディング（Understanding）で問題を理解し、パーサビアランス（Perseverance）によって根気強くつづけるということです。

いくつかの治療アプローチは、治療を行う際に施術者が参照できるマニュアルを作成するなどの方法により、治療技術の標準化に努めて開発されています。施術を行う人が違っても、一貫して等しく効果を発揮する治療を行えるようにという考えからです（卑近な例でいえば、スターバックスやマクドナルドなどのフランチャイズ店のように、どの店に入ってだれがオーダーを用意するかにかかわりなく、コーヒーまたはハンバーガーが均一の味になるように、成分を標準化することに喩えることができるでしょう）。技法の標準化は、特定の心理療法について有効性を裏づけたり反論を提供したりする対照研究においても、証拠の収集を容易にします。

プロザックはどのカプセルを選んでも、摂取すれば別のカプセルと同じ効果を発揮します。同様に、その場に患者が参加している限り、だれが治療を施しても違いは生じないというのが、標準化の根底にある考え方です。しかし人間同士の交流とカプセルの服用は同列には語れないため、同じマニュアルにしたがえばどの心理療法士も患者に対して同じ治療が行えると推測するのは、無理があるかもしれません。BPD研究の先駆者であるジョン・G・ガンダーソンは、これらのみごとな技法の開発者たちは際立ったカリスマと自信に恵まれていたかもしれないが、後に続く人には、必ずしもそうでない人もいるだろうと指摘しています。[2] セラピストの多くは、そのようなアプローチは窮屈で柔軟性を欠くと感じるかもしれません。[3]

心理療法のさまざまな治療戦略はそれぞれの特徴をうたっていますが、多くの共通点も持っています。どのアプローチも、患者と共に明確な目標を設定することをめざします。初期段階の第一目標は、自己破壊的な行動と治療の妨げになるような破壊的行動をやめることです。正規のマニュアルが作成された治療法は、すべてが一貫して週に一回以上は患者とコンタクトを取り合うという集中的な内容で構成されています。またそれら治療法のすべてで、セラピストは高度な特別研修を受けて関係者のサポートを得ることとされ、その多くが監督者を置くことやチームメンバーと連携協力することを定めています。これらの治療法に携わるセラピストは、伝統的な精神分析にくらべて積極的に患者と交流を図ります。時間と労力がかかる治療であるため、たいていは高額で、多くの場合、保険も一部しか適用されません（例えば、正式な弁証法的行動療法のDBTで行われるセラピストとのチームミーティングは、保険の適用外です。DBTについては後段で解説します）。そのためこれら治療法の有効性を探る研究が調査対象としている環境は、ほとんどが大学や助成金の支援を受けた施設になっています。コミュニティ・トリートメント（地域密着型の精神保健サービス）や自由診療で行われている治療プロトコルは、特定の治療法に倣っていても、大部分が正式なプログラムを省略したものでしかありません。

幸運に恵まれるのでない限り、治療は「治してもらえる精神科医を探す」だけで済む話ではありません。複雑な現代社会では、時間、費用、治療専門家の習熟度や専門性などのあらゆる側面を考慮する必要があります。わけても大切なのは、セラピストとのそこで実施されるアプローチが自分に合っているかどうかという点です。ですから、読者は特定の治療法によって何をするのか、少なくとも概要を知っておくことを念頭に置いて本章の残りの部分を読まれることをお勧めします。治療の過程でここに記す名称やアルファベットの略語を聞いたり目にしたりすることになるでしょう。好ましいセラピストを探すことと併せ（セラピストとの相性の問題については第七章を参照）、以下に紹介する治療法をくらべ合わせて、望ましい治療を提供してもらえる臨床家を探すようにすると良いでしょう。

認知療法と行動療法

認知行動的アプローチは、障害になっている思考の流れや反復的な行動様式を変容していくことをめざします。精神力動的アプローチにくらべ、過去の経験にはさほど重きを置きません（精神力動的アプローチについては以下を参照）。治療では主に行動と認知の問題に焦点をあて、多くの場合に治療期間の枠組みが設定されます。

認知行動療法（ＣＢＴ）

アメリカの精神科医であるアーロン・ベックが開発した認知行動療法（ＣＢＴ）は、破壊的な行動や思考を特定し、それらをより望ましい考えや反応に置き換えることに照準を合わせる技法です。[4]「私は悪い人間だ」、「みんなに嫌われている」といった歪んだ考え方や、「一杯だけならいいだろう」というような自己阻害的行動を積極的に指摘し、治療を受ける人は、そうした感情や行動を変容するために設計された宿題が課されます。自己主張訓練、怒りのコントロールを学ぶクラス、リラックス運動や、脱感作と呼ばれる行動療法などもよく使用されます。ＣＢＴは治療期間が限られており、ほかの治療法にくらべて集中的なプロトコルではないことから、通常はほかの治療法よりコストが低く抑えられます。以下に紹介する治療プログラムは、ＣＢＴから派生したものです。

弁証法的行動療法（DBT）

アメリカのワシントン大学の心理学者マーシャ・M・リネハンが開発した「弁証法的行動療法（DBT）」は、有効性を裏づける対照研究が最も多い標準的な認知行動療法から派生した治療法です。DBTの弁証法とは、BPDの患者が直面している本質的な〝二項対立〟の解決をめざすことを指しています。言い換えれば、同じ相手や状況に対して好き嫌いがすぐに変動するような、矛盾した感情状態に働きかけるのです。この治療システムでは、回復に向けて精いっぱい努力している状態にあって、自分の努力と現時点の機能レベルで満足したいと思う気持ちと、もっと努力してよくなりたいと思う気持ちのせめぎ合いのパラドックスを解消することも、それよりも基本的な弁証としています。[5,6]

DBTは、BPDの感情的な過剰反応には、遺伝的もしくは生物学的な脆弱《ぜいじゃく》性が関係していると仮定しています。この見方では、BPDの人は脳の感情をつかさどっている辺縁系と呼ばれる部位に過剰活動が生じているとする仮説を立てています。BPDの治療に携わる臨床家たちは、もうひとつの主要因として、発達過程で感情を無視されたり、矛盾した対応を返されたり、拒絶されたりした非承認的な環境要因も挙げています。そのような対話環境にさらされた人は、他者の反応も自分の反応も信用できなくなるでしょう。感情が抑制の効かない変わりやすいものになってしまいます。DBTは不安定な感情を安定させるために、極端な感情反応を示さず、他者を裁かず、妥当性も否定せずに、この瞬間に起こっていることに注意を向ける〝マインドフルネス〟の実践を重視します。

治療の初期段階では、DBTは治療ターゲットの階層的な構造に注目し、最も難しい問題行動から取り上げて、そののちに変容が容易な行動へと移行していきます。最初に対処する最優先事項は、自殺念慮と自傷行為です。二番目の優先目標は、予約を守らない、課題をこなさないといった治療の妨げになる行動を変えることです。三番目は、容易に変えられるものから順に、破壊的な衝動、性的逸脱、犯罪行為など、健全な生活の質を阻害する要因に対処すること、そして四番目は、行動スキルをさらに向上させることです。

構造化されたプログラムは、次の四つの主要要素で構成されています。

1　習得した新しいスキルを強化し、自滅的な行動を最小限に抑えるための、週一回の個別心理療法の実施。

2　週一回の集団社会的スキル（グループスキル）セラピー。そこでは、教材を用いたBPDとDBTの学習とディスカッションが行われ、宿題が課される。ディスカッションでは、感情のコントロール、対人関係の改善、マインドフルネスの養成を学ぶ。治療を受ける人には毎週DBTの「日誌カード」が配られ、自己破壊的な行動や薬物使用、破壊的感情や日々のストレスに対応する努力について毎日記入することが求められる。

3　差し迫った事態に至ることのないよう、ストレスを抱えた人に対する電話コーチング（DBTに特徴的な技法）による支援。いつでも二十四時間対応のコーチに電話をかけることができるが、破壊的行動をとった後の電話は不適切とみなされる。

4　セラピストの意欲とスキルを高め、消耗して燃え尽きないように支援するための、治療チーム全員による毎週のミーティング。

感情予測と問題解決のための訓練システム（ＳＴＥＰＰＳ）

ＣＢＴから派生してアイオワ大学で開発された「感情予測と問題解決のための訓練システム（ＳＴＥＰＰＳ）」は、マニュアルを土台にしたもうひとつのアプローチです。ＤＢＴと同様に、感情や衝動の制御が難しいというＢＰＤの特質に焦点をあてています。ＳＴＥＰＰＳに見られる独自の変更点には、もっとコストが抑えられる治療プログラムを開発する願いが反映されています。ＳＴＥＰＰＳでは個人療法は行わず、集団療法のみが行われます。ＤＢＴでは治療期間として通常一年間が見込まれるのに対し、ＳＴＥＰＰＳは毎週の集団治療がそれよりも短い合計二十二時間に設定されています。このプログラムは、治療にＢＰＤの人の社会生活を取り入れることも重視しています。そのためトレーニングセッションには、「家族、大切な人々、ヘルスケアの専門家や日頃から交流があり、本人の疾患について情報を共有したいと思う人たち」も参加することができるとされています。[7,8] ＳＴＥＰＰＳの主な要素は次のとおりです。

1　BPDやスキーマについて学習するセッションの実施（スキーマとは、人に好かれないという感覚、不信感、罪悪感、アイデンティティの欠如やコントロールを失うことへの恐れなど、自分や他者に対する認知の歪みを指します）。

2　問題管理や気分の変え方、コミュニケーションの改善などを学習し、感情を上手にコントロールするスキルを学ぶ。

3　健康的な食事、健全な睡眠、運動や目標設定などの基本的な行動スキルを学ぶ。

STEPPSの第二段階はSTAIRWAYSと呼ばれます（STAIRWAYSとは、目標設定、信頼、怒りの制御、衝動性のコントロール、対人関係での振る舞い、脚本を書く、自己主張訓練、道のりの振り返り、スキーマの確認、からそれぞれの頭文字をとった言葉です）。STAIRWAYSは毎月二回実施される一年間のスキル訓練セミナーによって、STEPPSを補強する役割を担います。ほかの治療の介入を戒める自己完結型のDBTとは異なり、STEPPSはほかの療法の関与を補完するように設計されています。

スキーマ中心療法（SFT）

「スキーマ中心療法（SFT）」は認知理論、ゲシュタルト理論と精神力動論を取り入れた療法です。認知行動療法の提唱者であるアーロン・ベックに師事したジェフリー・ヤング博士が開発したSFTは、スキーマによって引き起こされる不適応行動が治療の構想となっています。SFTモデルにおけるスキーマとは、生物学的に脆弱な子どもが不安定な環境、放任、ネグレクトや虐待に遭遇した結果、時間の経過に伴なって形成された世界観と定義されます。それは保護者による育児の失敗に適用しようとして出来上がった世界観ですが、そのような対処のメカニズムは成人期に不適応を引き起こしてしまいます。スキーマの概念は、精神力動論に由来しています。SFTはそうした歪んだ反応に働きかけ、〝再養育法〟と呼ばれる方法を用いて新しい対処方法を教えるのです。[9]

SFTのスキーマは多数存在しますが、それらはBPDの人に関係づけられている次の五つの枠組みに分類されます。

1 見捨てられ、虐待された子どもモード（見捨てられ不安）
2 怒っている子どもモード（怒り、衝動性、情緒不安定、不安定な人間関係）
3 懲罰的な親モード（自傷行為、衝動性）
4 無関心な保護者モード（解離性症状、アイデンティティの欠如、空虚感）
5 健全な大人モード（モデルとなるセラピストの役割。ほかのモードを和らげ、保護する）

それぞれのモードには、具体的なしかるべき治療戦略が設けられています。例えば、見捨てられ、虐待された子どもモードに対しては、セラピストは思いやりと育成に重点を置き、無関心な保護者モードの場合は、感情を表現するように患者を励まします。再養育法は、小児期に心が満たされなかった子どものニーズを満たそうとする技法なのです。SFTのセラピストは贈り物、電話番号や個人的な情報を交換したりすることもあり、伝統的なセラピーよりもオープンな態度で患者に接します。SFTでは温かさ、褒め言葉や共感を伝えることがセラピストの重要な特徴となっています。また、患者はスキーマやBPDにかかわる書物を読むように勧められます。ロールプレイ（役割演技）、あるモードと別のモードの間での対話の実践、ビジュアライゼーションのテクニック（ストレスを感じる状況をイメージ化し、ロールプレイをすること）など、ゲシュタルト療法の技法も、自己主張訓練などの認知行動療法の技法と併せて使用されます。SFTで起こり得る治療上の危険は、再養育法を行う際に健全な個人の境界線（バウンダリー）の線引きが崩れかねないことと言えます。セラピストは転移・逆転移の問題を警戒して治療が後退することのないよう、十分に注意する必要があります（第七章参照）。

力動的心理療法

力動的心理療法のアプローチでは一般的に、現在と過去にかかわる対話を用い、より生産的な未来を築く可能性のあるパターンを見つけだすことを目標にしています。この治療法は概して認知行動療法よりも集中的で、週に一回かそれ以上セッションが行われます。セラピストは明確な目標を設定し、構造化された一貫した形式を実施する必要がありますが、変化に対応する十分な柔軟性を備えていることも求められます。

転移焦点化精神療法（TFP）

「転移焦点化精神療法（TFP）」は精神分析家のオットー・カーンバーグが中心となり、伝統的な精神分析を土台にしてコーネル大学で開発された、マニュアルを基準とするプログラムです。[10,11]セラピストはまず、契約同意書を結ぶにあたり、治療における役割や治療の制約について双方の理解を確認することに重点を置きます。DBTと同様に、TFPの初期段階は自殺の危険性、治療の中断、嘘や不正直などの懸念を中心に展開します。ほかの治療アプローチのように、TFPにおいても人生の早期に経験した心理的欲求不満が生物学的・遺伝的脆弱性との間に相互作用をもたらしていると認識されています。

　BPDの患者に見られる主要な防衛機制は、「同一性拡散」（アイデンティティの拡散）です。これは歪んだ不安定な自己の感覚と、その結果として他者の見方が定まらない感覚を指します。遊園地のびっくりハウスにある鏡のように、同一性拡散は自分自身や周囲の人を幽霊のようなぼんやりとした歪んだ姿で映し出します。それは実体のない、見ることも触れることもできないもののように感じられることでしょう。BPDの人に見られるもうひとつの特徴は、根深い分裂です。認知の対象を白か黒か、正しいか間違っているかの両極端で考え、自分自身、他者や状況を完全か最悪かのどちらかに判定してしまいます。全面的に良い人と考えていた相手に失望すると、評価が一転して全面的に悪い人にひっくり返ったりします。

TFPでは、同一性拡散と分裂は正常な発達における早期の主要な要素であると理論づけられています。しかしBPDの人の場合は、不適切な養育環境に阻害されて正反対の感情や認知のしかたが統合できていない、言い換えれば機能が成熟していない状態にとどまっていると考えられます（第三章参照）。白と黒に分けて考えるこのような思考から、空虚感、激しい感情の揺れ動き、怒り、混沌とした対人関係が生じます。TFPは通常、週二回の個人セッションで構成され、セラピストとの関係性が考察されます。〝今ここで起きている転移〟（第七章参照）を観察することで、患者はいつも起きていた自分の分裂に、その瞬間に気づくことができるのです。セラピストの診療室は、患者が自分の感情を調べ、そこで理解したことを外の世界へと広げていくことができるようにするための、いわば研究室のように擁護された安心できる環境です。セラピストと共に知的理解と感情体験を結合させることに取り組み、アイデンティティの統合や他者の健全な認識に導かれるのです。

メンタライゼーション療法（MBT）

ピーター・フォナギー博士が提唱した〝メンタライゼーション〟とは、人が自分や他者、環境をどのように理解しているかを示す概念です。メンタライゼーションの技法を使うことにより、自分や他者の対人関係のあり方が見えてきます。そしてそこから、他者の感情に共感する力が引き出されてくるのです[12,13]。メンタライゼーションという用語には、感情と行動の関係性の理解にかかわる心理学的心性（サイコロジカル・マインデッドネス）や、DBTがめざすマインドフルネスの概念が重なり合っています。フォナギーは幼児期にはじまるメンタライゼーションの正常な発達が疎外されると、成人になってから病理が発症し、わけてもBPDになりやすいと理論づけており、子どもが保護者との間で形成する健全な愛着にかかわる精神力動的理論をその根拠にしています（第三章参照）。親との間に適切な絆を築くことができない子どもは、親や自分自身の気持ちを理解することが難しくなります。感情や行動の基盤となる健全な文脈を持ち合わせていないからです。そのような場合には、対象恒常性が不安定になり、子どもは見捨てられ不安を増大させたり、人との交流を避けるようになったりします。こうした発達障害は子ども自身の気質（生物学的または遺伝子的な制約）か、親からの精神的あるいは物理的な虐待、育児放棄や自立の不適切な抑圧といった要因のどちらか、あるいは両方に原因があると考えられます。

「メンタライゼーション療法（MBT）」は、円滑な対人関係を築くためには、思い込み、動機、感情、欲求、理由や要求を最初に理解しておく必要があるという仮定にもとづいています。MBTの治療目標は、自分の感情に振り回される前にまずはその感情と向き合えるようになるのを助けることです。患者は誤解を防ぐための手段として、他者の考えや行動に対してももっと注意を払うように促されます。

MBTは、英国の病院で部分入院のかたちで治療を受けた患者を主な対象としたベイトマンとフォナギーによる研究によって、有効性が立証されています。[14,15] MBTの治療には、週に五日、十八ヵ月間病院に通う精神分析指向の集団療法、個人心理療法のほかに、芸術や音楽、心理劇を使用した表現療法が含まれ、必要に応じて薬物療法も行われます。毎日スタッフミーティングが行われており、相談も可能です。セラピストはマニュアルにもとづくシステムにしたがい、患者の現在の精神状態に焦点をあてることで認知の歪みを特定し、患者と協力し合いながら自分自身や他者について別の視点が持てるように指導します。行動療法の多くはDBTに似ていますが、精神力動に関連する部分は、「転移焦点化精神療法（TFP）」と重複しています（専門家の読者は、MBTのメンタライゼーションにはTFPが取り上げている同一性拡散と分裂の概念が重なることにお気づきでしょう。二項対立的思考の難しさは、DBTで理論化された弁証法的パラドックスを想起させます）。

日帰り受診で集中的な治療を行う上記のMBTシステムと、それよりも集中の度合いが低い外来受診の患者とを比較したオランダの研究では、どちらのアプローチにおいても症状には同程度の有意な改善が見られることが示されています。そこではしかし、デイケア病院で日帰り治療を受けた患者のほうが、対人関係能力や生活の質の向上度が高く、自傷行為が減少したことも報告されています。[16]

精神医学の適切な運用管理（GPM）

ジョン・G・ガンダーソンは何年か前に、BPDを診断された人のほとんどが先に記した専門的なプログラムを利用する術を持たないことに気づきました。臨床家や専門家の多くも、これらのプログラムを実施するための正式な研修カリキュラムに参加することができずにいたのです。そこでガンダーソンは、セラピストの大多数に提供するため、またそれによってBPDの人も大部分が改善をみることができるように、認知療法、行動療法、精神力動的療法から必要にして十分な要素を取り出し、より実践的と考えられる治療法を開発しました。この治療法では、BPDの対人関係における過敏性に対して特別な注意が払われています。[17]

ガンダーソンが規定した「精神医学の適切な運用管理（GPM）」の八つの基本原則は、次のとおりです（その中の多くは、SET-UPの技法に対応しています。第五章参照）。

1　心理教育（諸問題や困難に対する対処法）を提供する。患者に応じ、BPDの診断、遺伝子と環境の影響、臨床関連情報などを話し合うと良い（これはSET-UPの「理解」に相当します）。

2　受動的にならず、能動的に臨む。意欲的な反応を返し、親身に関与する（支持と共感の反映）。

3　思慮深く行動する。行動する前に考えるという金言を思い起こす。

4　偽りのない姿勢でプロフェッショナルとして行動する。間違いは素直に認める。自分の個人的なことをある程度話しても良い。

5　変化はつきものと考える。現実的な目標を見失わず、諦めない（根気）。

6　患者にも責任を負ってもらう。自分の行動に対する責任を自分でとってもらう（SET-UPの真実にあたります）。

7　社会生活に目を向ける。社会や仕事、対人関係の問題を重視する。

8　実際的に柔軟な対応をする。その場で判断する。患者のニーズを汲む。

GPMが主目標として位置づけている「変化」は、以下の三つの主要な軸に沿って起こるとされています。

1　メンタライゼーション
〝まず考える〟ことを学ぶ。行動する前に考える。自分の感情を自覚し、他者の気持ちや態度の理由を察する（これはMBTと同じ考え方です）。

2　社会リハビリテーション
社会的・職業的な日課を確立する。より良い人間関係を築く。日常生活でしていることを改善する（DBTと同じ考え方）。

3　修正体験を広げる

セラピストとの強固な信頼関係を内面化し、社会での対人関係の手本として外へと広げる（TFPと同じ考え方）。

治療法の比較

ここで短い挿話をご紹介します。同じ状況に対し、さまざまな療法のセラピストがそれぞれどのような技法を用いているかを理解する助けになるでしょう。

二十九歳になる独身の会計士ジュディは、怒りが収まらない様子で診療室に入ってきました。父親と言い合いになり、あばずれと言って罵られたのだと言います。なぜそんな言葉を浴びせられたのかと医師が理由を尋ねると、先生はお父さんの味方なんでしょ、とジュディはますますいきり立ち、ティッシュの箱を取り上げるなり部屋の向こうへ投げつけたのでした。

DBTのセラピストは、怒りと感情を爆発させたジュディの行動に注目するでしょう。ジュディのフラストレーションに共感を示し、衝動的な態度を受け止めてから、もっと落ち着いてフラストレーションを発散できるように、一緒に話をするでしょう。父親に対する苛立ちに対処する方法も話し合うかもしれません。

SFTのセラピストは、まずジュディから向けられた誤解を正し、ジュディに対して怒っていないことを伝えた上で、自分は完全に味方であると言って安心させるでしょう。

MBTでは、今の気持ちや何を考えているのかを、ジュディに話してもらおうとするかもしれません。また、対話の中で、父親がそんな反応を返してきた理由について考えてみるよう（メンタライゼーションをするように）誘導するかもしれません。

TFPのセラピストは、父親とセラピストの自分をどのようにくらべ合わせているのか、ジュディの考え方を掘り下げるでしょう。セラピストに対して激しく移り変わる感情に焦点をあてるかもしれません。

GPMの臨床家は、取り乱しているジュディに対する懸念を最初に伝えるでしょう。気が触るような質問をするつもりはなかったことも伝えるかもしれません。それから、質問に激高した反応を指摘し、怒りを発散させるほかの方法を一緒に探るでしょう。

そのほかの治療法

以上に解説した治療のほかにも、あまり研究が行われていないアプローチがいくつか紹介されています。それらの多くでは、セラピストが実施するためのマニュアルが作成されています。ニューヨーク州にあるシラキュース大学のロバート・グレゴリーらは、マニュアルにもとづく手順にしたがう「力動脱構築心理療法（ＤＤＰ）」を創案しました。ＤＤＰは治療が困難であるか、薬物乱用などの厄介な合併症を持っているＢＰＤの患者を主な対象とした治療法です。[18] 歪んだ認知機能を活性化し、一貫性のある自己意識と他者の認知を育むための、精神力動的な指向性を持つ個人療法が毎週一回行われます。

マサチューセッツ州ストックブリッジにあるオースティン・リッグス・センターでは、「絆にもとづく療法（ＡＢＴ）」が開発されました。特に自殺試行や自己破壊的行為に主眼を置いたこの治療法は、[19] ＴＦＰと同様に、治療関係や自傷行為への影響に焦点が置かれています。

ＢＰＤその他のパーソナリティ障害を持つ患者の治療のための「短期集中力動的心理療法（ＩＳＴＤＰ）」は、カナダのグループによって開発されました。[20] 個人療法では、自分を守ろうとする態度を生む無意識の感情と過去のトラウマとの関係が重視されます。治療は六ヵ月前後続くと見込まれています。

チリでは、ＢＰＤの患者に対する集中的な個人治療を提供することの難しさを認めた開業医らが、集団療法の「断続的折衷式療法（ＩＣＥ）」を開発しました。[21] 毎週一回、九十分の集団療法が十回をワンサイクルとして実施されます。患者とセラピストの双方が必要を認めれば、さらにつづけることができます。セッションの前半では型にはめないディスカッションが行われ、後半は教室のような配置で、扱いが難しい感情のコントロールについて対応のしかたを学習します（これはＤＢＴやＳＴＥＰＰＳでも行われています）。

どの治療法を選べばいいのか

アルファベットの略語が勢ぞろいしたかのようなこれらの治療デザインは、大多数がマニュアルにもとづくプログラムを使用し、有用性を裏づけるための対照研究を発展させてきました。研究報告ではどの治療法についても、非特異的な支持精神療法の一般治療にくらべ、定型化された治療法に優位性があることが示されています。異なる心理療法を比較した研究もなされています。

ある研究では、ＢＰＤの患者に対する一年間の外来治療の結果について、ＤＢＴ、ＴＦＰと精神力動的支持的療法の三通りの治療法について比較調査がなされました。[22]その結果、三つのグループすべての患者にうつ症状、不安、社会的交流と一般的な機能の改善が見られました。ＤＢＴとＴＦＰの両方が自殺念慮の有意な減少を示し、ＴＦＰと支持療法は、怒りと衝動性を軽減するのに効果がありました。過敏性、暴言や身体的暴行の軽減には、ＴＦＰが最も優れていました。

ＢＰＤの患者を対象にオランダで三年にわたり行われた研究は、ＳＦＴとＴＦＰの治療結果を比較しています。[23]最初の一年間で、どちらの治療群にもＢＰＤ症状の有意な減少と生活の質の改善が見られました。しかし三年目にはＳＦＴの患者が有意に大きな改善を示し、脱落者もより少ないという結果が示されました。オランダで行われたその後の研究では、これら二通りの療法について費用対効果が比較されました。[24]自己記入式質問表を使用して時間の経過と生活の質の向上に対する治療費の測定を試みたこの調査では、ＴＦＰの治療を受けた人のほうがＳＦＴの治療を受けた人よりも測定値がわずかに高かったものの、同等の改善に対する全体的なコストはSFTのほうがはるかに効率的であることが示されました。

DBTによる治療を終えたBPD患者とGPMによる治療を受けた患者を比較した二年間の研究でも、いずれの治療法についてもほぼ同様の結果が得られています。[25] 被験者は両群ともに、測定領域のほとんどで有意かつ同等の改善を示し、どちらのグループでも六十パーセント以上の患者がBPDの公式診断基準に該当しなくなりました。生活の質の測定値も両グループで等しく大幅に改善されましたが、自立した生活の一方には、継続的な赤字の問題もありました。どちらのグループも半数以上が失業しており、三分の一以上が障害者支援を受けていたのです。

BPDの患者を対象にDDPとDBTの治療結果を一年間比較した追跡研究では、両群で有意な症状の軽減が見られました。しかしDDP治療を受けた人のほうが脱落者が少なく、転帰が良好でした。[26]

異なる治療法を比較したこれらの研究は、すべてが尊重すべき取り組みですが、批判の余地がないわけではありません。患者とセラピストの選別の問題、使用した測定法の妥当性、どんな科学的研究も影響を回避できない無数の制御不可能変数があるために、人間の行動反応を比較することが非常に難しいからです。より多くの人々を対象とする研究が積み上げられれば、多くの人に有益なほかの治療法が明らかになるかもしれません。しかしDNAの複雑さによる一人ひとりの大きな違いを考えると、すべての人にとっての最良の治療法を明らかにすることは望み得ないと言えるでしょう。

効果をもたらす治療的介入にはおしなべて共通する特徴がありますが、特に大切な要素はセラピストとの信頼関係です。ほかよりも一貫して優れていることが明らかな特定のアプローチはありません。大多数の人に対して有意性が示される治療法が、〝あなた〟にとっても理想的な選択になるとは限らないからです。薬物治療においては、特にそのことがいえます。全員が同じ用量・用法ではないのです。したがってこれらの研究から得られる収穫は、どの治療法に一番効果があるのかでなく、精神療法が効果を発揮するということです。『不思議の国のアリス』には、濡れた身体を乾かすために動物たちがレースをする場面がありますが、走り終えるとドードー鳥がこう言います。「みんなそろって優勝！　だから全員が賞品をもらうんだ」。それと同じことなのです。

残念なことですが、精神療法は長年にわたり象徴的にも文字通りの意味でも、価値をおとしめられてきました。精神をケアするサービスは、概して医療サービスよりもいちじるしく低い割合の支払いしか受けていません。一対一で行う一時間のセラピー（例えば糖尿病に対する食事やライフスタイルの行動修正、心の傷を癒やすための指導、精神療法の実施など）は、通常の医療処置（軽度の手術やステロイド注射など）に対する支払いと比較した場合のごく一部しか受け取っていません。一時間の精神療法に対して、アメリカの医療保険制度（メディケア）やほとんどの民間保険会社は、外来患者に対する軽微な外科手術の十分の一以下の割合でしか償還を行っていないのです。

アメリカは、さらに多くの人により安価なヘルスケアを提供する努力をつづけています。そのため、総体的に同等の治療効果を示す安価な治療法があればそれを利用するよう、指導がなされる方向に向かいがちです。しかし、医師と患者の神聖な関係において個性を尊重することのできる医学の技が軽視されることのないよう、こうした社会システムには柔軟性を保つことが大切な課題です。

BPDの今後の研究および専門的な治療法の見通し

遺伝子研究や生物学的研究の進歩により、いずれは特定の患者に合わせて治療法を個別化する方法が示されるようになるでしょう。すべてのBPDの患者にとってほかよりも優れていると認められている薬がないのと同様に、比較対照研究は行われていますが、全員にとってほかより優れた効果のある治療法はありません。セラピストは想像上の最良のアプローチをすべての人に適用しようとするのではなく、さまざまな患者のニーズに合わせた特定のアプローチをとることを大切にする必要があります。例えば強い自殺願望があるか自傷行為が激しいBPDの患者に対しては、最初はDBTなどの認知的・行動的アプローチが最も効果を上げるかもしれません。より生活機能が優れた患者には精神力動的療法のほうが有効かもしれません。経済的な事情やスケジュール上の制約により、期間を限定した治療が好まれる場合や、自己破壊的な生活習慣の繰り返しに対してより長期的で集中的な手順が必要になる場合があります。マニュアルに定められた手順に忠実にしたがうセラピストもいますし、複数の方法を組み合わせた折衷的な治療を行うセラピストもいます。患者とセラピストの良好な関係のもとで最良の治療を行うためには（七章参照）、気持ちよく治療を受けられるよう、患者に治療アプローチを理解してもらう必要があります。

眼科などの医療分野の多くには、複雑な状況や、網膜や角膜といった関与する臓器に応じた下位専門分野があります。ＢＰＤの最適な治療も、同じように細分化に進むかもしれません。自傷行為を行う患者のために特別に設計された、いくつかのプログラムなどの例もあります。ゆくゆくは訓練を受けた経験豊富な専門家が置かれ、特定の症状に焦点をあてるＢＰＤ専門の治療センターが設けられて、より効果的な治療が受けられるようになるかもしれません。

第九章

薬物療法の科学と未来

「この薬を一粒飲めば君は大きくなる、だがべつの一粒は君を小さくする」
――グレイス・スリックが制作したジェファーソン・エアプレインの曲
「ホワイト・ラビット」の歌詞より

「医師たちはほとんど知らない病気を治すために、まったく状態が解っていない患者に対し、知りもしない薬を処方する」
――ヴォルテール

BPDの人に対して最初に行う一次治療は心理療法であると認識されていますが、治療計画のほとんどでは、薬物療法も取り入れることが推奨されています。しかし、薬物療法はしばしばBPDの患者に厳しいジレンマをもたらします。薬で〝ボーダーライン〟の症状が〝治癒〟するという魅惑的な見通しに魅了される人や、ゾンビ化するのではないかと警戒してどんな薬にも抵抗を示す人がいるのです。〝ボーダーライン・ウイルス〟の分離に成功したというような科学的根拠は得られていないため、単一の抗生物質でBPDのすべての症状に対応することはできません。しかし薬物療法は、うつ病に対する抗うつ薬など、関連する症状の治療や衝動性といった自己破壊的行動の抑制に効果を発揮します。

本章の題辞に引用したヴォルテールの言葉とはあべこべに、薬物療法がなぜ、どのように疾患の治療に役立つかについて、臨床家たちは多くを学びつつあります。BPDの遺伝学と神経生物学の分野で新しい発見がもたらされ、投薬の効果とその理由に対する理解が深まってきたのです。

遺伝学

肉体や精神の病気を引き起こすのは遺伝なのか、環境なのか。その答えをめぐり、何十年にもわたって論争が繰り広げられてきましたが、過去四半世紀の間には、遺伝学や遺伝子マッピング、分子遺伝学の知見が深まり、環境要因の影響に対する理解が進みました。遺伝環境論争に対するアプローチのひとつに、双生児の研究があります。その種の研究では、別々の家庭で育った同じ遺伝子を持つ一卵性双生児を対象とし、何年かのちに罹患の有無を調べます。双子のひとりがBPDを発症している場合は、異なる環境で育ったもうひとりもBPDの診断を受ける可能性があり、その割合は三十五パーセントから七十パーセント近くにのぼるという報告もなされています。[1] こうした研究は環境要因の重要性を示しています。他方、BPDに特徴的な特定の症状――不安、情緒不安定、自殺念慮、衝動性、怒り、刺激の希求、認知の歪み、アイデンティティの混乱、そして人間関係の問題――は、遺伝的要因が極めて強く作用している場合があります。

遺伝性は家族や親類にも認められることがあります。BPDの患者の親族には、気分障害や衝動性制御障害、薬物乱用、また、特にBPDと反社会性パーソナリティ障害が多く見られるパーソナリティ障害がかなり高い割合で認められています。[2]

私たちの人間らしさを生んでいるのは、個々人を特徴づける独特で精巧な染色体の鎖です。特定の遺伝子がその人の運命を決めるわけではありません。しかし、さまざまな染色体と遺伝暗号の組み合わせが病気に対する脆弱性を生むことがあります。アルツハイマー症や乳がんなどの病気には特定の遺伝子が関連づけられています。しかしながら、染色体の遺伝子の位置や環境要因も同時に関係しているのです。分子遺伝学の研究により、特定の遺伝子変化（遺伝子多型）にBPDとの関連性が同定されています。興味深いことに、これらの遺伝子は神経伝達物質であるセロトニン、ノルエピネフリン、ドーパミンの産生と代謝に関与しています。これら神経伝達物質は、脳細胞間のコミュニケーションを促進し、どの遺伝子をオンまたはオフにするかに影響を与えます。気分障害、衝動制御障害、解離、痛覚感受性にはそれら神経伝達物質の変化が関係していると考えられているのです。

神経内分泌学

BPDの症状には、内分泌系（ホルモン）を担う神経伝達物質も関与していることが示されています。BPDとほかいくつかの疾患には、NMDA（N-メチル d-アスパラギン酸）の調節異常が観察されており、NMDAの調節障害は解離、精神病性エピソード、認知障害と関係しています。[3] BPDの人には人体のオピオイド（エンドルフィン）系の混乱も認められます。これは解離性体験、無痛覚（特に自傷癖のある人に顕著です）、アヘン乱用と関連づけられています。[4] また、記憶、注意、学習、気分、攻撃性、性行動に影響を与えるもうひとつの神経伝達物質アセチルコリンも、BPDにかかわりがあると言われています。[5]

慢性的なストレスや繰り返されるストレスも、神経内分泌のバランスを乱す要因となります。ストレスはHPA軸（視床下部・下垂体・副腎皮質系）を活性化し、コルチゾールを分泌して人体の免疫系を活性化させます。強い精神的ストレスにより引き起こされる通常の急性ストレス状態では、免疫系は生産的に闘争・逃避反応を活性化するのです。この場合は内部フィードバック機構がいわばサーモスタットのようにHPA軸機能を調整し、身体の平衡を保ちます。ところがストレスが継続すると、再生回路の機能が阻害されてしまうのです。それでもストレス警報はなりつづけるため、脳の特定領域が萎縮するなどの悪影響を被ります。このパターンは、BPDのほかにも心的外傷後ストレス障害（PTSD）、大うつ病、ある種の不安障害などの複数の疾患で観察されています。

オキシトシンは視床下部でも合成され、脳下垂体に送られて血中に分泌されます。〝愛情ホルモン〟または〝包容物質〟とも呼ばれるオキシトシンホルモンは、社会的感受性の豊かさ、親密な感情、信頼感や不安の軽減に関連しています。BPDを患う女性はオキシトシンのレベルが低いことを示唆する研究もなされています。[6]

神経系の機能不全

BPDには脳機能障害が関連づけられることが少なくありません。BPDの患者には、頭部外傷、脳炎、てんかん、学習障害、脳波（EEG）異常、睡眠障害や微細な神経学的異常（ソフトサイン）の既往がある人がかなりの数で認められます。[7,8]

fMRI（機能的磁気共鳴画像法）、CT（コンピューター断層撮影法）、PET（陽電子放出断層撮影法）、SPECT（単一光子放射型コンピューター断層撮影法）など、脳活動の高度な画像化により、BPDに伴う解剖学的・生理学的異常の一部が明らかになりました。第三章で述べたように、これらにかかわる研究は、扁桃体、海馬、帯状回などの感情反応にかかわる脳深部（大脳辺縁系）に活動過剰が見られることを示唆しています。それに対し、脳の外側にあたる前頭葉皮質などの実行機能の制御に関係している部位では、活動低下が示されています。[9] アクティグラフ（睡眠と覚醒の概日リズムを測定できる腕時計型小型高感度モニター）を使用した研究では、睡眠・覚醒リズムの乱れは双極性障害の患者や健常対照群と比較して、ＢＰＤの衝動性や気分の不安定性が増加するという相関関係があることが明らかになっています。[10]

今後の課題

遺伝学と神経生物学の進歩により、科学者たちはいずれ多様な病態をより明確に区別した亜型の診断ができるようになるでしょう。そうした知見にもとづき、臨床家も特定の患者に合わせた特定の薬を、より細やかに処方できるようになるかもしれません。たとえて言うなら、精神疾患に対する私たちの理解は、医師が感染細胞を適切に培養できるようになる前の、一九〇〇年代初期から中期の感染症に関する理解とほとんど変わりません。百年前の医師は肺炎を診断することはできても、感染源が細菌なのかウイルスなのか、あるいは真菌なのかを判断することはできませんでした。七十年前には細菌を認識することができましたが、最も効果のある抗生物質の合成には至りませんでした。しかし細菌株を個々に培養する方法が発見され、特定の抗生物質に対する感受性が確立されてからは、成功する可能性が最も高い特定の薬を処方することができるようになりました。言い換えれば、医師たちは単に感染症や肺炎を治療していたのではなかったのです。黄色ブドウ球菌のような特定の菌株を治療していたのでした。同様に、将来的には、精神疾患を「培養」し、最適な治療法を決定できるようになることが期待されています。診断にもとづく治療を超えて、個々人の生態に見合った治療がなされるようになるでしょう。

がん治療における精密療法は、遺伝子バイオマーカーにもとづく化学療法を特定することができます。精密精神医学も、特徴的な症候群に対する治療を特定することができるようになるでしょう。そうなれば、薬は特定の診断ではなく生態生理学的因子に対して処方されるものになり、特定の生物学的プロセスに向けられるため、薬事承認されていない適応外薬を使用する〝オフラベル〟治療は価値を失うことになります。アメリカ国立精神衛生研究所（ＮＩＭＩ）が提唱する「精神疾患の研究領域基準」（ＲＤｏＣ）の枠組みは、このことを最終目標としているのです（巻末の補遺参照）。

薬物療法

目覚ましい発展を遂げている遺伝学と脳生理学分野での発見により、身体的・精神的症状の多くに新薬が開発されました。薬理学も大きく進歩しています。特にバイオテクノロジー分野では顕著な発展が見られ、過去二十年間に数多い精神療法薬が登場してきました。これらの一部は、ＢＰＤ症状の治療に有効であることが証拠だてられています。ＢＰＤの診断に特化した薬はないものの、研究によると、抗うつ薬、気分安定薬、神経弛緩薬（抗精神薬）の主要な三種の薬品は、Ｂ

ＰＤに関連した不適応行動の多くを改善することが証明されています。[11]

抗うつ薬

研究の大部分では、抗うつ薬、特に選択的セロトニン再取り込み阻害薬（ＳＳＲＩまたはＳＲＩ）の使用調査が行われています。これらの薬には、プロザック（フルオキセチン）、ゾロフト（セルトラリン）、パキシルまたはペクセバ（パロキセチン）、ルボックス（フルボキサミン）、セレクサ（シタロプラム）、レクサプロ（シタロプラムと関連のあるエスシタロプラム）などが含まれます。ＳＲＩとみなされる最近の薬には、ビブライド（ビラゾドン）やブリンテリックス（ボルチオキセチン）などが挙げられます。予想された通り、これらは情緒不安定や、空虚感、拒絶感受性、不安などどうつ病の関連症状に有効性を発揮しています。ＳＲＩ薬はさらに、うつ症状が出ていない場合にも、不適切な怒りや癇癪の爆発、攻撃的行動、破壊的な衝動性、自傷行為を減少させる効果が認められています。多くの研究において、ＢＰＤの症状にプラスの効果をもたらすためには、これらの薬を通常より多い分量で用いる必要があったと報告されています。（例えば、プロザックでは一日80ミリグラム以上、ゾロフトでは２００ミリグラム以上）関連する薬物群であるセロトニン・ノルエピネフリン再取り込み阻害薬（ＳＮＲＩ）はＳＲＩほどは研究されていませんが、その多くにも同様のプラス効果が見られます。エフェクサー（ベンラファキシン）、プリスティック（デスベンラファキシン−ベンラファキシンに類似）、サインバルタ（デュロキセチン）などがこれにあたります。最近開発されたＳＮＲＩには、うつ病に適応のあるフェツィマ（レボミルナシプラン）、線維筋痛症にのみ適応のあるサベラ（ミルナシプラン）などもあります。

三環系抗うつ薬（ＴＣＡ）やモノアミン酸化酵素阻害薬（ＭＡＯＩ）など、以前からある抗うつ薬も研究されています。ＴＣＡには、エラビル（アミトリプチリン）、トフラニール（イミプラミン）、パメロールやアバンチル（ノルトリプチリン）、ビバクチル（プロトリプチリン）、シネクアン（ドキセピン）、ノルプラミン（デシプラミン）、アセンディン（アモキサピン）、スルモンチール（トリミプラミン）などが含まれます。これらの薬物は一般に効果が低く、感情の制御が低下したケースもあります。したがってＢＰＤと診断された人は、三環系の処方薬は慎重に注意してください。

モノアミン酸化酵素阻害薬（ＭＡＯＩ）――ナルジル（フェネルジン）、パルネート（トラニルシプロミン）、エムサム（セレギリン）、マープラン（イソカルボキサジド）など――もＢＰＤに対してＳＲＩと同等の有効性を示しています。しかしＭＡＯＩ阻害薬のほうが副作用が強い傾向があり、過剰摂取の危険性に加えて食事制限と併用薬制限があることから、あまり利用されていません。

気分安定薬

このグループの医薬品には、天然元素であるリチウムや、抗てんかん薬のデパコート（バルプロ酸）、テグレトール（カルバマゼピン）、トリレプタール（カルバマゼピンに関連するオキシカルバゼピン）、ラミクタール（ラモトリジン）、およびトパマックス（トピラマート）が含まれます。アメリカ精神医学会による治療ガイドラインでは、このグループはＳＲＩ薬やそのほかの治療介入に効果がないか、部分的効果しか得られない場合に、補助的治療として用いることが推奨されています。通常用量で使用するこれらの薬は、気分を安定させ、不安を軽減し、衝動性・攻撃性・過敏性や怒りを緩和するのに役立ちます。ニューロンチン（ガバペンチン）、ディランチン（フェニトイン）、ガバトリル（ティアガビン）、ケプラ（レベチラセタム）、ゾーングラン（ゾニサミド）などもこの分野の薬ですが、ＢＰＤの患者に対する有効性を検証した研究は数が限られています。

神経弛緩薬（抗精神薬）

このグループの薬は、認知の歪みに対してＢＰＤの患者に行われる初期治療に推奨されています。妄想症状、解離性症状、非現実感（ＤＳＭ－５の九番目の診断基準、第二章参照）が主な適用対象となります。一般にこれらの薬は、通常の用量より少ない量を用いてＳＲＩ薬と併用することにより、怒りの感情や攻撃性を和らげ、気分を安定化し、不安、強迫観念、衝動性、対人感受性の軽減に効果を発揮します。

初期の研究は、ソラジン（クロルプロマジン）、ステラジン（トリフルオペラジン）、トリラフォン（ペルフェナジン）、ハルドール（ハロペリドール）、ナバン（チオチキセン）、ロキシタン（ロキサピン）などの旧来の薬を対象に行われています。非定型抗精神病薬と呼ばれるそれより新しい薬でも、一般的に複雑な副作用が少なく、薬効を示しています。ジプレキサ（オランザピン）、セロクエル（クエチアピン）、リスパダール（リスペリドン）、エビリファイ（アリピプラゾール）、クロザリル（クロザピン）などがそれにあたります。このグループのほかの医薬品であるインベガ（リスペリドンの代謝物パリペリドン）ファナプト（イロペリドン）、サフリス（アセナピン）、ジオドン（ジプラシドン）、ブレイラー（カリプラジン）、ラツーダ（ルラシドン）、レキサルティ（ブレクスピプラゾール）は、いまだ研究がなされていないか、決定的な結論が得られていません。

抗不安薬

抗不安薬は不安に対する鋭い効果を発揮しますが、衝動性を高め、乱用と依存に陥る場合があります。ベンゾジアゼピン系統の薬として知られているこれらの精神安定剤には、ザナックス（アルプラゾラム）、アチバン（ロラゼパム）、トランキセン（クロラゼペート）、バリウム（ジアゼパム）、リブリアム（クロルジアゼポキシド）などがあります。長時間作用型のベンゾジアゼピンであるクロノピン（クロナゼパム）は、セロトニンに有効に働きかけると考えられており、攻撃性や不安症状の治療にある程度の成功を収めているので、ＢＰＤの人に有用な唯一のベンゾジアゼピン系であると言ってもいいでしょう。

オピオイド拮抗薬（麻薬拮抗薬）

レビアまたはビビトロル（ナルトレキソン）は、鎮痛作用や多幸感をもたらす体内のエンドルフィンの放出を阻害します。この薬には自傷行為を抑制する可能性があると示唆するいくつかの報告があります。

そのほかの薬物治療

ホメオパシーやハーブを用いる植物療法は、オメガ3脂肪酸脂製剤を除き、総じて効果を上げていません。ある小規模な研究により、オメガ3脂肪酸は女性のうつ病と攻撃性を軽減することが明らかになっています。[12]

ＢＰＤの人を対象に、神経伝達物質であるグルタミン酸を調整する物質についての調査も行われてきました。アミノ酸Ｎ-アセチルシステインと、筋萎縮性側索硬化症（ルー・ゲーリック病）の治療に使用される薬であるリルテック（リルゾール）の二種類の基質は、ＢＰＤの患者二名のそれぞれに対し、自傷行為を大幅に減少させたことが報告されています。[13]一般に使用されている咳止め薬のデキストロメトルファンなど、ほかのグルタミン酸調節物質については、うつ病への利用が研究されています。なかでも研究が進んでいるのはケタミンです。[14]ケタミンはもともと動物用の麻酔薬として開発されましたが、「スペシャルＫ」と呼ばれるクラブドラッグ（ナイトクラブなどで娯楽用に用いられる薬物）としての乱用が広まりました。最近では、抵抗性うつ病の治療薬として承認されています。ＢＰＤの症状に対する研究はまだ行われていません。

アメリカ精神医学会による治療ガイドラインでは、投薬は特定の症状群を対象に行うよう推奨しています。ガイドラインはＢＰＤの症状を、気分不安定、衝動制御障害、認知・知覚の歪みという三つの主要なグループに分けています。下の図９－１は、推奨される治療法選択のアルゴリズムです。選択した治療法に効果を示さない場合の代替治療戦略も示されています。

医薬品の適応外使用についてひとこと

ＢＰＤの治療薬としてＦＤＡ（米国食品医

症状	第1選択薬	第2選択薬	第3選択薬	第4選択薬
気分不安定性	SRI	異なるSRIまたはSNRI	NL,クロナゼパムを追加するか、MAOIに切り替える	MSを追加する
衝動制御障害	SRI	NLを追加する	MSを追加するか、MAOIに切り替える	—
認知的または知覚的歪曲	NL	SRIまたはMAOIを追加するか、異なるNLを追加する	—	—

SRI＝セロトニン再取り込み阻害薬。より高い投与量が必要となる場合がある。
NL＝神経弛緩薬。通常は低用量で投与する。
MAOI＝モノアミン酸化酵素阻害薬
MS＝気分安定薬

図9-1　BPDの症状を治療するための薬物療法

薬品局）が正式に承認している治療薬はありません。そのため一般的にＢＰＤに使用されている治療薬は、すべてが適応外となります。〝適応外〟（オフラベル）という言葉は、不快に感じられるかもしれません。素人目には危険なものとさえ感じることでしょう。適応外処方は、さまざまな疾患に対してごく普通に行われています。製薬会社は医薬品を市場に投入するために平均で約十億ドルの費用をかけています。新薬について、製薬会社は幅広い症状への適用や限られた範囲を超える使用の承認は必要としていません。これらを求めるとＦＤＡに承認される可能性が低くなり、開発コストも大幅にかさむことになるためです。例えば、ＳＲＩ系の薬剤はうつ病、ＰＴＳＤ、不安神経症、一部の疼痛症などの症状に効果があることが知られていますが、製薬会社はこれらすべてに対する商品名使用の承認を受けたり、高用量の使用を申請したりする必要を認めていません。開発コストがかかり、ＦＤＡの承認が得られないリスクが高くなるからです。適応外の症状への処方や推奨外の用量の投与は、適応外処方とみなされます。管理ケア機関や医療保険会社がときには高額の医薬品もあるこうした適応外処方を容認しない場合があるのは、残念なことです。

ジェネリック医薬品

ジェネリック医薬品とは、ひとことでいえば、先発医薬品と同じ主成分または有効成分を含み、一般的にほとんどの場合、より安価に購入できる医薬品です。ですが、ジェネリック医薬品は先発医薬品と同じではありません。ＦＤＡは、健康なボランティア被験者の血中濃度推移が二十パーセント前後の範囲内に収まることが確認できれば、先発医薬品と同等であると判断します。これは人によって大きな違いになるでしょう。ジェネリック医薬品は不活性成分や薬物送達システム（形状が錠剤かカプセルかなど）が先発医薬品とは異なることがあります。また、あるジェネリック医薬品は別のジェネリック医薬品と大きく異なる場合もあります（理論的には、血中濃度測定値に最大四十パーセントのばらつきが生じ得ると考えられます）。ジェネリック医薬品への切り替えが大幅な節約につながる場合は、試してみる価値があると考えられますが、症状の再発が見られる場合には先発医薬品に戻るのが最善でしょう。つけ加えておくと、服用しているジェネリック医薬品に効果がある場合は、べつのジェネリック薬に変更しないことです。さらに、一部の薬局や医師は、患者の処方をジェネリック医薬品に切り替えることで謝礼金を受け取っています。患者は安価で購入できますが、その場合は製薬業界にも付加利益があるのです。また、保険を利用して安価なジェネリック医薬品を購入することは、保険が適用されない医薬品を購入するよりも割高になる場合があることを、患者は認識しておく必要があるでしょう。

そのほかの治療法

ECT（電気けいれん療法）はうつ病に対する有用な治療法であることが証明されていますが、BPDには効果が認められません。[15] 脳に繰り返し磁気刺激を与える治療法の反復経頭蓋磁気刺激療法（rTMS）を、うつ症状があるBPDの人に対し行ったケースについて、二、三の研究がなされています。これらの研究には、怒り、気分の不安定さ、衝動性や対人感受性について、BPDの症状が改善したことが示唆されています。[16]

分担治療

患者の多くは、複数の医療従事者によるケアを受けています。たいていの場合、セラピーは医学的資格を有する医療専門家以外の専門家（臨床心理士、ソーシャルワーカーやカウンセラー）が行い、薬物治療は医師（精神科医やかかりつけ医）が行います。この方法の利点は、コストが抑えられる（管理医療会社が推奨する理由）、多くの専門家が関与し、治療と投薬にかかわる問題が分離することです。他方において、患者が担当医を「良い医者」と「悪い医者」に分けるような態度を取りかねないことや、治療について混乱する可能性があることは欠点になり得ます。分担治療においては、同じ患者を治療する専門家同士が緊密なコミュニケーションを図ることが必要不可欠です。医療治療と心理療法の両方に熟練した精神科医が治療にあたることが望ましい場合もあるでしょう。

BPDは治せるのか

BPDという疾患それ自体についてもそうですが、BPDに苦しむ人の予後に関しては専門家の見解が極端から極端へ走りました。一九八〇年代には「第Ⅱ軸のパーソナリティ障害」は長期間安定して持続するものと考えられていました。当時のDSMⅢ-Rでは、パーソナリティ障害は「小児期または青年期に始まり、成人期まで安定したかたちで(寛解期間や増悪期間を持たずに)持続する」と断言されていたのです[17]。これはエピソード的で薬物治療に反応すると考えられていた第Ⅰ軸疾患(大うつ病、アルコール依存症、双極性障害、統合失調症など)のほとんどとは対照的な認識でした。そしてBPDには、十パーセント近い自殺率が見られました[18]。こうしたことから、BPDの予後は必ずしも明るいとは言えないものでした。

ところが現在では、性格特性は時間と共に変化し、変化は生涯のどの時点でも起こり得るとの認識が受け入れられつつあります[19]。BPDの長期臨床経過には、時間の経過と共に有意な改善が示されています[20~22]。十年間にわたり追跡調査を行った研究では、BPDを診断された患者の最大で三分の二が診断基準九項目のうち五つを満たさなくなったことにより、ＤＳＭに記される基準に適合しなくなったという理由で、「治癒した」と考えられます。治療の有無にかかわらず改善が見られましたが、治療を受けた患者はより早く寛解を達成しています。ほとんどの患者は治療を継続し、再発は時が経つにつれて減少しました。こうした明るい発見と共に、正式にはＢＰＤに該当しなくなった人の中には、対人関係の難しさを抱えて社会的・職業的対人関係が損なわれている人がいることもわかりました。このことには、自殺行動や自傷行為、破壊的な衝動性、準精神障害的な思考といったＢＰＤの顕著な急性症状（ＢＰＤを定義する主症状）は、それよりも持続的な気質による症状（見捨てられ不安、空虚感や依存など）にくらべて治療や時間に対する反応が早いことが示されています。かいつまんで言えば、予後の見通しは当初考えられていたよりも大いに明るくなっていますが、苦しい状況が続いている人もいるということです。

疾患を克服した人は、良好な対人関係を築くための人への信頼感が強まります。また目的意識が高まり、自己認識の不安定さが落ち着きます。若干の問題は残っていたとしても、ボーダーラインの断片的な遺物を散りばめて、生産的な生活を送っているのです。

第十章

疾病を理解して治癒に向かう

「いいかい、同じ場所にとどまるのならね、力の限りを尽くして駆けなければいけないんだよ。そして、ほかの場所へ行きたいのなら、せめてその倍の速さで走るんだね」

――ルイス・キャロル『鏡の国のアリス』

「私の中には、決して満たされない空洞があるような気がします」茶目っ気のある二十八歳になる魅力的なエリザベスが心理療法を受けることになったのは、ホームドクターの勧めがきっかけでした。かつての上司だった十歳年上の男性と結婚して六年目のことで、その五ヵ月前には初めて女の子を出産し、それから強いうつ状態に陥ってしまったのです。

エリザベスは自分だけの何か、「私がここにいることを世界に示してみせることができるもの」を切望していました。自分の内に子どもじみた感情の泥沼があって、「邪悪で醜い」本当の気持ちを隠しつづけていると感じていました。そうした意識はやがて自己嫌悪に変わり、何もかも投げだしてしまいたいと思うようになったのでした。

本人の記憶によれば、それまでの六年間に、エリザベスは九人の男性と深い関係になりました。相手は全員が、仕事を通じて知り合った人たちでした。そのような行動をとるようになったのは父親が他界して間もなくのころからで、その関係のほとんどはエリザベスが主導権を握ってきました。自分から誘いかけ、自分で関係を終わらせてきたのです。誘惑されてうろたえ、のちに拒絶されて困惑する男性たちを眺めることには、ワクワクする刺激がありました。スティーヴン・ソンドハイムのブロードウェイミュージカル『フォリーズ』に登場するバディが、「なぜ愛してくれないのか——なに愛しているだと——それならまた会おう」と歌う気分を、エリザベスは味わっていたのでした。身体的な接触は好きでしたが、情緒的に親密になるのが怖かったのです。そうした関係は自分でコントロールしてきたものだったにもかかわらず、性的に満たされる相手はいませんでした。それは夫についても同じでした。エリザベスによれば、「関係のバランスを保つ」

ために、セックスを利用してコントロールを維持するほうが安心できたから、ということです。自分の知性と性格では男性をつなぎとめておくことはできないと感じていたのでした。

カトリック教徒の勤め人の家庭で生まれ育ったエリザベスには、兄が三人と、五歳のときに水難事故で溺れ死んでしまった妹が一人いました。まだ八歳になったばかりのエリザベスは、妹の事故についてはほとんどなにも理解できませんでしたが、ますます引きこもるようになっていく母親の態度には気づいていました。

思い出せるかぎりの昔から、母親は朝から晩までエリザベスを非難して、「悪い子」と叱っていました。少女時代には、エリザベスを教会へ引っぱっていき、無理やり夫に頼んで子ども部屋に祭壇も据えつけました。エリザベスは、母の言いなりのおとなしくてもの静かな父親のほうに親近感を覚えていましたが、思春期のころには、父は以前よりエリザベスに距離をおくようになり、前ほど優しくなくなりました。

エリザベスは口数の少ない内気な少女として成長していきました。母親は男の子との交際を認めず、女友だちにも厳しく目を光らせて、「合格」と判断された友達とだけつきあうことが許されていたのでした。母親に気に入られていた兄たちと遊ぶときは、男の子のように振る舞おうとしていました。高校の成績は良かったにもかかわらず、大学への進学を反対され、卒業すると秘書としてフルタイムの仕事に就きました。

やがて母親との衝突はますますエスカレートしていきました。高校時代にも、母親は性体験さえもたないエリザベスを「ふしだらな女」とののしって、男遊びばかりしていると非難していたのです。そうして母と怒鳴り合う日々に耐えながら、エリザベスはお金を貯め、家を出ました。

そのような混乱状態にあったころ、職場の上司だったロイドも妻と別居し、離婚調停のさなかで苦しんでいました。エリザベスはそんな上司に同情を寄せていたわり、彼のほうも彼女を力づけて励ますことでそれに応え、二人はデートをするようになって、離婚が成立して間もなく結婚しました。母親はもちろん、離婚歴のある十歳も年上の、カトリックの信仰を捨てるような男性との結婚を非難しました。

かかわりをもたない立場を保っていた父親は、エリザベスが結婚して一年後に亡くなりました。それから五年後、結婚生活が崩壊の兆しを見せはじめ、エリザベスは夫のロイドを自分の青春時代を奪い去った「泥棒」と責めていました。出会ったのは、必死で頼れる人を求めていたわずか十九歳のときで、自分は何がしたいのか、何になれるのか、どうあればいいのかを試行錯誤して過ごすこともできたはずの若い時代を、安心感と引き換えにしてしまったのです。

治療が始まって間もなく、エリザベスは自分にとって最も大きな意味をもつことになった最近の情事についても話しはじめました。十二歳年上のデービッドは、教区の司祭を務める長年の家族ぐるみの友人で、家族全員（特に母親）に好かれている人でした。エリザベスが本気で惹かれたただ一人の男性で、それは自分でコントロールをしなかった唯一の関係でした。二年にわたって、彼は唐突に関係を終わらせては、再び復活させることを繰り返してきたのです。エリザベスは後で、娘の本当の父親はデービッドであることも打ち明けました。夫はもちろん、そのことには気づいていないようでした。

エリザベスはいっそう内にこもるようになり、旅行で留守がちな夫との関係も、ますます悪化していきました。母や兄たちからも遠ざかり、数少ない友人たちとの交際も消滅していくにまかせました。夫も一緒にセラピーに参加してもらうようにと言う医師の勧めに対しては、医師と夫が共謀して「夫に有利」にことを運ぼうとしていると言って承知しませんでした。セラピーすらも、必ず失望させられるに決まっているから誰も信用できないというエリザベスのものの見方を強化するだけだったのです。エリザベスは袋小路ばかりの迷路に迷い込んでしまったかのように、考えも感情も、矛盾でいっぱいでした。そんな状態から抜け出すためには、自分のセクシュアリティを武器にするしかないと彼女は思っているようでした。

「コントロール」する立場にあったセラピストも、しばしば攻撃の対象になりました。エリザベスは医師を怒鳴りつけ、無能さを非難して、二度と来ないと言って脅すのでした。怒ってもう来るなと怒鳴り返してもらうか、どうか思い直してくれと懇願してもらうことを期待しての振る舞いでしたが、医師がそのいずれの態度もとらなかったため、今度はそれを心の冷たい証しだと言って責めました。

夫のたびたびの出張には慣れていたはずでしたが、だんだん一人で残される時間が恐ろしくなってきました。夫の留守中には、自分でもなぜそうするのかはわからずに、床で眠るようになりました。そして夫が帰ってくると、とめどなく怒りをぶつけるのでした。エリザベスのうつはそれからさらにひどくなり、自殺が選択肢のひとつというよりは、避けられない宿命としてすべてがそこへ向かっているように感じられはじめました。

現実感も希薄になってきました。空想の中で「どこへでも好きな所へ」行ける精神障害になってしまいたいと切実に思いました。それは現実から遠く離れた、誰にも——最も優秀な精神分析医にさえも——自分の「奥底にあるもの」には近づけない場所に違いないのです。

空想の世界では、自分を褒め称えてくれるかぎりなく優しい、ハンサムで力強い男性に守られていました。それは昔の教師だったり、婦人科医だったり、家の獣医だったりしましたが、そのうち今のセラピストのイメージに落ち着くことになりました。そこに登場するのは実力のある男性たちばかりでしたが、心の底では手の届かない相手であることがわかっていました。ですが空想の中では以前のデービッドが一時期そうだったように、自分の魅力は誰にもあらがえないのです。空想の男性たちが積極的に誘惑に乗ってくるという筋書きが現実世界ではそのとおりに展開しないことがわかると、やっぱり自分には魅力が欠けているのだと思い、自己嫌悪に陥ってすっかり気持ちが落ち込んでしまうのでした。

どこを向いても、自分よりきれいで、頭がよくて、優秀な女性たちばかりが目につきました。もっとすてきな髪をして、もっときれいな色の瞳で、もっと透き通った肌だったらよかったのに、と思いました。鏡を見ると、若くて美しい女性の代わりに、垂れた胸に太いウェスト、ぜい肉のつきすぎた腰の、くたびれた自分がいるのです。美しさにしか価値を認めてもらえない女性に生まれた自分を憎み、兄たちのように私も男だったらよかった、それなら「私の精神にも価値を認めてもらえたのに」と残念がりました。

外来患者としてセラピーに通いはじめて二年目に、親しい人たちが何人か亡くなり、その中には成長を見守ってくれた大好きな叔父もいました。やがてしつこい夢や悪夢に悩まされていつ目を覚ましたかもわからなくなり、抑うつが危険な状態にまで悪化してきたため、ついに入院することになりました。

集中療法を継続するうちに、エリザベスはパンドラの箱を開け、大きな傷を受けた子ども時代の出来事を少しずつ思い出していきました。母親に激しくせっかんされた記憶がよみがえり、つづけて、母親から受けた性的虐待のエピソード——性器を清潔にするためと言って洗浄器や浣腸器を使って苛められたこと——も思い出していったのです。そのような行為が始まったのは、妹が死んで間もないエリザベスが八歳のころで、思春期になるまで続きました。そんなときの母親は、穏やかな優しい表情をしていて、それはエリザベスにとっては、自分を責める顔つきになっていない母の唯一の記憶でした。

ベッドで母にいたずらされることを恐れて、何時間もクローゼットに閉じこもり、よくそのまま床で眠っていた記憶もよみがえってきました。学校で与えられた表彰状やリボン賞を握りしめて寝ていたこともありました。そうすることで安らかな気持ちになれたので、大人になってもベッドより床で眠るほうが心地よく、一人で静かな部屋や薄暗い物置にこもることもしばしばだったのでした。

入院中のエリザベスは、自分のパーソナリティにはさまざまなべつの側面があることを打ち明けました。いろいろな人になりかわっている自分を想像することがあると話し、そのような空想上のパーソナリティにそれぞれ名前までつけていました。それらのペルソナは、誰からも賞賛されるか、そうでなければ毅然として社会との交流を退ける、自立した有能な女性たちでした。何かをなし遂げたり功績を挙げたりしたときは、すべてこれらの断片的なパーソナリティのおかげと感じていました。エリザベスにとって、このばらばらになったペルソナを統合して安定した自己の概念を築き上げるのは、大変難しいことでした。

それでも、それらは断片的なパーソナリティにすぎないことは認識していて、自分の機能まで奪われてしまうことはありませんでした。記憶喪失や解離に悩まされることはありませんでしたし、そうした症状には解離性同一症も認められませんでした――もっとも、それはＢＰＤに関連づけられることの多い症候群ではありました。

エリザベスは抑制された願望や感情を表現するときに、それらの「べつの女性たち」を登場させていました。自分は価値のない人間であるのに対し、これら部分的な人物たちは自分とはまったくべつの、強い存在のように思われたのです。やがて病院にいる間に少しずつ、それはそういうことではなく、そのすべてが自分の一部にほかならないことがわかるようになってきました。それが認識できてからは、気持ちが楽になり、希望も湧いてきました。本当はエリザベスという人は自分で考えていたより強く、頭もさほどおかしいわけではなかったと思えるようになったことで、大きな人生の転換点を迎えることになったのでした。

しかし、勝利がもたらされるのにはまだ早すぎました。エリザベスは陣頭指揮をとる司令官になって、自分のばらばらのパーソナリティを整列させてみた結果、部隊がひとつにまとまるまでは、戦場へは赴けないことがわかったのです。エリザベス――存在の核としての自分――は、変化すること、愛すること、成功することをいまだに恐れ、安全な場所を求める虚しい欲求にとらわれたまま、対人関係から逃げていました。そんな自分を自分として受け入れることは、想像を超える大変なことでした。

エリザベスは退院を果たし、その後は外来で治療に通いました。少しずつ回復していく一方で、夫との関係は悪化していきました。それでも、それまでのように夫や自分を責めたりはせずに、二人の食い違いを解決する努力をつづけながら、夫のそばにいる道を選びました。親族の中で自分にとって不健全な相手とは距離をおき、自分を大切にするように務め、大学の講座も受講して成績優秀者として表彰までされました。初めて手にしたその表彰状を、かつて子どものころにそうしていたように、枕の下に入れて眠ったのでした。それから法科大学院にも入学を果たし、クラスの首席になって成績最優秀者の賞状ももらいました。男女を含めて新しい人間関係を広げ、コントロールをしなくとも良い関係を築くことができることがわかり、自分の女性性をも、前向きに受け入れられるようになりました。

エリザベスはそうして少しずつ、回復を遂げていきました。それは「カーテンが一枚ずつ順に開いていく」ような感覚でした。その感じを、役に立たないものでいっぱいの何も見えない屋根裏部屋で、必ずそこにあることを知っている大切なものを探しているような気分――そして、ついにそれが見えたというのに、「ガラクタの山に阻まれて」どうしてもそこまでたどり着けないようなもの、とエリザベスは説明します。ときどき、一瞬の閃光に全体が照らしだされるようにして、それに到達する道筋がはっきり浮かび上がって見えるのでした。

それでも、光に照らされる一瞬はあまりに短く、闇に戻ると、おなじみの疑念がお化け屋敷の妖怪のように頭をもたげてきました。下りのエスカレーターで上に向かおうと一生懸命足を運びながら、一段進んだときには二段下っているような感覚にとらわれることが何度もありました。もう諦めて、そこまで進んできた成果もほかの人たちに譲り渡してしまいたいと思いつづけていました。しかしそうするうちに、生まれてはじめての本気の挑戦——弁護士になること——も、ゴールは目の前まできていたのでした。五年前であれば、勉強を口にするのはおろか、学校に入る勇気すらもてなかったことでしょう。エリザベスの気落ちも、その性質が変わってきました。失敗することを気に病んで落ち込んでいたそれまでの姿勢が、成功への恐れに変わりつつあることに、エリザベスは気づいたのでした。

漸進して変化を遂げる

「変わるというのは本当に大変！」エリザベスはいつもそう口にしていました。そのためには、意識的に不健全な状況から遠ざかり、より健全な基盤を築き上げていこうとする意思が求められるのです。そこでは、長い時間をかけて築き上げられてきたバランスが大きく変わることに対する適応も要求されます。

ダーウィンの進化論と同じように、変化のひとつひとつは数多くの試行錯誤を重ねながら、ほとんど気づかれないかたちで進行していきます。人は本能的に変化に抵抗するものです。たとえ泥沼のような環境で生きているとしても、そこは「自分の」泥沼であって、どこにワニがいるのか、湿地や草地には何が潜んでいるかを熟知しているのです。その泥沼から抜け出して未知の世界に向かっても、もっと冷たく暗い、危険な泥沼にはまりこんでしまうかもしれないのです。

白か黒のパラメーターではっきり線を引く世界に生きるＢＰＤの人たちにとって、変化に伴う不確実性はいっそう恐ろしいものになります。向こう側の底知れない深みに引きずりこまれてしまう恐怖から、もう一方の極にしがみつこうとするかもしれません。例えば、拒食症のＢＰＤの人たちは、ほんの一口でも食べ物を口にすれば完全にコントロールを失って取り返しのつかない肥満へ向かってしまうことへの恐怖から、食べ物をいっさい受けつけません。

ＢＰＤの人たちの変化への恐れには、自分の「ブレーキ」に対する根本的な不信感がかかわっています。健常な人の場合には、心理的なブレーキは坂道を下りていくような具合に、感情や行動のいただきからだんだんに減速し、静かに「グレーゾーン」に停止するかたちで作動します。ところがブレーキが利かないかもしれないと不安を抱くＢＰＤの成人は、きっと自分は止まれないまま、坂の下まで転がり落ちてしまうに違いないと考えてしまうのです。

どれほど緩やかなかたちをとるとしても、変化していくためには、いつのまにか起こってしまう自動反射を改めなければなりません。ＢＰＤの人たちは、たとえて言うなら、「にらめっこ」や「瞬きしたら負け」をして遊んでいる子どものように、手を振ったり顔をしかめてみせたりする相手を前にして、負けまいと頑張っているようなものです。長年の間に身につけてきた反射行動は、意識して意欲的に努力しなければ変えることができません。

本能的な反応の葛藤を体験する場面は、大人にもあるでしょう。知らない土地で激しく吠えかかってくる犬に出会えば、反射的に背中を向けて逃げだそうとする衝動をこらえることでしょう。そこで駆け出したりすれば、きっとその犬に追いかけられて、もっと危険な状況に陥ってしまうことがわかっているからです。その人はその代わりに、じっと動かずに立ったまま、犬に自由に匂いを嗅がせて、おもむろにその場を離れるという、気持ちとは反対の賢明な行動をとることでしょう。

心理的な変化を遂げるためには、非生産的な自動反射に抵抗し、意識して自分の意思でほかの行動――それ以外の、場合によっては正反対の行動をとらなくてはなりません。新たな行動様式を取り入れるのは恐ろしいことかもしれませんが、適応力を養うには、そのほうが効果的なのです。エリザベスは週一回の個人療法を受けながら、変化の旅に乗り出しました。最初はエリザベスの安全に比重がかけられ、変容に用いる認知的な技法を教わり、提案を受けました。抗うつ薬を使用する勧めに対しては何週間も抵抗したのでしたが、服薬に同意してからは、間もなく気分の状態がずいぶん改善したことに気がついたのでした。

変化のはじまりは自己評価から

BPDの人たちの変化とは、全面的な再構築というより、段階的な微調整に近いものです。合理的なダイエット計画はたいてい、短期間で体重を落とそうとせずに時間をかけて徐々に減らしていきます。そうするほうが減量を維持できる可能性が高まるのです。BPDの人も、最初は小さな変化から少しずつはじめていくのが最善です。途中で退行もありますが、ダイエット計画に成功するときのように、受け止めて励ますことが大切です。変化は自己評価からはじまります。新しい道へと向かう前に、BPDの人はまず自分の現在の位置を認識し、どのような方向に修正をはかりたいのかを見極めておかなくてはいけません。

　パーソナリティを下の図10-1のような、特定の性質を表す何本

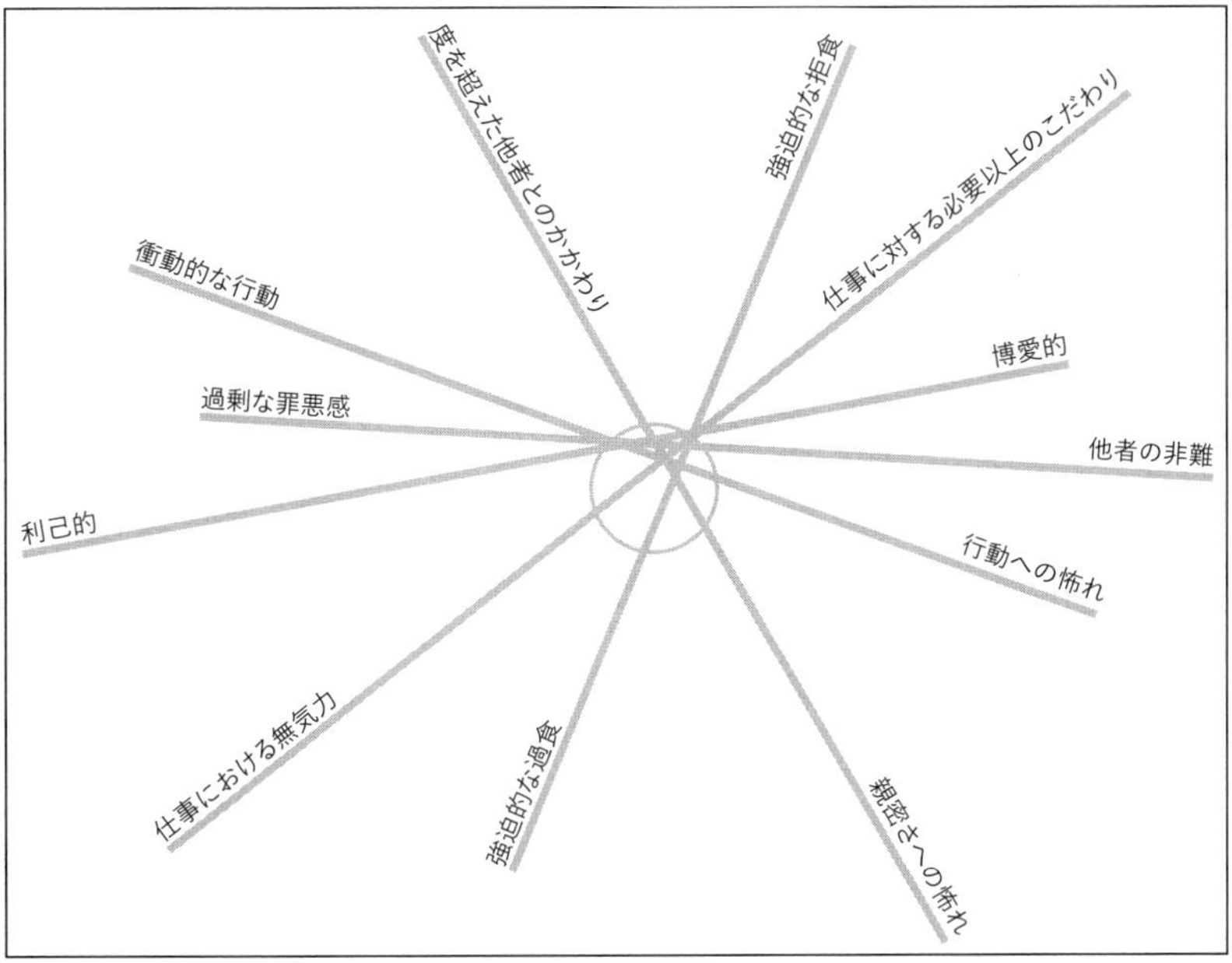

図10-1　交差する線で表されるパーソナリティ

もの直線が交差するものと想像してみましょう。線の両端は、性格的特性の両極を示し、真ん中がその性格の中庸を表しています。「仕事に対する誠実さ」の線を例に挙げるとすれば、一方の端には責任感を上回る強迫観念にとらわれた仕事中毒の状態があり、もう一方の端には「責任の放棄」または「無気力」がきて、それらの中間あたりに位置づけられるのが、「ほどよい職業意識」ということになります。「見た目に対する意識」の場合は、一方の極が「自己愛的な強い関心」、反対側の極は「まったくの無関心」になると言えます。パーソナリティの理想的な図は、これらの線がすべてタイヤのスポーク状に、ちょうど車輪の中心あたりで交差するかたちになります。

もっとも、交差点が常に円の中心にくるような人はいません。大切なのは、変化が必要な線がそのうちのどれかを知った上で、自分がそのどのあたりに位置しているかを認識することです。変化とはすなわち、線上の自分の位置を捉え、そこから中央をめざして移動していく作業なのです。両端をべつにすれば、どの地点にも、ほかと比較して「いい」「悪い」はありません。ただ自分を知り（線上のどの場所にいるかを知り）、望ましい方向に向かって位置を変えるということです。

「他者への気遣い」の線（図10-2を参照）を取り上げてみるとすれば、片方の端（「思いやりを超えた犠牲的奉仕」）は、自分をないがしろにしてまで他者

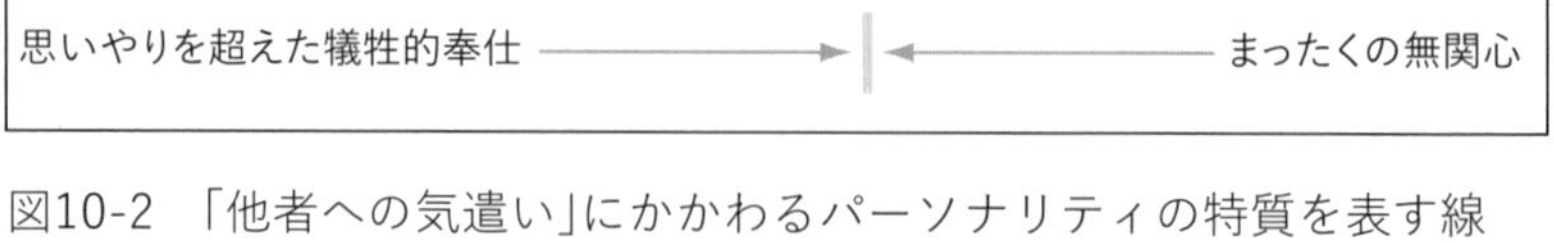
思いやりを超えた犠牲的奉仕
まったくの無関心

図10-2　「他者への気遣い」にかかわるパーソナリティの特質を表す線

への気遣いに専心する地点を表しています。そのような人は、自分を価値のある人間と感じるためには、全面的に他人に奉仕せずにはいられないことでしょう。この地点は、べつの見方をすれば、「愛他的な利己主義」とも言い換えられるかもしれません。そうした人たちの「思いやり」とは、潜在的な我欲にもとづくものだからです。もう一方の極（「まったくの無関心」）にくるのは、他者にほとんど関心を示さず、「一番大事な人」にだけ注意を払うナルシシスト的な人と言えます。真ん中にはバランスのとれた状態――他者への気遣いと同時に自分の欲求に対する意識がほどよく均衡を保つ状態があります。他者への共感の特質がこの中間あたりに位置する人は、他者の力になるにはまず自分にとって大切なことを優先するという姿勢を理解していることでしょう。航空会社は非常時にはまず自分の酸素マスクをつけてから子どもにつけるよう案内しますが、それに似た利己的でない利己主義のようなものです。

変化は、このようなスペクトルにおける自分の位置を客観的に把握し、それを改善しようと中央方向へ向けて行動を修正していく自覚が生じたときに、初めて生じてきます。自分のいる場所を現実的に踏まえて真ん中より左寄りと判断する人であれば、もう少し確固とした態度がとれるように、これまでより「ノー」を言えるよう努力することになりますし、自分を真ん中より右寄りにおく人なら、他人の欲求にもう少し繊細に対応する行動を心がけて、中央へ向かうように務めることが必要、ということになるのです。ユダヤの賢者ヒレルによる「自分で自分を大切にせずして、だれが私を大切にするだろう。しかし私が自分しか大切にしないのなら、私は何ものなのか。だがしかし、今そうしないのなら、いつそうするのか」という訓戒が、この考え方をよく表しています。

いつでも「中央」でいられる人はいないでしょう。どんな人もどちらかの方向に傾き過ぎたバランスを取り戻すために、常に線上の位置を調整しなくてはなりません。線に沿って許容できる場所を見つけるには、自分の傾向や限界を受け入れなければなりません。感受性、罪悪感、強迫的な責任感などの要素が自分を中央よりも左寄りに押しやっていることがわかれば、中央から離れすぎることがないように目を配りつつ、右方向に移る機会をうかがいながら、今いる場所を受け入れるのが健全な判断と言えるでしょう。

変化の訓練を積む

本当の変化は、自動的な反射行動を変えていこうとする単発的な努力だけでは成し遂げられません。従来の行動を新たなものに置き換えて、それをこれまでのような違和感のない自然なかたちで身につけなければならないのです。どう猛な犬の前を忍び足で通り抜けるというよりは、いかにしてその犬と友情を結び、散歩に連れだすかを学ぶようなものです。

最初は、なかなかそのような変化には馴染めないでしょう。例えば、テニスをする人が不安定なバックハンドを改善しようと決心するとします。その人はストロークを変えるためにテニスのレッスンに通うことにします。新しく教えてもらったテクニックは、初めのうちはゲームでさほど効果を発揮しません。新しいスタイルに馴染めず、これまでどおりのやり方に戻したいという誘惑に駆られます。練習を重ねて以前の悪い癖を根絶し、筋肉記憶が形成されてはじめて、もっと効果的な打ち方を自分のものにすることができるのです。同様に、心理的な変化にも、従来の反応を新しい反応に置き換えることが求められます。そのような置き換えを円滑に行い、定着させるためには、忍耐強いトレーニングを重ねるしかありません。

足を引きずりながらでもかまわない

千里の道も一歩からはじまりますが、BPDの人も旅はよろめきながら踏み出す一歩からはじまります。BPDの人の変化は、この障害の特異な性格のせいで、ほかの人たちにくらべてはるかに大変なたたかいになります。自分と他者を信じ、安定した対人関係を築くにあたって、分離と対象恒常性の欠如（第二章参照）の問題が強力な障害物として立ちはだかってくるのです

変化に取り組むBPDの人たちは、八方ふさがりのジレンマに立ち向かわなくてはなりません。自分と他者を受け入れるには信頼を学ぶ必要がありますが、他者を信じるとは自分自身を信じること、つまり、他者に対する自分の認識が信じられるようになることを意味しているのです。治療を始めたばかりのころのエリザベスは、精神科医に「先生の顔が見えないときは、まるで先生が存在していないような気がしてしまいます」と話していました。小さな子どものように、部屋を出ていった人を「消えてしまった」と考えるBPDの人にとっては難しい課題かもしれませんが、他者の一貫性と信頼性も受け入れられるようにならなければなりません。

足を痛めた人がそうするように、BPDの人たちは足を引きずって歩くことを学ばなくてはいけません。足を痛めてからベッドに横たわったままの状態では、筋肉が萎縮して収斂してしまいますし、逆に運動が激しすぎれば、傷ついた足をいっそう悪化させてしまいます。その代わりに、足を引きずりながら、体重をかけすぎないように痛めた足をいたわり、圧倒的ではない軽度な痛みに耐えながら、徐々に力をつけていかなくてはいけません。BPDの治癒についてもそれと同じように、力のかけ方を配慮しながら前に向かっていく姿勢が大切です。エリザベスの治療は、認知的な介入からより精神力動的なアプローチへと移行し、過去の経験と現在の機能との関連性により注意が向けられるようになりました。移行の間にセラピストの介入が減り、セラピーの方向性に対してエリザベスが自分で責任を持つようになりました。

過去を踏み越えていく

BPDの人たちの世界観は、ほかの大多数の人々と同じように、家庭という小宇宙の中にいた小児期の体験によって形づくられています。しかし、より健康な人たちにくらべて、BPDの人たちは自分を家族から切り離してとらえることも、家族をほかの世界から切り離してとらえることも、大変苦手としています。実際、すべての人間関係を自分の家族関係と同じようなものとして認識しているために病的なやり取りを当たり前と思っているのです。

大人の視点で世界を捉えることのできない彼らは、いつまでも子どものように――子どものそれと同じ感情の激しさと視点で、日々を迎えているのです。幼い子どもは、罰せられたり叱られたりしたときには、無条件に自分が悪かったと考えます。母親の機嫌が悪かったにすぎないという可能性は、想像することができません。健康な子どもは成熟して世界が広がっていくにしたがって、世の中とは思っていたより複雑で、原理、原則では割り切れないことがわかってきますが、BPDの人たちはそのままの状態にとどまっています――大人の身体に子どもの心を宿しているのです。

グレアム・グリーンは『権力と栄光』に、「誰もが子ども時代に、未来へ向かう扉が開く瞬間を体験している」と書いています。ところがBPDの人たちの多くは、大人の責任を果たす時期が早くやってきたため、突然開いた扉がこれ以上ないほど大きく開け放たれ、まぶしさのあまりにそちらを向くことができなかった経験をもっています。それとも、開いた扉の仮借のない厳しさが、そちらへ顔を向けるのを難しくしているのかもしれません。

彼らの変化は、今の自分を――そして過去の記憶を――「大人の目」で見られるようになったときから始まります。初めて見えるようになったその光景は、ずっと昔に観たホラー映画をもう一度テレビで観るようなもので、映画館のスクリーンで観たときはあれほど怖かった作品が、明るい部屋の小さな画面ではすっかり精彩を欠いているように、つまらないとさえ思えてしまいます。これがなぜあれほど恐ろしかったのかと不思議に思われてきます。

心理療法を受けるようになってしばらくたったエリザベスは、自分の幼い時代についてべつの見方ができるようになってきました。そのころの感情や経験なくしては、今の自分が法律専門家のキャリアに向ける意欲も情熱も持ち得なかったことがわかり、昔の記憶を受け入れて、自分の体験として評価できるようになったのです。エリザベスはその気持ちをこのように説明します。「子どものころに生まれた感情は、今でも私を苦しめつづけています。でも、今は、すべてに違った光をあてられるようになりました。そのころの憎しみを、今では自分の一部として受け入れられるようになったのです」

配られた手札でプレーする

変化に対するBPDの人々の最大の障害のひとつは、何ごとも極端なかたちで評価しようとする性向にあります。彼らは自分を完璧か、さもなければ救いようのないできそこないか、のいずれかひとつでしか捉えることができません。自分につける成績に、「優」か、そうでなければ「不可」の、どちらかしか選ばないのです。そしてその「不可」から何かを学びとろうとする代わりに、まるで罪の印の緋文字のようにそれを貼りつけて歩き、自分の行動パターンに気づかないまま、何かを学んで成長していけるはずの同じ失敗を何度も繰り返してしまいます。

提示された状況が完璧でない限り、受諾しようとしません。配られた手札でプレーするのを嫌がり、毎回ゲームから降りて、掛け金を失いながらエースが四枚そろうチャンスを待っています。確実な勝利が保証されなければ、配られた手札でプレーをしようとは考えません。状況が前向きに変わりはじめるのは、上手にプレーをすれば勝つこともできるのだと気がついて、自分の手札を受け入れられるようになったときなのです。

ＢＰＤの人は、多くの人と同じように、迷いすぎて身動きがとれなくなることがあります。選択肢が多すぎると、圧倒されて決断ができなくなってしまうのです。しかし成熟するにつれて選択の恐ろしさが薄れ、決断を誇らしく思えるだけなく、そうすることが自律へ向かう原動力になるでしょう。その段階に達すれば、自分だけが決めることのできる選択肢に向き合っていることがわかるようになります。エリザベスはこのように話していました。「私の優柔不断は、成功の入口なのだということがだんだんわかりはじめてきました。選ぶことがこれほど苦しいのも、突然いろいろな選択肢が見えるようになってきたからなのです」

境界を設け、アイデンティティを確立する

ＢＰＤの治療における主要な目標のひとつは、独立したアイデンティティの感覚を確立し、他者と融合しようとする性癖を克服することです。生物学的な観点から言い換えるなら、寄生から共生へ進み、独立を達成するということです。寄生するのも独立するのも、恐ろしい状態に違いありません。自分を頼りに生きるというのは、大多数の人々にとっては生まれて初めて自分の両足で歩こうとするのと同じことなのです。

生物学における寄生生物は、その全存在を宿主に依存しています。犬に寄生しているダニは、大

量に血を吸いすぎれば、犬を殺して自分も死んでしまいます。人間の場合は、寄生の度合いが少なく、共生に近いかたちのほうが円滑に機能します。共生関係にある生体は共に棲むことで互いに栄えますが、それぞれ単独でも生存していけます。例えば、木についたコケは直射日光を遮って木を守り、同時にその木の吸い上げる豊かな地下水で自らを潤しています。ですが、そこでコケか木のいずれかが枯れてしまっても、たとえ以前ほど恵まれたかたちではないにしても、もう一方は生き延びていけるのです。ＢＰＤの人たちは、寄生生物と同じように、依存性の強さでしがみついている相手との関係を壊してしまうか、相手が去ってしまったときに、自分が破壊されてしまうかのいずれかであるかもしれません。他者と協力的な関係を結ぶことができるようになれば、より快適な生き方ができるでしょう。

エリザベスの場合は、精神科医との関係が安定したことがきっかけとなって、周りの人たちとの関係も望ましい方向に向かうようになりました。ののしったり、非難したり、治療を打ち切ると脅したりすることによって、自分に対する誠意を何ヵ月も試した末に、エリザベスは医師の真面目な姿勢が信じられるようになったのです。それからは、相手の失敗や欠点を治療が不首尾に終わるあかしとは考えずに、素直に受け入れられるようになりました。やがてエリザベスは、精神科医との間に育まれてきた信頼をほかの人たちにも広げていけるようになってきました。そしてそれに伴なって、欠点も含めた自分のすべてを受け入れられるようになり、同時に他者をも同じように受け止めることができるようになったのでした。

エリザベスは回復が進むにつれ、自分の内なる核は決して失われないことに確信を深めていきました。自意識にとらわれ、常に違和感を抱きながら人々の中で気後れを感じつづけていたそれまでとは打って変わって、ほかの人たちとの交流が楽しめるようになりました。人は人、自分は自分でいることを受け入れられるようになったのです。かつてとらわれていた、みんなの中ではそれにふさわしい役を演じなければいけないという意識を捨て、より安定した自己の概念に支えられて、「同じ態度」を保ちつづけることがずっと楽になったのです。安定したアイデンティティの確立とは、寄りかかることのできる誰かを基準にせずに一人で立っていられる力を育てることを意味します。相手の反応をうかがってから行動を起こすのではなく、自分の気持ちと判断を信じ、それに従って行動を起こすことなのです。

人間関係を育む

独自のアイデンティティ感覚が形成されるにしたがい、BPDの人は自分をほかの人と区別するようになっていきます。変化を遂げるためには、他者を独立した人格として尊重し、共感して葛藤を理解する姿勢が求められます。他者の欠点や不完全さを認めるだけにとどまらず、メンタライゼーションを行うことで（第八章を参照）相手は自分とはべつな存在であることも理解しなければいけません。これがうまくできないと、人間関係がつまずいてしまうでしょう。ダイアナ妃はチャールズ皇太子といつまでも幸せに暮らす童話的な幻想が崩れたことを悲しみ、こう話していました。「若いころ、私にはたくさん夢がありました。夫に大切にされることを願い、そうなるのを期待していました。父親のように私を守り、支えて励ましてくれる人を思い描いていたのでしたが、それはひとつもかないませんでした。とても信じられない気持ちでした。想像していた立場がひっくり返ってしまったのです」[1]

BPDの人は、ほかの人たちの肯定的な側面と否定的な側面を統合することを学ばなくてはなりません。誰かともっと親しくなりたいと願うのならば、せっぱつまったかたちをとらずに頼りにし合える気持ちのいい関係を築くために、自分にも十分に独立した姿勢が求められることを学ぶ必要があります。そうすることで初めて、寄生ではなく、共生の関係を築くことができるのです。回復していく過程では、自分自身とほかの人たちを安定した存在として捉えられるようになっていきます。また、他者に対する信頼感と、そのように他者を捉えられる自分に対する信頼感が芽生えてきます。そうして世界も極端に偏らない、よりバランスのとれたものに変わるのです。

山登りの場合と同じように、最高の体験ができるのは、全景が一望できる余裕ができたときです。上を見上げればめざす頂上がくっきりとそびえ、下を見れば自分の到達した高みが実感できる、そんな場所へさしかかれば、ようやく一息ついてあたりを見回し、今いる地点の眺めを楽しむことができるのです。そのような体験には、頂上に到達した人はいないこと、生きるというのはひたすら上に向かって歩みを進めることなのだと認識することも含まれます。精神的な健康とは、十二ステップのプログラムで使われる「平安の祈り」の「主よ、変えられないものを受け入れる心の静けさと、変えられるものを変える勇気と、その両者を見分ける英知を我に与えたまえ」

という言葉によく表されています。大部分において、旅路を楽しむ姿勢に依っているのです。

周囲の人々を通して変化の影響を知る

初めて心理療法を受ける人は、変わるべきは「自分」であってほかの人たちではないことが、なかなか理解できないものです。それでも、その人が変化を遂げたときには、周りの近しい人たちも共にそれに適応していかなくてはいけません。安定した関係とは、バランスのよい状態を得るに至った、変化する流動的なものなのです。そのようなシステムの中で誰かが大きな変化を遂げたときには、恒常性を回復するために、ほかの人たちにも調整をはかることが求められます。再調整が行われないと、システムは崩壊し、人間関係が崩れ去ってしまうでしょう。

深い抑うつと不安に悩まされる女性が、精神分析医の診察を求めるケースを想定してみましょう。セラピーを受けているアリシアは、彼女に寄りかかっているアルコール中毒の夫アダムの不満を述べ、自分が無価値に思えるのは、すべて夫がいけないせいだと非難します。しかし治療が進むにしたがい、崩壊しつつある結婚生活における自分の立場が見えてきます。周りに頼りにされたい欲求があること、同時に屈辱を与えずにはいられないこと、それに自立への恐れもあることがわかってきたのです。それからは、あまり夫を責めなくなりました。自分のために新たな関心の対象を見つけ、人間関係を開拓するようになりました。泣いてばかりいるのはやめて、夫の飲酒や無責任な態度につっかかっていくこともなくなりました。夫婦のバランスは、べつのかたちをとることになったのです。

その一方で夫のアダムにとっては、状況は以前にくらべてはるかに居心地が悪いものになったかもしれません。妻に以前の献身的な殉教者の役に戻ってもらって、昔のバランスを取り戻したいと無意識に願っているせいで、酒量がふえる可能性もあります。ほかの男性たちと会っている妻を責め、耐えられずに関係を壊そうとするかもしれません。

あるいはアダムもまた、夫婦関係の均衡を図るべき責任に気づき、自分も変わる必要があることを認識するかもしれません。これをきっかけに自分の行動を明確にとらえ直し、妻と同じように、これまでの自分を見つめ直すこともできるのです。

心理療法は、治療を受ける人にかかわりのある周りの人たちにも有益な影響を及ぼすことになるでしょう。エリザベスの場合は、自分の興味と知識が広がっていくにつれて、ますます夫の世界の狭さを思うようになってきました。エリザベスが心を解放すればするほど——周りの状況のグレーゾーンが見えるようになってくるほど——夫のほうは失われてしまったバランスを取り戻そうと、いっそう二項対立的な態度になっていくのでした。そんな状態にあったエリザベスは、「誰かを置き去りにしている」ような気がしていました。その誰かとは、自分自身——正確には、すでに必要としていない、またそこに在ってほしくない自分の一部だったのです。エリザベスは、「成長」しつつあったのでした。

やがて治療が終わりに近づいてくると、定期的に医師に会うことはなくなりましたが、エリザベスは引き続き、ほかの親しい人たちとの関係に取り組んでいかなければなりませんでした。薬物に依存していることを認めようとしない兄ともたたかいました。兄は彼女を「思い上がっている」と責め、「心理学のつまらない知識をふりかざす」と非難しました。兄とは家族のコミュニケーション不足をめぐって激しい議論もしました。さんざん精神科医を渡り歩きながら、まだおまえは「イカレている」と、兄はエリザベスに言うのでした。エリザベスは、相変わらず不満と要求ばかりで愛情を示すことのできない母親ともたたかいました。口では愛していると言いながら、浴びるように酒を飲んでは勉強をつづけようとするエリザベスに否定的なことしか言わない夫ともぶつかりました。夫が息子の面倒も見ずに家を空けてばかりいたのは、外で浮気をしていたためだったのでした。

エリザベスはそうしてついに、自分には周りを変える力はないのだと悟りました。SET-UPの技法を使い、家族に対する理解を深め、対立に巻き込まれないように自分を守るための境界線を引くことを学びました。やがて一人ひとりをありのままに受け止めて自分にできる範囲の愛情を向けられるようになり、わが道を歩くことができるようになりました。生活に新しい友人や新たな活動を取り入れる必要があることもわかりました。エリザベスはそのことを「故郷へ帰るようなもの」と表現したのでした。

【補遺】BPD診断の代替モデル

一部の臨床家や研究者から批判を受けながらも、アメリカ精神医学会は二〇一三年刊行の『精神疾患の診断・統計マニュアル第5版』(DSM-5)において、BPDの診断モデルを以前の版からそのまま継承しています。DSM-5の第2軸にある九つの診断基準のうち、五項目以上を満たせばBPDと診断されます。詳細は第二章を参照してください。カテゴリーに分別するこのアプローチには、次のようないくつかの限界があります。

(1)各規準には同じ重みまたは重要性が与えられているが、重症度や相対的な重要性の定性評価が行われていない。このためBPDのさまざまな特徴的症状に対する個別治療計画の策定や予後予測の判断に支障が生じる。

(2)基準の多くは、ほかのパーソナリティ障害の診断にも同様に適用されるため、多重の診断がなされやすい。

(3)DSM-5では「パーソナリティ障害」は「持続的」で「柔軟性がなく」、「長期にわたって」、「同じあり方で続き」、「苦痛や機能の障害を引き起こす」とされています。[1] しかし五つの基準を満たしていた人からそのうちのひとつが解消された場合（例えば自殺企図がなくなるなど）には、苦しさは継続しているにもかかわらず、障害を認定する基準が満たされなくなる。「持続的」で「柔軟性がなく」、「長期にわたって」、「同じあり方で続く」というパーソナリティ機能が消滅するのである。

(4)診断基準をカテゴリーに分類する方式では、九つの基準のうち、任意の五つがひとくくりになる。このため多くの人がＢＰＤの定義の範囲に入るものの、互いにまったく異なって見え、行動が顕著に異なるために多様な治療アプローチが必要となる。

現在推奨されている治療法はＢＰＤの特定のサブタイプに向けられたものであり、ほかの主要な症状に対しては有用性が低い場合があります。例えば弁証法的行動療法（ＤＢＴ）は主に自滅的な行為に働きかけますが、空虚感やアイデンティティの混乱などが強い場合にはあまり効果が見られない可能性があります。転移焦点化精神療法（ＴＦＴ）は対人関係機能を重視しますが、自己破壊的衝動性に対しては効果が低いでしょう。ＤＢＴ、ＴＦＴその他の治療モデルについては第八章で解説しています。

こうした理由により、ディメンショナル・モデルの提案がなされてきました。パーソナリティの病理は切り離されて孤立しているのではなく、正常との連続線上にあると考えるディメンショナル・モデルは、情動制御の困難さ、破壊的な衝動性、悪感情、アイデンティティの混乱や不安定な対人関係といったＢＰＤの中心的な特徴に焦点をあてています。[2] 例えば通常のフラストレーションや気分の変化がどの段階で病的な怒りや情緒不安定に移行するのか、機能的レベルと障害の重症度を評価するのです。ディメンションの概念は、症状の程度が「ＢＰＤらしさ」にかかわる特徴のレベルに結びつくと考えますが、カテゴリーに分類するシステムは、症状が出ているかいないか、パーソナリティ障害であるのかそうでないかが臨床医によって主観的に判断されるのです。

パーソナリティ障害群の代替ＤＳＭ－５モデル

分類形式のアプローチに伴う問題に対処するため、ＤＳＭ－５は第３部にパーソナリティ障害を定式化するより複雑な代替モデルを収録しています。「パーソナリティ障害群の代替ＤＳＭ－５モデル」（ＡＭＰＤ）では、パーソナリティ機能の段階が重症度に応じた連続的な関係にあるものとして構成されています。ただしこのモデルには、特定の障害を説明する上で範疇的分類によるいくつかの決定要素が残されています。

ＡＭＰＤモデルは次の三つの主要要素を包含しています。

第一に、次の領域について機能障害の程度を評価し、パーソナリティ機能の重症度が診断の条件とされています。⑴アイデンティティ（否定的自己像や空虚感）、⑵自己志向性（目標や価値観の不安定さ）、⑶共感性（他者の体験やニーズの理解）、⑷親密さ（葛藤する不安定な対人関係）。パーソナリティ障害が存在するかどうかは、これらの領域に見られる障害の程度によって判断されます。

第二に、病的パーソナリティ特性が五つの領域と二十五種の特性項目（特性側面）に分けられています。五つの領域は第十章で述べた、性格特性のラインを健全な中間領域に近づけるという図10-1を思い起こさせます。

五種類のパーソナリティ特性は次のとおりです。

・否定的感情（不安、抑うつ、怒りなど）とそれに対する安定した感情
・離脱（親密さ回避、引きこもりなど）とそれに対する対立的外向性（欺瞞性、操作性、誇大妄想など）と協調性
・対立的外向性（欺瞞性、操作性、誇大性など）とそれに対する協調性
・脱抑制（衝動性、無謀さなど）とそれに対する誠実性
・精神病傾向（奇矯な、あるいは普通でない行動など）とそれに対する明晰さ

言うまでもありませんが、これら五つの次元の両極は病的になる場合があります。外向性が極まれば躁病に変わる可能性があり、極度の誠実性は強迫症になるでしょう。

そして最後に、代替DSM-5モデルでは境界性、反社会性、自己愛性、回避性、強迫性、統

合失調型の六タイプのパーソナリティ障害について、それぞれの特徴を表すカテゴリー要素が示されています。これらはDSM-5第2部のパーソナリティ障害タイプに対応していますが、定義基準は多少異なります。興味深いことに、DSM-5第2部に収録されている障害のうち、猜疑性（妄想性）パーソナリティ障害、シゾイド（スキゾイド）パーソナリティ障害、演技性パーソナリティ障害と依存性パーソナリティ障害は、このモデルの定義を適用するには研究が不足していることにより除外されています。

パーソナリティ機能の重症度が中等度またはそれ以上であることを診断の条件とし、このモデルではBPDの特徴とされる七つの病的特性を挙げています。DSM-5第2部には、診断基準九項目のうち五つ以上が当てはまれば診断が確定すると記載されていますが、代替DSM-5モデルでも七種の特性のうち、四つ以上が認められることが診断の条件になっています。[3]

1　情動不安定性（否定的感情の一側面）――激しい気分の変化、状況に不適切な極端な感情
2　不安傾向（否定的感情の一側面）――パニック感、不確実性への恐れ、制御を失う恐れ
3　分離不安（否定的感情の一側面）――拒絶されることへの恐れ、過度な依存への恐れ、自律性喪失への恐れ
4　抑うつ傾向（否定的感情の一側面）――絶望感、悲観、羞恥心、無価値感、自殺念慮
5　衝動性（脱抑制の一側面）――結果を考慮しない衝動的行動、無計画な行動、ストレス下

での自傷行動

6　無謀さ（脱抑制の一側面）――危険で、自己を傷つける恐れのある活動、個人的な限界や自分への危険の否認

7　敵意（対立の一側面）――ささいな侮辱に反応した激怒

これらのうち、衝動性、無謀さ、敵意の少なくともひとつが認められることが必要であるとされています。

代替モデルのパラダイムにおいては、慢性的な空虚感、ストレスに関連した一過性の妄想的思考や解離性体験など、ＤＳＭ－５第２部に挙げられるＢＰＤ診断基準のいくつかの特性が除外されています。理想化とこき下ろしの両極端を揺れ動く不安定な対人関係や緊張した対人関係のパターンは、多くの場合ＢＰＤに特徴的なべつの症状として現れますが、代替モデルでは示唆されるにとどまっています。

代替ＤＳＭ－５モデルはＤＳＭ－５第２部よりも明らかに非常に複雑です。研究者にとっては有用ですが、臨床家にとっては実用性に欠けているため、受け入れられるようになるには今後多くの改良がなされる必要があります。それでもパーソナリティ障害の理解を深め、効果的な治療をめざすための新機軸を打ち出した試みとなっています。

パーソナリティ障害のICD-11モデル

WHOが作成する国際疾病分類（ICD）（正式には「疾病及び関連保健問題の国際統計分類」）は、精神疾患を含むすべての疾病を対象とし、最も広く活用されているモデルです。現在使用されている国際疾病分類第10回改訂（ICD-10）[4]には、情緒不安定性パーソナリティ障害が記載されています。情緒不安定性人格障害は、衝動型（行動爆発、強い怒り、脅し行為）と境界型（不明瞭な自己像、空虚感、見捨てられ不安、不安定な対人関係、感情的な危機、自殺の脅しや自傷行為）の二つの型に分けられます。二〇一九年四月に公表された国際疾病分類の第11回改訂版（ICD-11）は修正が進められており、承認を受けた後に二〇二二年に発効するとされています（二〇二二年一月に正式に発効されました）。

ICD-11は、第一に苦痛や障害を引き起こすようないちじるしい自己機能障害と対人機能障害の側面からパーソナリティ症の診断を確定し、第二に軽度・中等度・重度に分けて重症度を特定することに重点が置かれています。

ICD-11はパーソナリティ障害を正常も含む連続体としての六つのパターンに分けています。これらのパターンは代替DSM-5モデルによるパーソナリティ特性の五つの領域とほぼ共通しており、ボーダーライン・パターンは六番目のパターンにあたります。診断を確定するのに一定数の項目を満たす条件が付されていない[5]ことを除けば、DSM-5第2部に記される診断基準をほぼ継承する内容になっています。ディメンショナルな視点からいえば、ＤＳＭ-５の第３部とＩＣＤ-11はどちらもパーソナリティ症の診断を維持しつつ、機能障害の軽減によって快方へ向かうことを基本的な病理的基準としています。それに対し、ＤＳＭ-５の第２部はパーソナリティ症の存在の有無を診断することのみにとどまります。

精神疾患の研究領域基準（ＲＤｏＣ）

「精神疾患の研究領域基準（ＲＤｏＣ）」は、アメリカ国立精神衛生研究所（ＮＩＭＨ）が研究プロジェクトとして取り組んでいる基準です。ＤＳＭやＩＣＤとは異なり、現在のところ臨床診断の実用に資するとは考えられていません。研究領域基準は、蓄積されてきた神経科学の知見を活用して精神疾患の原因と発達を探るための研究ツールと考えられます。[6]

人間の行動を感情、認知、動機と社会的相互作用の領域に分け、これらの領域に遺伝子、分子、細胞、神経回路、生理学、行動傾向、自己報告、公式テストに関する最新の研究が関連づけられます。[7]

最新研究が用いられる研究領域は次のとおりです。

・負の価数（恐れ、不安、喪失）

・正の価数（努力、報酬にもとづく行動）
・認知システム（注意、知覚、衝動性、記憶、言語）
・社会的プロセス（コミュニケーション、自己認識、文化、家族、トラウマ）
・覚醒・調節系（睡眠・覚醒サイクル、活性化）
・感覚運動系（運動反射刺激、開始と抑制）

新しい研究により、ＢＰＤについて新たな認識が得られるかもしれません。遺伝的要因の解明が空虚感や見捨てられ不安などの否定的要素を解き明かす可能性もあります。神経回路は衝動性に関係していますし、内外の刺激に対する生物学的感受性が、社会性、覚醒、感覚運動系に影響を及ぼしているかもしれません。科学の新たな発見を特定の症状に照合することが可能になるでしょう。

ＤＳＭは将来、こうした代替評価の多くを採用すると考えられます。精神疾患の科学が解明されるにつれて、診断の精密性が上がり、個人に合った効果的な治療が行えるようになるでしょう。

本書内容に関するお問い合わせについて

このたびは翔泳社の書籍をお買い上げいただき、誠にありがとうございます。弊社では、読者の皆様からのお問い合わせに適切に対応させていただくため、以下のガイドラインへのご協力をお願いいたしております。下記項目をお読みいただき、手順に従ってお問い合わせください。

●ご質問される前に

弊社 Web サイトの「正誤表」をご参照ください。これまでに判明した正誤や追加情報を掲載しています。

正誤表　https://www.shoeisha.co.jp/book/errata/

●ご質問方法

弊社 Web サイトの「刊行物 Q&A」をご利用ください。

刊行物 Q&A　https://www.shoeisha.co.jp/book/qa/

インターネットをご利用でない場合は、FAX または郵便にて、下記 " 翔泳社 愛読者サービスセンター " までお問い合わせください。

電話でのご質問は、お受けしておりません。

●回答について

回答は、ご質問いただいた手段によってご返事申し上げます。ご質問の内容によっては、回答に数日ないしはそれ以上の期間を要する場合があります。

●ご質問に際してのご注意

本書の対象を超えるもの、記述個所を特定されないもの、また読者固有の環境に起因するご質問等にはお答えできませんので、あらかじめご了承ください。

●郵便物送付先および FAX 番号

送付先住所	〒 160-0006　東京都新宿区舟町 5
FAX 番号	03-5362-3818
宛先	（株）翔泳社 愛読者サービスセンター

※本書に記載された URL 等は予告なく変更される場合があります。

※本書の出版にあたっては正確な記述につとめましたが、著者や訳者、出版社などのいずれも、本書の内容に対してなんらかの保証をするものではなく、内容やサンプルに基づくいかなる運用結果に関してもいっさいの責任を負いません。

※本書に記載されている会社名、製品名はそれぞれ各社の商標および登録商標です。

■著者紹介

ジェロルド・J《ジェイ》.クライスマン（Jerold J. Kreisman）

医学博士。アメリカ内外で広く講演活動を行っている著名な臨床精神科医、研究者、教育者。論文や記事を執筆し、*Psychology Today* 誌にブログを掲載している。著書にハル・ストラウスとの共著 *Sometimes I Act Crazy: Living with Borderline Personality Disorder*（『BPD（境界性パーソナリティ障害）を生きる七つの物語』星和書店、2007 年）や *Talking to a Loved One with Borderline Personality Disorder*（『境界性パーソナリティ障害をもつ人とどう話したらいいですか――一緒にいるための対話のコツ』星和書店、2020 年）がある。アメリカ精神医学会生涯会員。

ハル・ストラウス（Hal Straus）

心理学、健康やスポーツをテーマとした 7 冊の著書や共著がある。*American Health*、*Men's Health*、*Ladies' Home Journal*、*Redbook* など、学術誌や全国誌に多数の記事を掲載している。米国眼科学会の出版部門責任者を務めていたが、退任した。

■訳者紹介

白川貴子（しらかわ たかこ）

翻訳家、獨協大学非常勤講師。訳書に『境界性人格障害（BPD）のすべて』（ヴォイス、2004 年）、『帝国の虜囚 日本軍捕虜収容所の現実』（みすず書房、2022 年）、『ファシズム』（みすず書房、2020 年）、『ユー・アー・ヒア：あなたの住む「地球」の科学』（早川書房、2019 年）などがある。

カバーイラスト　Mori Yuu
カバーデザイン　小口翔平＋畑中 茜（tobufune）
本文デザイン /DTP　ISSHIKI

境界性パーソナリティ障害の世界
I《アイ》 HATE《ヘイト》 YOU《ユー》 DON'T《ドント》 LEAVE《リーブ》 ME《ミー》

2023 年 6 月 21 日　初版第 1 刷発行

著者　ジェロルド・J《ジェイ》.クライスマン
　　　ハル・ストラウス
訳者　白川《しらかわ》 貴子《たかこ》
発行人　佐々木 幹夫
発行所　株式会社 翔泳社（https://www.shoeisha.co.jp）
印刷・製本　日経印刷 株式会社

ISBN978-4-7981-7922-3　Printed in Japan